Prof. h. c. Manfred Krames

Das Vata-Syndrom

Die Eigendynamik psycho-somatischer Erkankungen

MPK Lehrbuchverlag

Impressum

Das Vata-Syndrom

Originalausgabe Juli 2012 im MPK Lehrbuchverlag –
eine Division der interspa Publications Ltd., Chiang Mai.
Interspa.Publications@gmail.com

Umschlaggestaltung:
Manfred Krames
(Foto: Hubble Space Telescope)

Layout & Satz, Grafik:
Simedia.De, Mediengestaltung, Bühl

Hinweis: Weder der Verlag noch der Autor übernehmen die Haftung für gesundheitliche Schäden, die durch unsachgemäße Anwendung der Diagnose- und Therapievorschläge im Buch entstehen. Bei ernsthaften Krankheiten wende man sich an einen Arzt oder Heilpraktiker.

ISBN 978-3-89575-154-7

Danksagung

an meine außergewöhnlichen Lehrmeister in Japan, Thailand, Indien und anderenorts; ebenso an meine medialen Freunde weltweit, die mir mit Rat und Tat zur Seite standen; den vielen Kurgästen gegenüber, die mir ihre intimen und privaten Anliegen anvertrauten und mich am Heilungsprozess teilhaben ließen. Ich lernte mehr durch sie als durch alle Lehrbücher zusammen. Bei meiner Tochter Leona stehe ich in der Schuld, da sie mich aufgrund meiner Auslandsreisen oft entbehren musste.

Dank auch den Ärzten und Kommentatoren, die bereits erfolgreich anhand des Vata-Syndroms Diagnosen erstellen und meine Erkenntnisse restlos bestätigten.

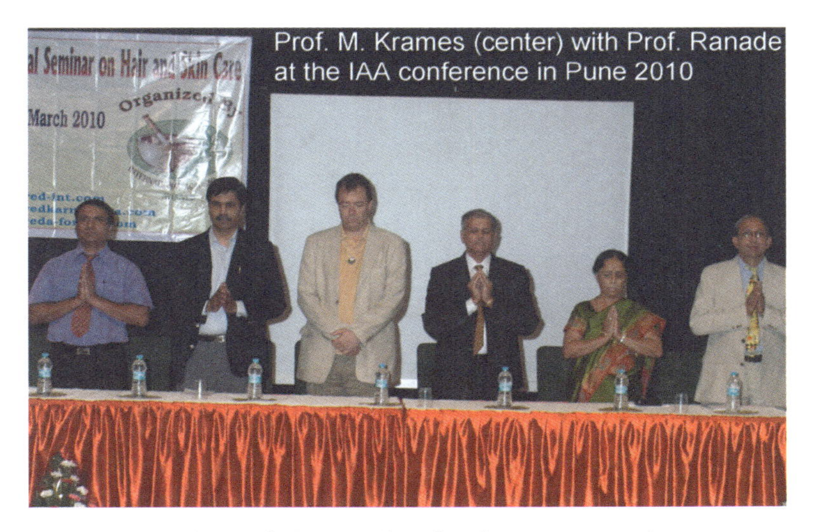

Der Autor als Hauptredner bei der internationalen Ayurveda-Konferenz, Puna, März 2010.

Kapitel	Themen	Seite
	Vorwort	
	Zur Benutzung des Buches	
	Einleitung	
1	Am Anfang war das Wort	11
2	Ein bisschen vedische Geschichte	18
3	Elementare Einführung	24
4	Vata in der Körper-Geist-Einheit	31
5	Entstehung und Erkennung einer Vata-Störung	40
6	Probieren geht über Studieren	48
7	Singulare Störung – multiple Symptome	55
8	Vata-Erkennungsmerkmale	61
9	Beispiele aus der Praxis für die Praxis	71
10	Die Vata-Auslöser	81
11	Vata-Zonen und Beispiele aus der Praxis	88
12	Vom Glück und Unglück, ein Vata-Typ zu sein	97
13	Vata und die anderen Bioenergien	102
14	Von der guten Erde	107
15	Gegenmaßnahmen	112
16	Die seelische DNA: unser Ur-Muster	117
17	Wenn das innere Kind um Hilfe ruft	126
18	Wenn Vata das Weite sucht	132
19	Vata unser ... Der Zustand im Westen	137
20	Vata around the clock	143

Gesundheit

ist nicht nur die Abwesenheit messbarer Krankheiten und Gebrechen, sondern ein Zustand vollkommenen körperlichen, geistigen und sozialen Wohlbefindens.

Defintion der Weltgesundheitsorganisation

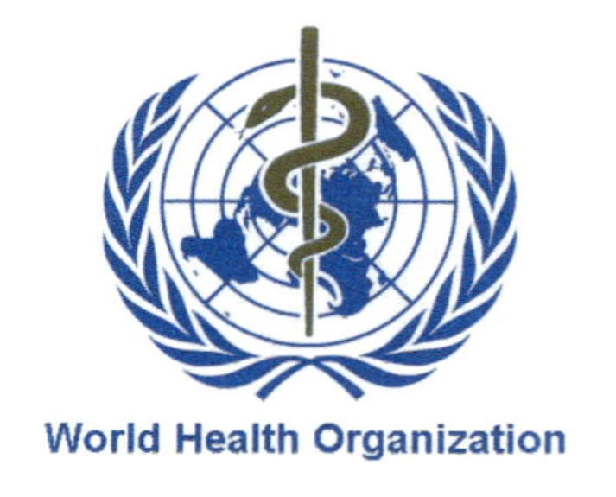

Vorwort

von Dr. Werner Weishaupt

„... die wohl faszinierendste Entdeckung seit es Psychologie gibt.“

Nur ein Blick von außen auf das eigene System lässt oft dessen Schwachstellen erkennen, ermöglicht wahrzunehmen, wo unsere ganze Gesellschaft auf einem Holzweg ist. Wir kennen dieses Phänomen z.B. von der systemischen Aufstellungsarbeit, die vielfach Ursachen aufdeckt, die bislang verborgen waren und gleichwohl eine mächtige Wirkung auf alle Systemmitglieder hatten. Deshalb bin ich Prof. Manfred Krames, der über 25 Jahre in Asien lebte und schon zehn Bücher geschrieben hat, dankbar für den Spiegel, den er uns allen aus diesem Abstand heraus vorhält. Zurück in Deutschland stellt er uns in seinem neuesten Buch das Vata-Syndrom vor, eine alles durchziehende Wirkkraft, die zugleich Ausdruck unserer hektischen Gesellschaft ist wie auch die Ursache all jener Stresskrankheiten, die bei Jung und Alt dramatisch zunehmen. Professor Krames, Experte für ganzheitliche Medizin, erklärt uns in verständlicher Art und Weise und mit vielen praktischen Beispielen die Elementenlehre dieser Heiltradition. „Vata“ bezeichnet hier neben „Kapha“ und „Pitta“ die Grundelemente, die die Welt und alles Lebendige durchziehen. Und das wiederum kann Beratung und Therapie sehr vereinfachen, ja fast revolutionieren! Wir können nämlich lernen und unsere Klienten und Patienten dazu anleiten, alle Vata steigernden Einflüsse im Alltagsleben zu analysieren und mehr oder weniger zu eliminieren. Was Prof. Krames hier an Gegenmaßnahmen vorschlägt, ist nicht nur plausibel, sondern auch relativ leicht umsetzbar. Dabei muss man nicht zum Ayurveda-Jünger werden, das Ganze hat auch nichts mit Esoterik zu tun. Seine Erkenntnisse beruhen vielmehr auf jahrzehntelanger Erfahrung in verschiedenen Kureinrichtungen in Asien und Europa, in denen er Menschen bei ihrer Gesundung unterstützt und begleitet hat.

Deshalb ist sehr zu wünschen, dass dieses Buch eine große Verbreitung findet und die vielen in ihm enthaltenen Ratschläge von möglichst vielen Menschen befolgt werden!

Dr. Werner Weishaupt
Präsident des VFP e.V.
Verband Freier Psychotherapeuten, Heilpraktiker
für Psychotherapie und Psychologischer Berater

Zur Benutzung des Buches

Das vorliegende Buch richtet sich an medizinische und psychologisch beratende Berufsgruppen wie auch an die gestresste, hilfesuchende Bevölkerung. Es ist sowohl Lehrbuch als auch Ratgeber. Den größten Nutzen haben Sie, wenn Sie die Kernaussagen hierin zunächst auf sich einwirken lassen, beziehungsweise diese zu verinnerlichen versuchen und dann erst zum Folgekapitel übergehen. Die Gültigkeit der Lehrsätze wird sich im Umgang mit Ihren Patienten oder Mitmenschen bestätigen und beruht auf Naturgesetzen – nicht auf Theorien oder Erkenntnissen Dritter, und schon gar nicht auf esoterischen oder orientalisch-mystischen Denkansätzen. Es dauerte über 25 Jahre und verschlang unvorstellbar viel Lehrgeld, bis mir das Vata-Syndrom und sein destruktives Potential in seiner ganzen Bandbreite bewusst wurde. Mehrmals entlarvte ich kulturell bedingte, falsche Auffassungen von Ärzten und „Experten" asiatischer Länder dank eigener kritischer, analytischer Beobachtungen sowie hautnahen Erfahrungen. Langjähriges Arbeiten in Japan, Sri Lanka, Indien, Kanada und einem dutzend anderer Länder in Ost und West lehrte mich, dass eine Heilmethode nur dann Bestand haben kann, wenn sie frei ist von jeglichen Traditionen, Dogmen oder Ideologien und statt dessen auf naturwissenschaftlichen Fakten beruht oder zumindest auf Erfahrungen, die jeder nachvollziehen kann.

Die ersten sechs Kapitel vermitteln naturwissenschaftliches Grundwissen, gefolgt von Fallbeispielen, Prävention- und Therapieansätzen, und schließlich eine sozialkritische Analyse im Hinblick auf die mentale Gesundheit westlicher Industrieländer. Ein Arbeiten mit der Materie ist nur möglich, wenn der theoretische Teil vollständig verstanden, besser noch: verinnerlicht wurde. Den vollen Nutzen hat der Leser, der sein Umfeld, familiär, beruflich wie sozial, anhand der Lehrsätze observiert, beziehungsweise durchleuchtet.

Wer das Vata-Syndrom in seiner Umwelt sowie in der Körper-Geist-Einheit seiner Mitmenschen erst einmal erkannt hat, wird sich selbst und anderen in einem Umfang zu helfen vermögen, wie es sonst keine andere Medizinlehre oder Diagnosemethode vermag. Er wird die Gesellschaft und ihre Morbidität im geistig-seelischen Bereich in einem Licht sehen, wie es keine Universität vermitteln kann. Hierfür stehe ich mit meinem Namen und 27 Jahren therapeutischer sowie forschender Tätigkeit an zahllosen Gesundheitssuchenden in Ost und West.

Prof. h.c. Manfred Krames

Baden-Baden, Frühjahr 2012

Einleitung

Es geschieht nicht oft, dass sich Ärzte und Patienten gleichermaßen in ihrer Unzufriedenheit einig sind und dies verstärkt in den Medien zum Ausdruck bringen. Es geht um das Thema psychische Gesundheit. Beide Gruppen stehen vor einem bislang nie dagewesenen Dilemma: Psychische wie auch psychosomatische Störungen nahmen im letzten Jahrzehnt in überwältigendem Ausmaße zu, während die Humanmedizin diesem Phänomen machtlos gegenüber steht und bislang nur wenig zufriedenstellende Lösungen zu bieten hat.

Die Delegierten des 109. Deutschen Ärztetages, die selbst den Zustand aufs Schärfste kritisierten (s. Ärzteblatt.de), gaben an, dass die dramatische Zunahme psychischer und psychosomatischer Erkrankungen mittlerweile die häufigste Ursache für Arbeitsunfähigkeitstage und Frühberentung sei. Depressionen stehen laut World Health Report von 2001 an erster Stelle von Behinderungen, welche die Lebensjahre beeinträchtigen. Dr. Astrid Bühren, die Präsidentin des Deutschen Ärztinnenbundes, meinte in ihrer Rede auf dem Ärztetag, dass der Körper, die Seele und das soziale Umfeld mitsamt Patienten in das ärztliche Sprechzimmer gehöre. Es wiesen 25 Prozent aller Patienten, die einen Hausarzt aufsuchen, eine komorbide psychische oder psychosomatische Erkrankung auf, wobei die Dunkelziffer hier meiner Einschätzung nach wesentlich höher ist. Denn die Zahl derer, die zum Heilpraktiker oder einem anderen Berater gehen, wie auch solche, die ihre seelische Not einem Arzt gegenüber nicht zugeben, wird von der Statistik erst gar nicht erfasst. Der Leiter der Klinik für Kinder- und Jugendpsychosomatik am Universitätsklinikum Hamburg-Eppendorf wies darauf hin, dass 50 Prozent aller psychischen Störungen ihren Ursprung in der Kindheit haben. Eine ausreichende Versorgung sei allein deswegen nicht möglich, weil fünf Millionen Jugendlichen nur 640 Kinderpsychiater gegenüber stehen.

Gemäß einer Studie fallen ¾ aller Gesundheitsausgaben in Deutschland auf chronisch Kranke, von denen 16% sogar mehr als eine Krankheit haben (Multimorbidität). Die Statistik belegte, dass 69% aller Krankenhausfälle und 83% aller Arzneimittel-Verschreibungen auf chronisch Kranke entfallen. Während leichtere, aber dennoch belastende, psychische Erkrankungen häufig bagatellisiert werden, würden schwer psychisch kranke Patienten oftmals stigmatisiert. Die offizielle Statistik weist ferner auf, dass ungefähr eine Million Kinder unter psychischen Erkrankungen leiden – nebst Aufmerksamkeitsdefiziten, emotionalen und sozialen Verhaltensstörungen dominieren Ängste und Depressionen. Wohlgemerkt: bei Kindern!

Und weiter: „Obwohl Psychotherapie, wenn sie frühzeitig angeboten wird, auf eine hohe Akzeptanz bei den Betroffenen stößt, wird sie nur einem sehr geringen Teil ermöglicht. Nur ca. 50% der psychogenen Kinder werden vom Hausarzt erkannt, bei der anderen Hälfte kommt es somit zu Fehldiagnosen. Aber mit nur 10% der richtig Diagnostizierten werden therapeutische Gespräche geführt. Im Durchschnitt vergehen über 7 Jahre vom Auftreten der ersten Symptome bis zur Einleitung einer adäquaten Therapie." In Puncto unzureichende Qualifikation räumt der Bericht ein, dass es an Kompetenz, Aus- und Weiterbildungen seitens der medizinischen Berufe fehlt. (Fachhochschule Erfurt, Sozialwesen, Prof. Dr. Wolf Wagner, Thema %202).

Das Internet ist übersät mit Foren unzufriedener Patienten, die sich von der Schulmedizin nicht richtig versorgt fühlen. Diese selbst räumt mittlerweile ein, vielen Patienten mit psychosomatischen Erkrankungen Unrecht getan zu haben, da sie den leidenden Menschen nicht als Gesamtpersönlichkeit erkennt, und ihre Beschwerden nicht ernst genug nahmen. Die schulmedizinische Psychiatrie, gleich der Psychologie und Psychotherapie, geht laut eigenen Beobachtungen zu schemenhaft und symptombezogen vor. Teilweise werden uralte Erkenntnisse von Freud, Kant oder Nietzsche einbezogen, die in unserer modernen Stresswelt die eigentliche Problematik nicht mal ansatzweise erfassen. Man steckt in einer Sackgasse.

Lassen Sie mich dazu einen bekannten Spruch von Albert Einstein zitieren:

„Wenn man ein Problem lösen will, muss man mit einer anderen Denkweise an es heran als mit der, die es ausgelöst hat."

Vielleicht ist die Zeit reif, dass sich Mediziner, Berater und Patienten gleichermaßen einmal fallen lassen und ihre altgewohnten Denkmuster an den Nagel hängen, damit ein revolutionär neuer Lösungsansatz überhaupt eine Chance hat. Noch vor 50 Jahren runzelten hart gesottene Mediziner die Stirne, als einige Kollegen mit Nadeln auf ihre Patienten losgingen und begeistert von Heilerfolgen berichteten. Viele taten es als exotischen Unfug ab, der keinen wissenschaftlichen Bestand habe. Heute gilt die Akupunktur (TCM) als zweites Standbein für den niedergelassenen Arzt, der diese Leistung über Krankenkassen abrechnen kann, in vielen Ländern sogar über gesetzliche. Die Deutsche Ärztegesellschaft für Akupunktur veröffentlichte 2001, dass das Volumen der Gesamterstattungen bei 250 Millionen Euro lag. Die Zahl wird heute wohl das doppelte erreicht haben.

Unter den vielen alternativen Verfahren aus Fernost, feierte besonders Ayurveda einen Siegeszug im Westen, die uralte Medizinlehre aus Indien, die vermehrt von Ärzten bewundert und angewendet wird. Überhaupt hat die Schulmedizin im letzten Jahrzehnt sehr viel vom Osten gelernt, so auch, dass der Mensch als Einheit zu verstehen ist, und dass ein symptombezogenes Vorgehen nicht den gewünschten Langzeiterfolg bringt. So weit war auch schon Hippokrates vor 2500 Jahren, also muss die Schulmedizin bei ihrer Entwicklung etwas verloren oder übersehen haben.Die Ansicht, dass auch die Seele am Krankwerden eines Menschen beteiligt ist, ist längst kein dummer Aberglaube mehr, sondern ein weitgehend akzeptierter Umstand. Bücher zu diesen Themen füllen in Buchhandlungen nicht nur Regale sondern ganze Etagen. Warum also tut sich die moderne Psychologie und Humanmedizin so schwer, die uralten Lehren in die Praxis umzusetzen? Es ist höchste Zeit für ein Umdenken seitens der Berufsgruppen, die sich mit dem psychischen und seelischen Leid unserer Gesellschaft befassen, egal ob Arzt oder „nur" Berater. Unter der Oberfläche leidet die moderne morbide Gesellschaft primär an nichtdiagnostizierbaren Krankheiten. Mentales Wohlbefinden, innere Zufriedenheit sowie ein erfülltes, glückliches Dasein sind unser höchstes Gut und gehören genauso zu einem gesunden Menschenleben. Gerade hier ist der Hilferuf der breiten Massen besonders laut – wird aber oft überhört. Stress, innere Zerrissenheit, Energiemangel sowie Orientierungs- und Hilflosigkeit rauben Kraft und machen früher oder später krank; mit oder ohne ärztliche Diagnose. Addieren wir diese Problematik zu der anfangs genannten Statistik hinzu, haben wir es mit einem gigantischen sozial-gesundheitlichen Desaster erschreckenden Ausmaßes zu tun, dessen öffentlicher SOS-Ruf nur die Spitze des Eisberges darstellt. Abhilfe ist schnell und dringend notwendig und kommt wieder einmal aus dem Osten, von dem der Westen noch so einiges zu lernen hat.Die Erkenntnisse in diesem Buch basieren auf über 25 Jahren Erfahrung als Klinikleiter und Patientenbetreuer in verschiedenen Kureinrichtungen weltweit. Das „Vata-Syndrom" ist Realität, keine These. Es wird hoffentlich bald im mentalen Gesundheitsbereich starke Berücksichtigung finden, ja vielleicht sogar bei seiner therapeutischen Anwendung den gleichen Stellenwert erlangen wie die Akupunktur oder die Homöopathie in der Humanmedizin. Dies wäre mein größter Wunsch.

 Am Anfang war das Wort

Unter den Elementen ist Äther die Königin, die Kommandozentrale, die alle anderen beeinflussen kann. Äther ist an universelle Kräfte geknüpft. Dieser Auffassung waren die griechischen Gelehrten vor 2500 Jahren ebenso wie die Chinesen und die Inder, die dem Äther aufgrund seiner Dynamik eine Sonderstellung gaben. In ihren Heilkünsten nennen sie diese Dynamik Vata. Dieses Vata bildet eine Schlüsselfunktion bei der Pathogenese, Diagnose, Therapie und Prognose von Krankheiten und muss daher ganz verstanden werden. Wer Vata kontrollieren kann, hat automatisch Zugang zu allen anderen Elementen.

Gerne hätte ich statt "Vata" einen griffigeren, deutschen Begriff gewählt, zumal die deutsche Sprache seit der Renaissance mehr esoterische Elemente enthält als allgemein bekannt. Ansprechend und stilvoll vermittelte die deutsche Sprache den Zusammenhang zwischen Mensch und Natur, dazu in wundersamer Schönheit. Koryphäen wie Goethe, Schiller, Busch, Hesse und viele andere entliehen ihr nicht nur Ausdruckskraft, sondern bauten damit meisterhafte Brücken zwischen ihren Einsichten und der Auffassung ihrer Leser. Doch seit sich dieser Wort-*Schatz* (im wahrsten Sinne) mit importierten Begriffen vermischt, ging ihr dieser Zauber verloren. Oft werden Fremdwörter oder englische Wörter benutzt, obwohl selbiges auf Deutsch genau so gut, mitnichten gar besser gesagt werden kann. Man spricht von "broken heart", "burn out" oder "Aviophobie" in der Psychologie, von "signifikant" oder "kohärent" in der Medizin, und ein junger Abiturient sprach kürzlich von "Farmern" statt von Bauern, bezeichnet sich als selektiv statt wählerisch und verwendet in jedem dritten Satz "OK". Ich halte das Buch daher bewusst in einfach verständlichem Deutsch.
Der Begriff stammt aus dem Sanskrit, der ältesten Sprache der Welt und bedeutet so viel wie Beweg-Kraft (Va = Antrieb, Motivation, Schub ; Ta = Energie). Doch diese deutsche Übersetzung ist ein unbeholfener Annährungsversuch an eine Sprachwelt, die so abstrakt und utopisch ist für Europäer, dass es ein linguistisches Äquivalent nie geben wird. Die Ayurveda-Lehre bedient sich ebenfalls dieses Begriffes, doch es wäre unrichtig zu behaupten, dass er ihr entstammt oder ihr alleine gehört. Andere fernöstliche Lehren wie Gandharva-Ved (Musiktherapie), Astrologie, Vastu (die indische Version von Feng-Shui) oder Yoga und dergleichen benutzen ebenso diese Terminologie. In Süd-Indien wird es „Vadam“ ausgesprochen, doch da Sanskrit offiziell die Gelehrtensprache blieb (ähnlich dem Latein oder Griechisch in Europa), ist *Vata* korrekt,

wobei der erste Vokal lang ausgesprochen wird und das „V“ wie ein „W“, so wie in „Vase“. Was Ayurveda betrifft, so sind mir beim Durchlesen westlicher Fachliteratur in den letzten 25 Jahren dermaßen viele, oft gravierende Fehlinterpretationen in die Hände gefallen, dass ich Ayurveda-Kennern an dieser Stelle anraten muss, alles zu ignorieren was Sie schon über Vata gehört haben, da eventuelle Vorkenntnisse sonst zu Missverständnissen führen.

Vata war bereits vor 2500 Jahren unter einer anderen Terminologie in Europa bekannt. Die Ärzte im antiken Griechenland, immerhin Vorreiter und Vorbild europäischer Wissenschaften, berücksichtigten bereits im 4. Jahrhundert v. Chr. das *Element Äther* bei Diagnose und Ätiologie. Ayurveda-Kennern ist der Begriff „Vata-Typ“ wohl geläufig, der einen schlanken, luftigen Denkertyp umschreibt, dessen Charakterisierung mitsamt Krankheitstendenzen exakt dem griechischen Bild des sogenannten *Leptosomem* entspricht, im Gegensatz zum *pyknischen* und *athletischen* Typ wie er von Hippokrates und Empedokles verwendt wurde – Begriffe, die auf Sanskrit ihr Äquivalent im Kapha-, beziehungsweise Pitta-Typen finden. Die griechischen Ärzte sagten dem Leptosomen unter anderem Anfälligkeit zu Psychosen und Schizophrenie nach, was haargenau dem Vata-Typ der Ayurveda-Medizin entspräche, mitsamt Krankheitstendenzen und Verhaltensmustern.

Ich bin auf meinen Indienreisen vielfach Kennern dieser Materie begegnet, die gleich am Anfang der Diskussion großen Wert darauf legten, dass es Indien war, das diesen Begriff in die Welt gesetzt und damit alle anderen Gesundheitslehren in den Schatten gestellt habe. Sie wissen nicht, dass auch die traditionelle Medizin Chinas sich der 5-Elemente-Lehre bedient, die ähnliche Ansätze enthält, und dass die Anfänge der Ayurveda-Medizin sogar außerhalb (des heutigen politischen) Indiens lagen. Patriotismus oder Beweggründe zugunsten eines Landes mit dem man sich verbunden fühlt, hat schon so manche Wahrheit verzerrt. Ich selbst tappte am Anfang meiner Zeit in solche Stolperfallen und lernte auf Umwegen, dass man Sentimentalitäten und länderspezifische Zuneigungm ausschalten muss, wenn man Tatsachen erkennen will.

Die tibetische Medizin benutzt den Betriff „Lung“ und die traditionelle chinesische Medizin „Feng“ und „Fu“, was rein übersetzungstechnisch zwar nur Wind bedeutet, doch weit hierüber hinaus geht und die gesundheitsbezogene Wirkung der Elemente Wind und Äther mit berücksichtigt. Einige Autoren irren daher wenn Sie behaupten, es gäbe Vata nur in den indischen Heilkünsten. Dass sogenannte

„Wind-Krankheiten“ die Wurzel allen Übels sind, wissen nicht nur Chinesen und Tibeter, sondern auch die traditionellen Ärzte Thailands und Malaysias. In Malaysia gibt es eine traditionelle Massageform, die primär darauf zielt, Winde aus dem Körper zu treiben. Diese „Winde“ beziehen sich nicht auf chronische Blähungen allein, sondern beinhalten akkumulierte, gasförmige Rückstände in Gewebe, Zellwänden und Kanälen des ganzen Körpers. Chronisch Kranke schwören auf diese Therapie. In einer TV-Dokumentation sagte eine malaysische Therapeutin, es seien überwiegend Frauen, die von „Windkrankheiten“ befallen würden, womit nicht die Luft im Darm gemeint war, sondern die feinstoffliche Wind-Energetik, auf Sanskrit Vata. Die Muslimin erklärte das unter anderem durch den Monatszyklus, Schwangerschaften, emotionale Angespanntheit, Wechseljahre, Stress mit Kindern oder Ehepartnern, denen Frauen unterlägen, weswegen Frauen auch eher unter kalten Füßen, Blähungen, Einschlafschwierigkeiten, Blasenentzündungen und ähnlichem litten. Diese Feststellung deckt sich minutiös mit den Aussagen klassischer ayurvedischer Textbücher, die derartiges unter „typischen Vata-Störungen“ aufführen, und das, obwohl Ayurveda in Malaysia nahezu unbekannt ist.

Asiatische traditionelle Ärzte sprechen also je nach Region von „Wind“, meinen aber das, was indische Ärzte unter Vata verstehen. Ohne direktes Fragen an Vertreter diverser Heilverfahren in den Ursprungsländern wäre mir der „gemeinsame Nenner“ vielleicht nie aufgefallen. So verdanke ich es allein dem Umstand meiner dreijährigen Akkupressurausbildung in Japan mittels chinesischer Schriftzeichen statt Englisch, dass ich auf ein weitläufiges Missverständnis im Westen aufmerksam wurde: Die traditionelle chinesische Medizin (TCM) stützt sich auf eine Elementelehre, die unter anderem folgendes Schriftzeichen enthält:

金

Es wird allgemein mit Metall übersetzt, daher der Begriff „Element Metall“ in sämtlichen übersetzten Büchern über die TCM. Das selbe Zeichen kann je nach Zusammenhang und Kombination aber auch GOLD bedeuten. Wenn der Westen bei der Übernahme (bzw. Übersetzung) des Elementes nur von „Metall“ spricht, geht somit die Hälfte verloren. Gold in den alten Kulturen des Orients symbolisiert spirituelle Entwicklung und steht für seelisch-ätherische Aspekte, was die Inder mit *Akasha* (Teilaspekt von Vata) und die Griechen mit Äther wieder gaben. Obiges Zeichen hat für Chinesen eine duale Bedeutung, die – auf die Gesundheit des Menschen übertragen – sowohl den körperlichen (Metall) wie auch den geistigen Bereich (Gold) anspricht und damit dem Begriff Vata ihrer indischen Nachbarn entspricht. Wer zuerst damit begann, ist dabei völlig irrelevant. Das deutsche Wort Äther stammt vom Griechischen „Ethere“ ab, das auf Sanskrit durch den Begriff „Akasha“ widergegeben wird, wobei das letzte „a“ stumm bleibt. (Gleiches gilt für „Ayurveda“.) *Akasha* und *Äther* klingen ähnlich, womit sich bestätigt was Linguisten behaupten: Die Ursprünge der griechischen Elementelehre – und damit auch die Säftelehre des Hippokrates - entstammen der vedischen Wissenschaft des heutigen Indiens. Bekräftigt wird diese Annahme dadurch, dass Griechenland schon 500 v. Chr. einen regen Handels- und Wissensaustausch über ihre Seeflotte mit Asien betrieb, der sich an Land über die legendäre Gewürzstraße über den gesamten nahen Osten bis nach (dem heutigen) Afghanistan und Pakistan erstreckte, quasi vor der Türe Indiens. Gelehrte Buddhisten verbreiteten vor 2500 Jahren die Lehre des “Akasha”, die universelle Verknüpfung aller Dinge, ein Schlüsselbegriff, der genau 100 Jahre später als “Äther-Prinzip” in den griechischen Wissenschaften auftaucht.

Auf Sanskrit gibt es den Begriff „Vayu“ (Wind), womit die Anlehnung an „Vata“ offensichtlich ist. Das italienische Wort für Wind ist *„Vento“* (von Lat.: ventus) und klingt Vata, beziehungsweise *Vayu*, verdächtig ähnlich; auf lettländisch „vèjs“ (gespr.: wäis). Da die indo-germanischen Sprachen gemeinsame Wurzeln haben, dürfte der Begriff Vata Deutschsprechern nicht allzu fremd erscheinen.
Ich habe mich oft gefragt, warum der dynamische, universelle Aspekt von Äther nicht schon früher in vollem Umfang übersetzt worden ist, zumal die Griechen geographisch und kulturell gesehen nicht nur besten Zugang besaßen, sondern allen voraus Äther als wichtigen Bestandteil in ihre Philosophie, Astronomie, Mathematik, Medizin und Astrologie integrierten. Wäre dieser zentrale Begriff vom Rest Europas richtig verstanden worden, hätte sicher niemand daran gedacht, den goldenen, spirituellen Ansatz der chinesischen Medizin mit “Element Metall” wider zu geben, was einer Fehlinterpretation gleich kommt. Es waren Mönche diverser christlicher Orden (Jesuiten, Dominikaner, Benediktiner u. a.), die sich im Mittelalter an die Übersetzung wissenschaftlicher Texte machten, denn Wissen(schaft) war Macht. Egal wie gut ihr Altgriechisch gewesen sein mag, ohne näheres Verständnis und eigenem Erfahrungsschatz wurde **αιθέρας** (Etere) einfach als Äther übersetzt, was für die Alchimisten und Naturphilosophen Europas lediglich ein weiteres Element bedeutete, ohne universelle Kraft, ohne spirituellen Hintergrund, ohne Bezug zur Seele, ohne al-

les. Von da an trennten sich die Wege: Die Orientalen blieben bei ihrem dreidimensionalen Verständnis von Äther, das je nach Wortschatz mit "Vata" oder ähnlichen Begriffen wiedergegeben wurde, während der Rest Europas (mit Ausnahme Griechenlands) beim zweidimensionalen Verständnis der Elemente blieb.
Diese Entwicklung könnte eine Erklärung dafür liefern, warum die Menschen der westlichen Hemisphäre nur solches annehmen was physisch erkennbar ist, während die Orientalen ein Auge für die "andere Realität" behielten. Man schaue sich den Taoismus an. Eingeweihte dieser Lehre (keine Religion), praktizierten schon vor über dreitausend Jahren eine Art tantrisches Yoga, um dadurch ihr "Kundalini" zu wecken, eine explosionsartige Öffnung innerer Energiekanäle zwecks geistiger Entwicklung. Sex als spirituellen Weg zu wählen funktioniert nur, wenn man Bezug sowie Vertrauen in dessen Verwirklichung hat.

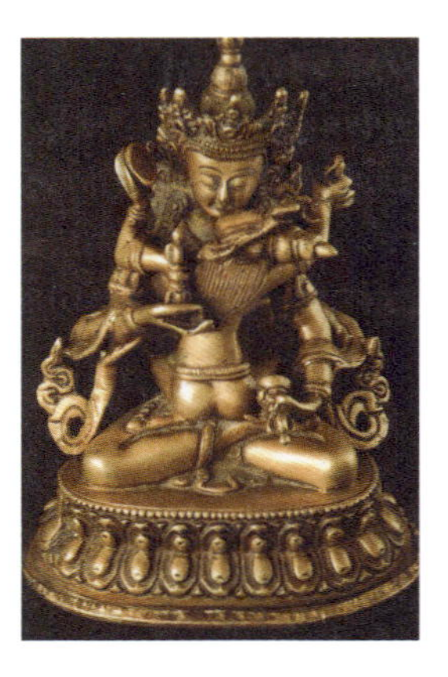

Tai Chi Chuan sowie *KungFu* sind Übungen zur vollständigen Entwicklung von "Chi", eine Kraft, die sich bis heute nicht wissenschaftlich erklären lässt. KungFu-Mönche setzen uns in Erstaunen mit ihren übernatürlichen Kräfte, die sie seit Kindheit kultivieren. Für sie selbst ist das nichts besonderes, wachsen sie doch von klein auf im Wissen um diese unsichtbaren Kräfte. Es blieb Teil ihres kulturellen Erbes.
Die chinesische Schrift ist voll von "Pictogrammen", die auf die spirituellen Aspekte und Energetiken zwischen Himmel und Erde hinweisen. Die meisten lassen sich kaum übersetzen, höchstens annähernd umschreiben. Einem traditionellen Chinesen Vata zu erklären, wäre eine Angelegenheit von Sekunden. Ist das Denken jedoch so konditioniert dass es derartiges nicht annimmt, können nur Teilaspekte rational verstanden werden. Allein dies verdeutlicht, wie

sehr der Westen vom Ursprung getrennt wurde. Gleichzeitig möchte ich veranschaulichen wie schwierig es ist, einen einzigen Begriff aus einer völlig andersartigen Welt zu begreifen wenn der persönliche, direkte Bezug fehlt. Spätestens jetzt sollte dem Ayurveda-Anhänger klar sein, dass sein Verständnis von Vata einer kleinen Eisbergspitze entspricht. Es soll vorgekommen sein, dass Kapitäne die wahre Größe eines Eisberges verkannten und aufgrund ihrer Fehleinschätzung hunderte in den Tod schickten. Da ich dem Leser die ganze Wahrheit präsentieren will, muss ich auf Fallen und Irrtümer aufmerksam machen, die sich aus dem westlichen, rationalen Denken ergeben.

Die Lehre Buddhas, ebenfalls keine Religion, hat als Endziel die Erleuchtung, beziehungsweise die Befreiung von Leid durch Anstrengung und Übung, wofür man weder Gott noch Priester braucht. Die Kirche muss eine unvorstellbare Angst vor der Verbreitung dieser Lehre gehabt haben. Das Erkennen von Fehlern dank innerer Einkehr und geistiger Entwicklung hätte nicht nur das Beten und Beichten überflüssig gemacht, sondern die Kuttenträger gleichfalls. Mittlerweile geht der Vatikan zwar locker mit der Thematik um, christliche Verbände bieten Yoga und Meditationskurse an und dergleichen, aber nur weil solches keinen "Schaden" mehr anrichtet. Dreidimensionales Verständnis wie auch Zugung zu Vata, beziehungsweise zum Äther-Prinzip, wurde Europäern frühzeitig ausgeredet – vielleicht mit Absicht. Denn wer zu sehr hinter die Natur und ihre Geheimnisse blickt, braucht keine Religion mehr. Leonardo Da-Vinci, Galileo, Nostradamus und viele andere Freigeister waren nicht umsonst auf der Hut vor der Kirche und chiffrierten ihre Werke.

Das zweidimensionale Denken der Schulmedizin ohne jeglichen spirituellen Bezug nahm wahrscheinlich zu jener Zeit seinen Anfang, während uns die griechischen Gelehrten um Lichtjahre voraus waren. Ihr enormer Wissensschatz, der dank Seemacht den weiten Weg von Indien, Vorderasien und Ägypten zu ihnen fand, wurde blockiert auf dem Weg in das restliche Europa und war nur wenigen Freigeistern zugänglich, die es zeitlebens vor den Kirchenmännern verstecken mussten.
Der echte Bezug zur spirituellen Seite von Äther fehlt bis heute, und damit der Zugang zum tiefen Verständnis östlicher Lehren und Wissenschaften. Ich kann es den Menschen im Westen daher nicht übel nehmen, wenn sie von Ayurveda nur die "Spitze des Eisberges" erkennen und irrtümlicherweise annehmen, diese sei die ganze Wahrheit. So bleibt ihnen nichts anderes übrig, als dieses Zipfelchen ihrem Denken anzupassen und es zu schematisieren oder zu kom-

merzialisieren. So, wie es mit Meditation passierte, mit Yoga, oder mit Tantra, das zur erotischen Partnermassage degradiert wird, oder mit Kung Fu, das ursprünglich von buddhistischen Mönchen als Übung zur Erlangung von Erleuchtung entwickelt wurde, aber im modernen Westen als östlicher Sport, bestenfalls als Kampfkunst verstanden wird.

Ein berühmter indischer Yogi und Multimillionär, der Ayurveda vor 25 Jahren im Westen einführte, wurde einst von meinem Bekannten gefragt, warum er nur einen Mini-Aspekt von Ayurveda verbreite und selbst den stark kommerzialisiere. Seine Antwort: “Weil der Westen zu mehr Verständnis unfähig ist. Die Auffassungsgabe von euch Westlern entspricht der eines Hundes. Also verkaufe ich euch Hundefutter.” Mein Bekannter war geschockt, traute sich jedoch nicht an die Öffentlichkeit, da der clevere, charismatische Inder bereits Tausende in seinen Bann gezogen sowie Meditations- und Ayurveda-Zentren in ganz Europa etabliert hatte. Wenn es um Macht geht, sind alle Sekten gleich. Seien Sie auf der Hut!

Zurück zur zweidimensionalen Welt. Nachdem mächtige Männer seit Generationen dem Westen das wahre Vermächtnis des Ostens vorenthielten, bleibt mir nichts anderes übrig als die Thematik rational, beziehungsweise westlich anzugehen, wobei ein intellektuelles Verstehen der erste Schritt ist. Der nachfolgende Theorieteil ist daher zwingend notwendig. Doch danach wird das Buch Ihr Leben revolutionieren.

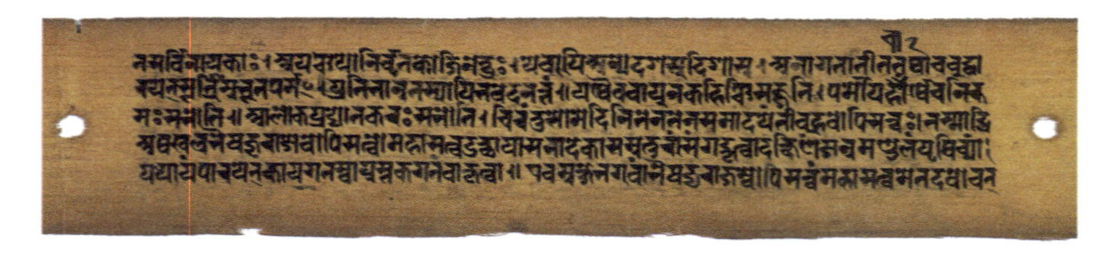

Uralte Sanskrit-Schriften wie diese erwähnen die Wirkkraft Vata und wie man sich vor einer Vata-Dominanz schützen kann.

2 Ein bisschen vedische Geschichte

Obwohl das Wissen um eine subtile Antriebs- und Bewegungsenergetik in nahezu allen Gesundheitslehren Asiens erscheint, so bedient sich Ayurveda doch vorrangig des Begriffes Vata und hat damit zu seiner Popularisierung im Westen beigetragen. Diese altindische Lehre verdient daher eine Kurzeinführung.

Das Wort setzt sich zusammen aus "Ayus" (= Leben) und "Veda" (= Lehre) und bedeutet stark vereinfacht Lebenskunde. Einige indische Autoren bestehen auf "Wissenschaft" statt "Lehre" bei der Übersetzung, doch das ist meines Erachtens nicht korrekt, denn Wissenschaft ist ein westlicher Begriff, der auf hieb- und stichfesten Beweisen sowie auf analytischem Denken und Experimenten beruht. In meinem Umgang mit zahlreichen indischen Ärzten stellte ich immer wieder fest, dass diese gerne mit dem Westen mithalten wollen und nicht als Barfuß-Doktoren angesehen werden wollen. Das Deklarieren von Ayurveda zu einer Wissenschaft, auch wenn es vertrauenswürdiger und westlich-ebenbürtig klingt, ist aber irreführend, weil es im alten Indien wissenschaftliches Arbeiten im heutigen Stil nie gab.

Nicht desto trotz werden seit knapp 2500 Jahren Erkenntnisse, Beobachtungen, Diagnose- und Therapieverfahren, Anweisungen und dergleichen schriftlich festgehalten und an Medizinstudenten weiter gereicht. Die Texte wurden weder verschlüsselt noch in Mysterien gehüllt.

Das ayurvedische Gesundheitskonzept beinhaltet unter anderem Hygiene, Chirurgie, Geriatrie, Pädiatrie, Toxikologie, Gynäkologie, Prävention sowie eine Verjüngungskunde, die auf völliger Zellerneuerung basiert (die wohl weltälteste Anti-Aging-Kur) und beruht auf einer äußerst anspruchsvollen Theorie sowie einer ausgedehnten klinischen Praxis, die ihresgleichen sucht. Der legendäre Arzt Sushruta, der im 6. Jahrhundert v. Chr. lebte, beschrieb 300 Operationen und über 100 chirurgische Instrumente, von denen viele denen der heutigen Zeit ähneln. Er soll auch Hauttransplantationen vorgenommen haben. Seine Lehrtexte haben noch heute an Universitäten Gültigkeit. Ein Ayurveda-Studium an einer indischen Universität dauert vier bis sechs Jahre.

Sushruta beschreibt auf beeindruckende Weise aus welchen und wie vielen Einzelteilen der menschliche Körper zusammen gesetzt ist. So ist laut dem Klassiker Sushruta Samhita, Sharira Sthana, Kapitel 5, Vers 4, unter anderem die

Rede von 7 Hautschichten, 7 Körpergeweben, 210 Gelenken, 900 Sehnen, 500 Muskeln, 700 Kapillargefäßen, 24 Arterien sowie Nervenkanäle, womit er an Präzision und Details den Ärzten in Europa um 2000 Jahre voraus war.

Laut Caraka, einem nicht minder berühmten Ayurveda-Arzt der Antike, besteht der menschliche Körper aus einem Netzwerk von Kreislaufsystemen verschiedenster Strukturen. Gemäß seiner berühmten Abhandlung Caraka Samhita (hier Vimana Sthana, Kapitel 5, Vers 3) gibt es ebenso viele strukturelle Bestandteile unseres Körpers wie Gefäße, die auf diverse Kreislaufsysteme angewiesen sind. Jede Zelle unseres Körpes ist vom Austausch verschiedener Substanzen wie Nährstoffe, Hormone, Neurotransmitter, Abfallprodukten und so weiter abhängig, welche die Kreislaufsysteme besorgen. In seinem oben genannten medizinischen Sammelband, Vers 6, ist die Rede von 13 Kreislaufsystemen, dort als Shrotas bezeichnet.
Zentrale Schlüsselfunktion bilden dabei stets die drei Bio-Energien Vata, Pitta und Kapha, die bei einem Ungleichgewicht zu mannigfachen Störungen führen. Die drei Bio-Energien, die man auch als pathophysiologische Faktoren bezeichnen kann, haben Auswirkungen auf jeden Organismus, auf jede Körperfunktion. Ich werde später hierauf eingehen.

Gemäß dem Buch *Ashtangahridaya*, (verfasst von dem Buddhisten Vagbhata um ca. 350 v. Chr.) Sutrasthana, Kapitel 12, Verse 4 – 9, wird Vata in 5 Gruppen unterteilt, je nach Aufgabe und Wirkkreis im Körper. So ist im Vers 4 zum Beispiel die Rede von "Prana-Vayu" oder "Prana-Vata" welches Psyche, Herz, Sinnesorgane und Wissensaufnahme unterstützt. Da sowohl die Rede von Vayu als auch von Vata ist, wird umso deutlicher, dass Vata durchaus als Wind (Vayu) interpretiert werden kann, jedoch nicht als klimatische Erscheinung, sondern als treibende, feinstoffliche Kraft in der Körper-Geist-Einheit.

Die *Ashtangasamgraha* selbigen Verfassers, eine viel zitierte medizinische Sammlung aus sechs Büchern und 70 Kapiteln, die schon 1937 ins Deutsche übersetzt worden ist, dient Ayurveda-Ärzten noch heute als wichtiges Nachschlagewerk. Die 70 Kapitel handeln von je einem Krankheitsbereich, von Anorexie bis Polyarthritis, Tumoren, endogenen Karzinomen, Erkrankungen der Drüsen und Geschlechtsorgane, Kinderkrankheiten, Vergiftungen und so weiter. Ein einziges Kapitel geht zum Beispiel nur über vaginale Tumore. Ein immenser Wissensschatz, der pro Erkrankung bis ins Detail auf Ätiologie, Pathogenese, Diagnose und Therapie eingeht. Von diesen 70 umfangreichen Kapiteln gibt es jedoch nur eines, das mit "Unmada Nidana" betitelt ist, was übersetzt so viel wie Geisteskrankheiten bedeutet. Also weniger als 1,5% befasst sich mit psychischen Störungen.

Hiermit möchte ich Ayurveda keinesfalls Unfähigkeit unterstellen, psychische oder psychosomatische Störungen nicht kurieren zu können, ganz im Gegenteil. Ich bin sicher, dass ein erfahrener Arzt der Antike die Fähigkeit besaß, in die "kranke Seele" eines Patienten schauen zu können, allein schon aufgrund seiner Feinfühligkeit und kulturell bedingten Offenheit gegenüber den unsichtbaren Dingen die uns umgeben. Doch derartige Fälle waren, im Vergleich zu rein somatischen Beschwerden, eher die Ausnahme, sodass eine Erwähnung in medizinischen Werken, falls überhaupt, nur am Rande geschah. Sicher gab es Fälle, wo eine Mutter durch den Verlust ihres Kindes psychisch gestört oder traumatisert war. Schließlich gab es Tragödien und Schicksalsschläge zu allen Zeiten und in allen Gesellschaften.
Dass die Menschen aber jahrelang psychisch angeschlagen umher laufen wie heute im Westen, mitsamt innerer Zuzufriedenheit, Unglück, emotionalem Chaos, Ungleichgewicht und Verhaltensstörungen, war gänzlich unbekannt. Würde man einen der berühmten Ayurveda-Ärzte von damals per Zeitreise in den Westen schicken, wäre er angesichts der vielen gesellschaftlichen und familiären Probleme und Streitigkeiten überfordert und würde kopfschüttelnd in seine Zeit umkehren.

Selbst Sharangadhara, ein berühmter Autor jüngerer Zeit, der um 1226 einen Praxisratgeber für Ärzte verfasste (Sharangadhara Samhita), erwähnt darin zwar Anatomie, Pulsdiagnose, Pharmazie, Metabolismus und viele therapeutische Maßnahmen wie Einläufe, Aderlass und Inhalationen, die alle sehr nützlich und hilfreich sind, geht aber nicht auf das seelische Heil von Patienten ein. Auch hier unterstelle ich kein mangelndes Wissen, sondern eher fehlende Notwendigkeit.
Und während Caraka wie auch Sharangadhara minutiös eine Fülle an therapeutischen Maßnahmen beschreiben, vom klinisch korrekt durchgeführten Vaginaleinlauf bis hin zur operativen Entfernung von Hämoroiden, mitsamt präziser Anleitung zur Desinfizierung von Operationsbesteck, pharmakologischen Begleittherapien, Nachsorge, Kriterien für eine erfolgreiche Genesung und so weiter, was eine "wissenschaftliche" Meisterleistung darstellt, der in Europa höchstens Hippokrates oder Paracelsus nahe käme, so fehlt doch eine systematisierte Anleitung, die auf psychosomatische Störungen übertragbar wäre.

Wenn es um Burnout, ADS, Depressionen oder seelisches Leid geht, nützen die alten Klassiker daher wenig, selbst wenn fast in jedem Kapitel die Rede von Vata ist. Diese Kraft muss aus einer völlig neuen Perspektive beleuchtet werden, damit es für die Krankheiten der Moderne methodisierbar und damit anwendbar wird.

Zwar erwähnt auch Vagbhata, einer der drei großen Lehrmeister, die Wichtigkeit von ausgeglichenem Vata im mentalen Bereich (Prana-Vata), eine schematisierte instruktive Wissensvermittlung in puncto Therapie lässt sich jedoch nicht finden. Keinesfalls weil es die Grenzen von Ayurveda überschreiten würde, sondern weil, und das betont auch Caraka, die menschliche Psyche einfach zu individuell, zu verschieden ist, als dass sie sich schematisieren ließe. Mit klaren Worten weisen beide Autoren Ärzte an, sich auf ihr geistiges Auge, beziehungsweise auf ihre Intuition zu verlassen.

Ich bin sicher, dass dies im alten Indien wie im ganzen Orient wunderbar funktionierte, doch lässt sich diese Vorgehensweise nicht auf Lehrsätze für psychologische Berater der Moderne übertragen, die aufgrund ihrer kulturellen und schulischen Prägung eine wiederholbare und erlernbare Methodik benötigen.

Im Übrigen sind die oben zitierten Lehrmeister weder die Erfinder noch die Väter von Ayurveda, auch wenn man sich gerne und zurecht auf ihre Abhandlungen beruft. Ayurveda ist wesentlich älter als die Existenz dieser renomierten Lehrtexte, doch fehlen schriftliche Aufzeichnungen. Was bleibt also anderes übrig, als das zu zitieren, was man in den Händen halten kann? Vor zirka 2500 Jahren war es unter ayurvedischen Lehrmeistern verpönt, Wissen in Schriftform weiter zu geben, was sie als unehrenhaft und unethisch ansahen. Nicht etwa weil es keine Schrift gegeben hätte, sondern nach dem Motto, wer alles aufnotieren muss, hat ein mangelhaftes Gedächtnis. Außerdem wurde damit sicher gestellt, dass ihr heiliges Wissen nicht in falsche Hände geriet. Statt dessen wurde es in Versform mündlich weitergegeben. Den Versen unterlag ein bestimmter Rhythmus, eine Art melodische Grundschwingung, so wie man es bei Gebeten oder Mantras findet, die bei Versprechern sofort eine phonetische Disharmonie auslösen, ähnlich einem Gedicht, dass auf einen Fehler hinweist, wenn es sich an einer Stelle nicht reimt.

(Anm.: Auch der Koran wurde anfangs in Form eines rhythmischen Sprechgesangs weitergegeben bevor er später in Schriftform festgehalten wurde. Das Wort Koran bedeutet Rezitieren.)

Man darf diese Gelehrten von damals nicht mit Akademikern der heutigen Zeit vergleichen, die vor lauter Stress und Alltagssorgen die Hälfte beim Einkaufen im Supermarkt vergessen, falls ihre Liste fehlt. Die Ärzte der damaligen Zeit meditierten viel, praktizierten Yoga, verbrachten tagelang in Askese, alles zum Wohle der Menschen. Ihr Geist war geläutert, ihre Herzen waren rein und ihre Absichten edel und frei von Ego. Sie lebten in Verbundenheit mit allem Göttlichen in der Natur, und natürlich mit ihren Lehrmeistern. In dieser transzendentalen Stimmung und Versenkung konnten sie die Lehrsätze in Versform jederzeit "abrufen" und rezitieren, von denen viele über mehrerer Stunden gingen. Eine geistige Glanzleistung die ihresgleichen sucht.

Um Vata endlich den wohlverdienten Einzug in europäische Behandlungs- und Beratungspraxen zu gestatten, reicht jedoch seine allgemeine Akzeptanz sowie der Umstand, dass es in berühmten Ayurveda-Werken Verwendung findet, nicht aus. Auch ist seine Beschreibung in übersetzten Werken meines Erachtens zu kompliziert und abstrakt, als dass ein Therapeut im Westen es so ohne weiteres anwenden kann. Hier also noch mal meine Bitte: Das Prinzip von Vata (und Äther) hat sich erfolgreich in der kompletten östlichen Hemisphäre durchgesetzt bis nach Griechenland, und auch der Ayurveda-Lehre kann durchaus Vertrauen geschenkt werden. Aber vergessen Sie alles, was sie je darüber gehört haben, da es in puncto psychosomatische Erkrankungen und deren Behandlung wenig nützt.
Ich selbst bin jahrelang gegen eine Mauer gelaufen und saß mehrmals in einer schier ausweglosen Sackgasse wenn es um das Verständnis von Vata in Bezug auf mentale Abläufe in Gesundheitssuchenden ging. Erst ein radikal neues Verständnis von Vata verhalf mir zum Durchbruch. Sie ersparen sich durch das Lesen dieses Buches viele Jahre anstrengendes Nachdenken und wiederholte Fehlschläge im Umgang mit Hilfesuchenden.

3 Elementare Einführung

Die Medizinlehre im antiken Griechenland wie auch sämtliche fernöstliche Heilkünste basieren auf einer gemeinsamen Erkenntnis:

Alles, was in der äußeren Natur vorkommt, der Mensch trägt es in sich.

Die Säftelehre des Hippokrates wie auch die 5-Elemente-Lehre der traditionellen chinesischen Medizin bauten hierauf ihre Stützpfeiler. Die Begriffe Makrokosmos und Mikrokosmos sind uralt; sie werden von der modernen Quantenphysik erneut aufgegriffen und als untrennbare Einheit definiert. Das heißt,

alles, was im Menschen abläuft, ist ein Mini-Abbild universeller Abläufe.

Hierfür sind Bausteine notwendig, sozusagen das „Material" für die äußere und innere Natur. Man nennt sie Elemente und teilt sie in fünf unterschiedliche Gruppen ein: **Feuer, Wasser, Erde, Wind und Äther** – wobei die letzten beiden auch als **Luft und Raum** verstanden werden. Aus ihnen geht die Wirkkraft **Vata** hervor.

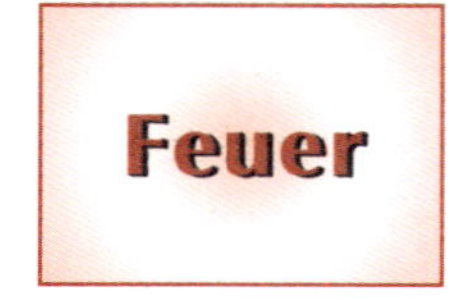

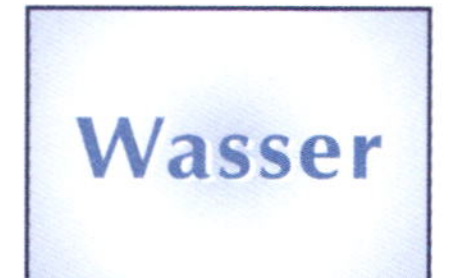

Erde

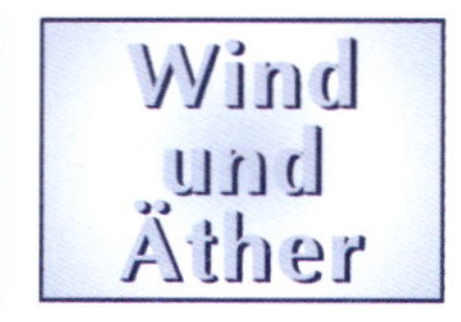

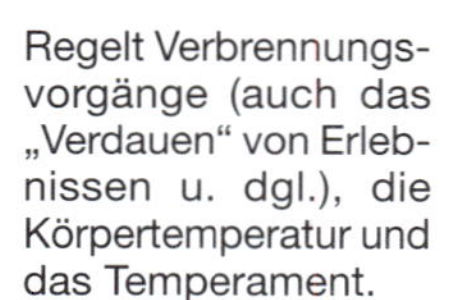

Regelt Verbrennungsvorgänge (auch das „Verdauen" von Erlebnissen u. dgl.), die Körpertemperatur und das Temperament.

Die Elemente **WASSER & ERDE** sorgen für Materielles und Strukturelles.

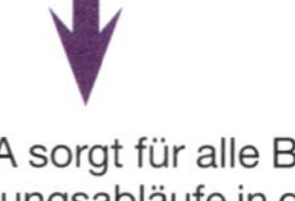

VATA sorgt für alle Bewegungsabläufe in der Körper-Geist-Einheit.

Vata ist mehr als das simple "Element Äther" oder Teil dessen. Es handelt sich um ein energetisch-dynamisches Prinzip im Menschen – nicht der Äther im Weltall! Lassen Sie uns zum besseren Verständnis von Makrokosmos und Mikrokosmos einen Blick auf das Verhältnis zwischen äußerer und innerer Natur werfen:

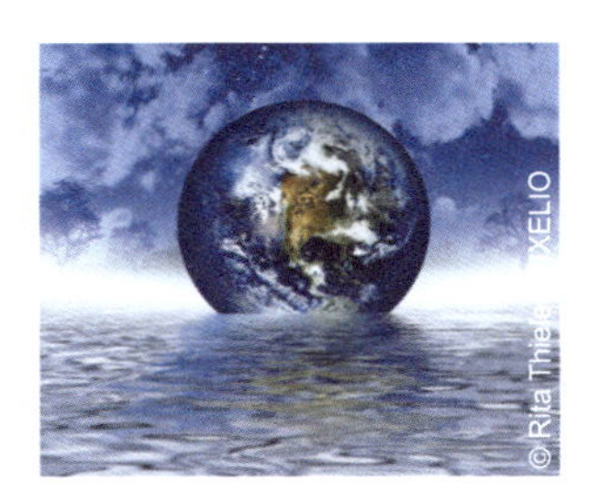

Wasser bedeckt zirka 70% unserer Erdoberfläche. Der Prozentsatz des Wasseranteiles im menschlichen Körper ist fast gleich mit dieser Zahl. Blut, Schweiß, Urin, Lymphe und Fett werden dem Element Wasser, beziehungsweise seiner Energetik zugeordnet.

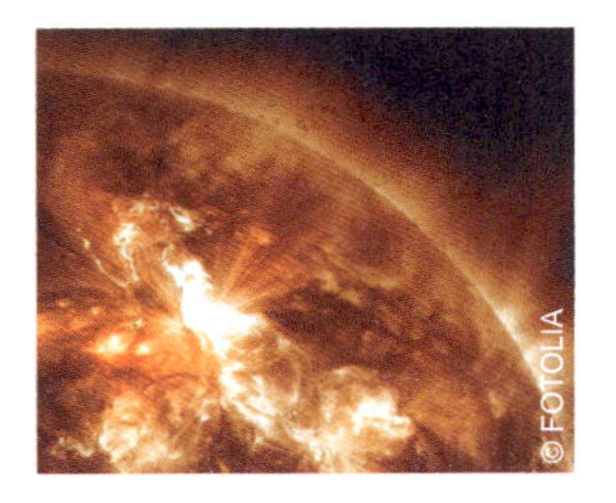

Feuer: Das äußere Feuer der Sonne spendet Wärme und Leben für unseren Planeten, so wie es die Körpertemperatur auf ihre Weise tut. Im Erdinneren existiert ein Feuer, welches sich in Form von Vulkanausbrüchen zeigt. Ein ähnliches „Feuer“ in unserem Inneren sorgt für die Verbrennung von Nahrung und Giften.

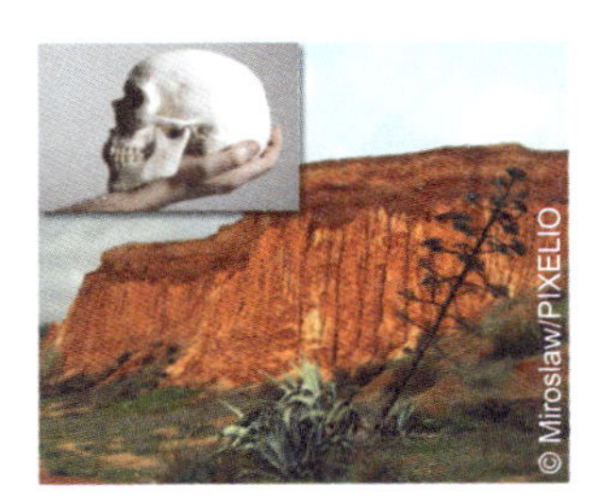

Erde: So wie die Landmassen unserem Planeten Aufbau und Struktur geben, verleiht Element Erde dem Körper wie der Psyche Stabilität, Halt und Schutz. Apropos, das Skelett, das uns trägt, besteht beim Kleinkind aus rd. 350 Einzelknochen, fast so viel wie Tage im Jahr.

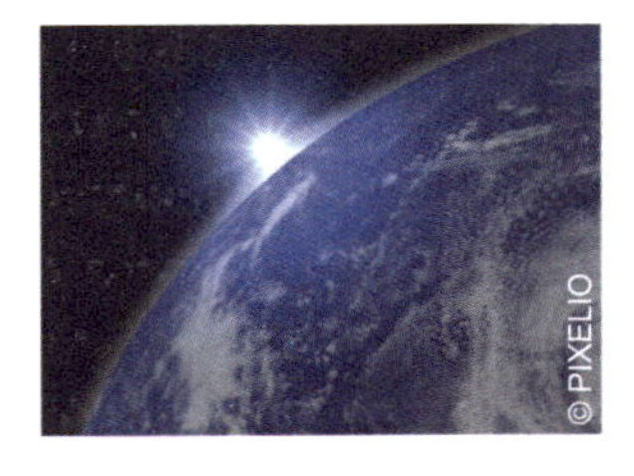

Wind & Äther: Wind koexistiert in der äußeren wie in der inneren (menschlichen) Natur, was jeder Atemzug bestätigt. Durch die Drehung der Erde entstehen Winde und Bewegungen. Ohne Äther, bzw. Raum, gäbe es weder den Weltraum noch den Rachenraum noch Luftröhren und dergleichen, da wir ohne Hohlräume nur aus Materie bestünden.

Das alles ist Biologie der Grundschule. Was bei der Verbreitung der Elementelehre im Westen jedoch verloren ging, ist die Tatsache, dass die Elemente nicht

nur atomare Bausteine bilden, sondern **feinstofflich unsere Psyche und Emotionen prägen.**
Das Wort *„Entzündung“*, in der Physik wie auch in der Medizin, weist direkt auf ein Feuer hin welches entfacht wurde, egal ob es sich um eine Gastritis oder Appendicitis handelt. Die Elemente sind Bestandteil aller Abläufe in Körper und Geist, treten aber in unterschiedlichem Potential auf. So wie es Personen mit viel oder wenig Feuer gibt, sind auch die anderen Elemente in uns proportional differenziert. Ein geschultes Auge kann ihre Präsenz nicht nur in kranken Organen erkennen, sondern auch im Alltag. Beobachtet man zum Beispiel eine lange Warteschlange im Postamt, wo von fünf Schaltern nur einer besetzt ist, kann man sicher sein, dass es der *feuer*-dominante Typ ist, der zuerst explodiert und sich lauthals beschwert. Die Betroffenen können nichts dafür. Es ist die Überdosis Feuer in ihnen, die sie so reagieren lässt.

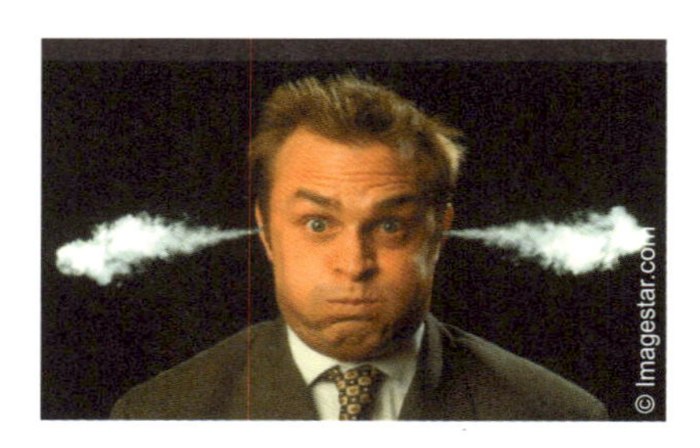

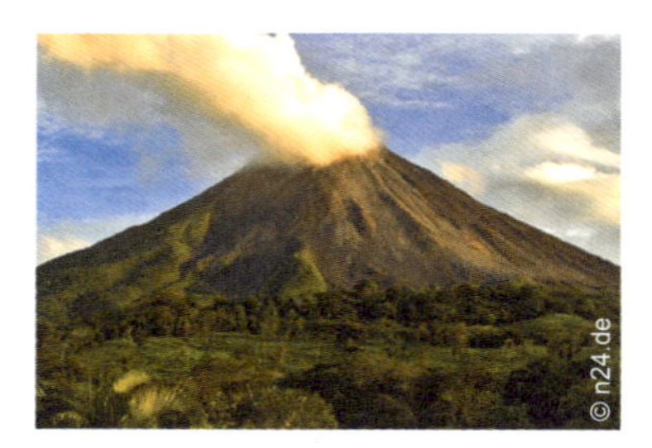

Vulkanausbrüche gibt es auch in der menschlichen Natur.
Beiden liegt das Element Feuer zugrunde.

„Temperatur“ und *„Temperament“* sind nicht zufällig wortverwandt. Beiden liegt Hitze, beziehungsweise das Element **Feuer** zugrunde. Der Wortgebrauch *„heißblütig“, „hitzköpfig“, „temperamentvoll“* und dergleichen kommt nicht von ungefähr. Das heißt, die Elemente der äußeren Natur formen nicht nur unseren Körper, sondern auch unsere Psyche. Feurige Charaktere reagieren anders als lethargische (Element Wasser), haben eine andere Persönlichkeitsstruktur und auch andere Verhaltensmuster. Umgekehrt lassen sich psychische wie physische Krankheiten auf die Elemente und ihre Wirkkräfte zurückverfolgen. Das wussten die traditionellen Ärzte im antiken Europa wie auch solche im fernen Osten. Auf dieser Erkenntnis beruhen zahlreiche Diagnose- und Therapieverfahren wie auch die Säftelehre des Hippokrates, die bis heute Gültigkeit hat. Wir haben es also mit 5 äußeren und 5 inneren Elementen (Makrokosmos, bzw. Mikrokosmos) zu tun, wobei Wind und Äther in Ayurveda-verwandten Lehren

auch als **Luft** und **Raum** interpretiert werden. Aus ihnen geht die Wirkkraft **Vata** hervor, die zuständig ist für alle Abflüsse, „Transporte", Bewegungen, Regungen, Ausscheidungen, Zirkulationen, Kreisläufe u. dgl., und zwar auf allen Ebenen der Körper-Geist-Einheit.
Die Entstehungsgeschichte von Vata ist so alt wie das Universum selbst. Alle Planeten, auch die unseres Sonnensystems, stehen in einer gravitativen Korrelation zueinander, welche durch differenzialenergetische Verschiebung permanent Unruhe, beziehungsweise Bewegung auslöst. Diese Bewegungsdynamik steht hinter jeder Veränderung und Regung, körperbezogen wie nervlich und emotional, was es für die psychologische Beratung wertvoll macht, wie wir noch sehen werden. Jeder Meteorologe weiß, dass es in der äußeren Natur ohne Erdrotation keine Winde gäbe, was den untrennbaren Zusammenhang zwischen Bewegungen und Wind verdeutlicht.
Seit millionen von Jahren gibt es also reichlich Bewegung in unserem Sonnensystem. Unser Heimatplanet umläuft jährlich in einer atemberaubenden Geschwindigkeit die Sonne und dreht sich dabei, gerade jetzt wo Sie dieses Buch lesen, auch noch um sich selbst, dazu im Zusammenspiel mit dem Mond. Ohne Bewegungsenergetik würde es weder Galaxien noch Leben geben.

Während es sich bei Wind um eine simple physikalische Naturerscheinung handelt, ist die aus ihr hervorgegangene „All"-durchdringende Vata-Dynamik im weitesten Sinne für jegliche Bewegungsform zuständig, also jede Form von Veränderung, Wechsel, Umschwung, Impulsen, Weiterleitung, Abtransport und so weiter, egal ob dieser Impuls über die Nerven, die Blutbahn oder die Umlaufbahn unserer Planeten erfolgt oder sich rein gedanklich im Kopf abspielt. Dies muss vollends verstanden sein bevor man mit Vata analytisch oder therapeutisch arbeiten kann.

Ohne Vata würde nichts in Bewegung geraten, kein Baum wachsen, kein Fisch im Wasser schwimmen, keine Geburt stattfinden. Alles würde still stehen, so wie auf dem Mond oder in einem Vakuumraum. Eine Erklärung hierfür liegt partiell darin, dass die Erde selbst ja ein Produkt der Vata-Energie, beziehungsweise planetarischer und intergalaktischer Bewegungen ist, angefangen bei der Urknall-Theorie (extreme Geschwindigkeit).
In der Physik gibt es zwei Fachwörter, die an eine ähnliche Wirkkraft erinnern, doch bislang nicht auf die Gesundheit übertragen wurden. Das eine ist Schubkraft, das andere Dynamik. Beide drücken eine in einem Objekt innewohnende Bewegkraft aus, die auch dann weiter existiert, wenn der Kraftüberträger

(z. B. ein Impuls von Außen) keine Bewegkraft mehr auf das Objekt ausübt. Ähnlich einer Schiffschaukel, die noch weiterschaukelt, wenn die anschubsende Person fort geht. Oder ein Auto, das auch dann noch rollt, wenn man den Fuß vom Gas nimmt. Die Bewegung steckt über das Moment der Kraftübertragung hinaus im Objekt. Bei Vata handelt es sich um eine solche Wirkkraft, nur existiert sie in jeder Zelle, in jedem Atom.
Dieses Phänomen einer übertragenen Kraft haben Weise und Gelehrte vor über 5000 Jahren entdeckt, da sie der Energetik und den Naturgesetzen des Universums entspricht. Sie steckt, differenziert vom Auto (tote Materie), in jeder Naturerscheinung, in jedem Lebewesen, ermöglicht Fortbewegung, Fortpflanzung sowie Evolution. Um diesen Begriff korrekt auf den Menschen und seine Gesundheit anwenden zu können, insbesondere wenn es um psychosomatische Störungen geht, muss er vollkommen verstanden werden – öffnet dann aber Türen zu revolutionären Erkenntnissen und Lösungen.

Es ist allgemein bekannt, dass selbst Atome in permanenter Schwingung stehen. Teilchenphysiker wie auch Quantenphysiker und Astrophysiker befassen sich hiermit und stoßen immer wieder zu neuen Erkenntnissen. Durch was diese Bewegung jedoch ausgelöst und angehalten wird, kann niemand beantworten. Eine innewohnende Schwingungs- und Bewegungsenergetik, von den Gelehrten des Orients als Vata bezeichnet, liefert eine logische Erklärung, denn diese permanente Schwingung steckt in jeder noch so kleinen Zelle. Rational gesehen ist Vata die Bewegungsenergetik in jedem Lebewesen.

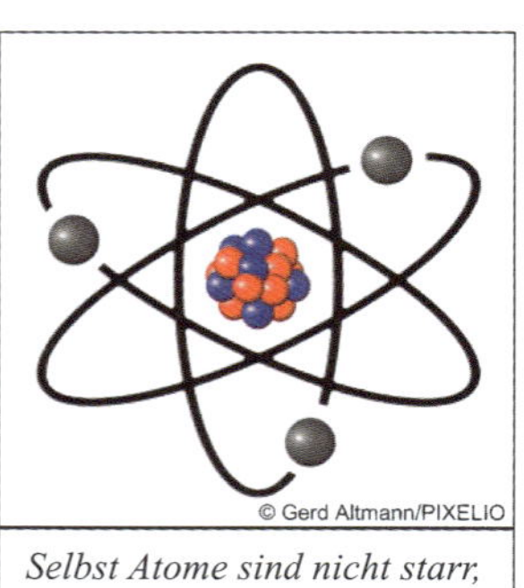

Selbst Atome sind nicht starr, wie angenommen, sondern in ständiger Schwingung.

Manche stellen Vata mit Wind gleich, da beide in einer Wechselwirkung stehen und anfangs kaum zu unterscheiden sind. Doch das wäre ein Irrtum. Während die Elemente mobile und flexible Bausteine der Natur sind, besitzt die Energetik die von ihnen ausgeht eine Wirkkraft, die in der Natur wie im Menschen etwas auslösen oder entstehen lassen kann, körperlich wie emotional, positiv wie negativ, was Wind oder Äther als Element allein nicht tun könnten. Ich hoffe, dass dies den Unterschied zwischen den reinen Elementen und ihrer Dynamik, Vata, verdeutlicht.
Das chinesische Feng-Shui, wörtlich übersetzt „Wind & Wasser“, handelt nicht von den Elementen, sondern von der Energetik die von ihnen ausgeht, und zwar im Wohn- und Arbeitsumfeld; ein ausgeklügeltes System, das taoistische Ge-

lehrte seit Tausenden von Jahren effektiv anwenden, aber im Westen aufgrund unseriöser Verbreiter in Verruf geriet. Beim Element Wasser denken die Chinesen natürlich nicht an Flüssigkeiten oder Wasserbetten. Keiner denkt auch nur im Scherz an fühlbare Winde im Wohnzimmer oder im Arbeitsraum, sondern die Energetik die von den Elementen ausgeht ist gemeint, was sich dann im Wohnklima manifestiert: Ein Gefühl der Irritation, Unbehaglichkeit, unnötige Ablenkung, Stress, Schlaflosigkeit, Sorgen und so weiter, für den, der sich dort aufhält und dem ungünstigen Einfluss von „Wind“, beziehungsweise einer Vata-Erhöhung ausgeliefert ist. All das ist mit Feng-Shui gemeint, was mangels Verständnis im Westen nicht immer funktioniert. Die Inder haben ein ähnliches System, Vastu genannt. Wahre Vastu-Meister sind auch in Indien schwer aufzutreiben. Teilaspekte dieser Lehre wandten die Römer bei ihrer Städteplanung an, wo die Ausrichtung der Mauern und Stadttore sich metergenau nach den Himmelsrichtungen orientierte.

Luft und Wind können sich natürlich auch in ihrer rein physikalischen Form im Körper zeigen. Blähungen zum Beispiel. Hier handelt es sich in der Tat um den simplen Aspekt Luft, beziehungsweise Wind, so wie er in der Natur vorkommt oder wie er sich durch das versehentliche Schlucken von Luft als Schluckauf bemerkbar macht, oder beim Rülpsen. Treten derartige Winde hinten aus, machen sie sich akustisch bemerkbar und sind nicht gerade wohlriechend. Vata deckt zwar auch diese Bereich ab, geht aber über diesen grobstofflichen Aspekt hinaus und ist als Bioenergetik zu verstehen, die jegliche Form der Bewegung und Veränderung in uns steuert.
Diese Erkenntnis ist weder esoterisch noch neu erfunden, sondern uralt. Empedokles zum Beispiel, einer der berühmten Ärzte im antiken Griechenland, schrieb den vier Elementen nebst bestimmten Natureigenschaften auch psychologische Eigenarten zu. Dem Feuer wurde Ehrgeiz, Zielstrebigkeit, Einsatz und Dominanz zugeordnet. Menschen des Typs Wasser wurden als nachgiebig und weich klassifiziert; Luft stand für veränderungsliebend, variabel, quirlig und so weiter. Schon im fünften Jahrhundert vor Christus hatten die Griechen erkannt, dass alle Menschen individuell differenzierte Anteile, beziehungsweise Mischungen der 4 Elemente in sich tragen, und dass Krankheiten auf ein Ungleichgewicht dessen zurückzuführen sei. Platon (428 – 347 v. Chr.) führte dann Äther hinzu, ein Element welches schon im nahen Osten und Asien fester Bestandteil der Medizinlehre war, und betonte seine Wichtigkeit. Aristoteles (384 – 322 v. Chr.) deklarierte Äther gar als Quintessenz, der alle anderen Elemente zugrunde lägen. Da um diese Zeit ein reger Austausch mit Ägypten, Persien und Vorderasi-

en bestand (unter anderem durch Alexander der Große), wo die Elemente unter einem noch stärkeren spirituellen Hintergrund verstanden wurden, ist eine Beeinflussung der griechischen Medizin diesbezüglich nicht nur denkbar, sondern eine logische Konsequenz. Schon Gautama Buddha (ca. 500 v. Chr.) gab seinen Ärzten die Anweisung, die Lehre von den fünf Elementen (wobei Akasha, bzw. Äther an erster Stelle stand) unter den Völkern zu verbreiten, damit der gesundheitliche Nutzen allen Menschen zugute komme. Chronologisch passt diese Verbreitungsepoche genau in die Entwicklung der griechischen Medizinlehre, immerhin Vorreiter der heutigen Schulmedizin. Mathematisch gesehen würde die Null dem Äther entsprechen, eine "Zahl", die grenzenlose Expansion ermöglicht. Es verwundert daher nicht, wenn große Mathematiker wie Pythagaros nebenbei auch Philosophen und Astronomen waren. Die großen Wissenschaften wurden im antiken Griechenland als Eins betrachtet.

Paracelsus brachte im 16. Jahrhundert die Elemente in Verbindung mit Geistwesen, und Rudolf Steiner teilte das Feinstoffliche (äquivalent zu Vata) in mehrere Welten unterschiedlicher Dichte auf.

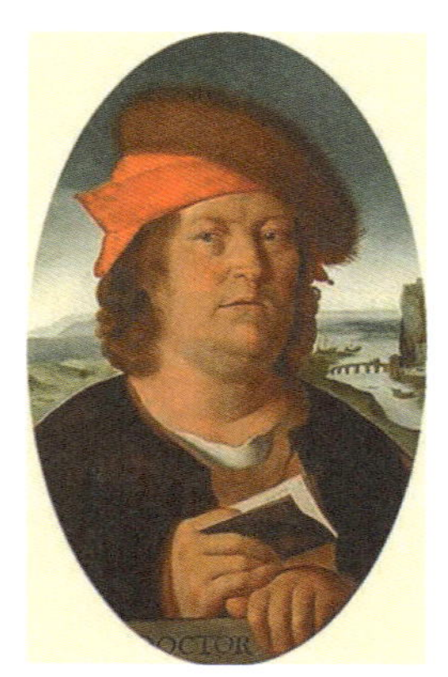

Paracelsus

 Vata in der Körper-Geist-Einheit

Da Vata für alle Bewegungen im Körper zuständig ist, fallen hierunter gedankliche Bewegungen, neurologische Reaktionen, wie auch fließende Bewegungen in Form von Kreisläufen oder Peristaltik, und natürlich jede Art von (Ab-) Transport und Weiterleitung. Die Vata-Bewegung kann in folgenden Richtungen verlaufen:

von außen nach innen, von innen nach außen, spiral-/kreiselförmig

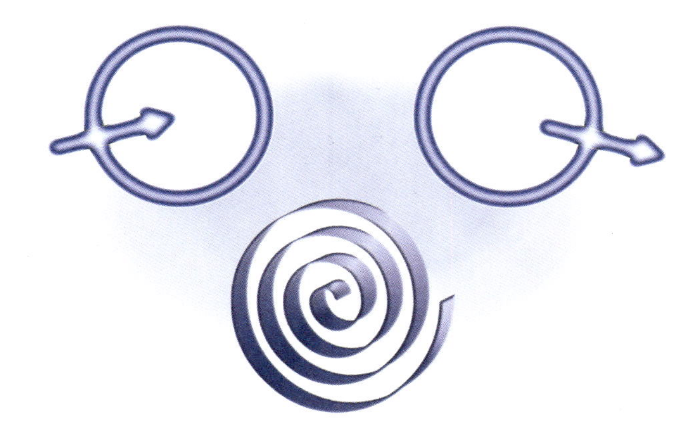

Folgende Hauptbereiche werden durch Vata abgedeckt:

→ **Aufnahme und Transport von Nahrung**

→ **Magen-Darm-Peristaltik & Kreislauffunktionen**

→ **Ausscheidungen, Ejakulation, Menstruation, Geburt**
(Erbrechen, Niesen, Spucken, Husten usw. fallen ebenso in diesen Bereich)

Hinzu kommen Perspiration (Ausscheidung von Schweiß), Transport, bzw. Fluss von Blut, Lymphe, Schleim usw., Reiz- und Schmerzweiterleitung sowie sämtliche geistigen und körperlichen Bewegungen, insbesondere Fortbewegung, was eine Erklärung dafür liefert, warum sich körperliche Vata-Störungen mit Vorliebe im Bewegungsapparat manifestieren.

Aufnahme von Wissen und Sinneseindrücken

Aufnahme von Nahrung & Luft

Kreislauf, Magen-Darm-Peristaltik

Ausscheidung von Körperflüssigkeiten und Abfallprodukten

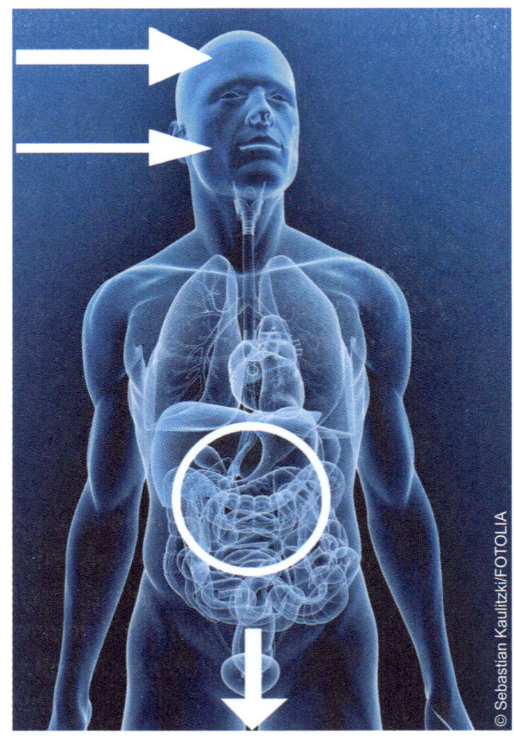

Zu den oben genannten körperlichen Funktionen, die mehr oder weniger in den Bereich des Windelementes fallen, gesellt sich das Element Äther hinzu, welches noch feinstofflicherer Natur ist. Diese feinstoffliche Seite ermöglicht Vata Zugang zum geistig-seelischem Bereich. Lernen oder Singen wäre ohne diese Wirkkraft nicht möglich, genauso wenig wie Erfinden oder Fantasieren. Folgende "mentalen Bewegungsabläufe" kommen daher dazu:

→ **Alle Wahrnehmungen**
(Hören, Sehen, Spüren, Fühlen)

→ **Introvertierte Aufnahme und Weiterleitung von Eindrücken und Informationen**
(Lernen, Beobachten, Lesen, Ertasten, Zuhören, usw.)

→ **Ausdruck, bzw. extrovertierte Weiterleitung von Gefühlen und Informationen**
(Zeigen, Erklären, Sprechen, Singen, Gestikulieren, usw.)

Die All-durchdringende Wirkkraft des Äthers sorgt für feinstoffliche/geistige Bewegung sowie Erweiterung von Bewusstsein und Unterbewusstsein.

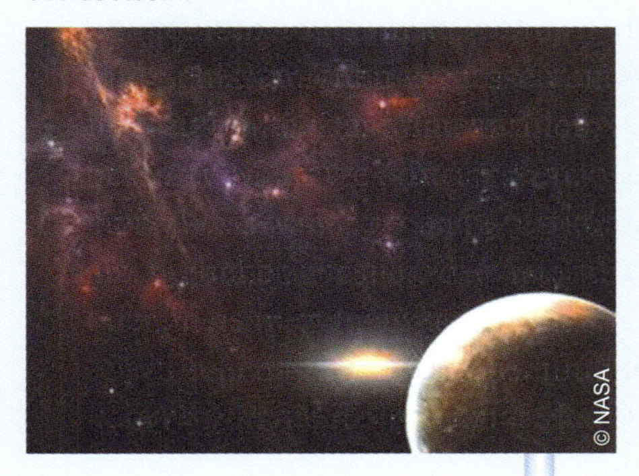

Die Bewegungs- / Antriebskraft des Windes ermöglicht Impulse, Abläufe und Sinnesweiterleitung auf körperlicher Ebene über Nerven und Sensoren.

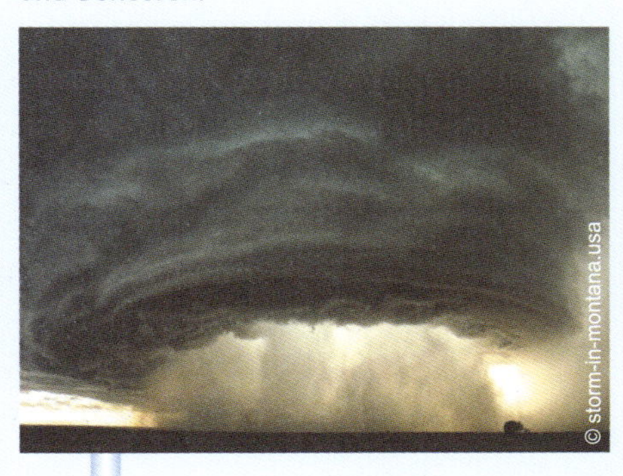

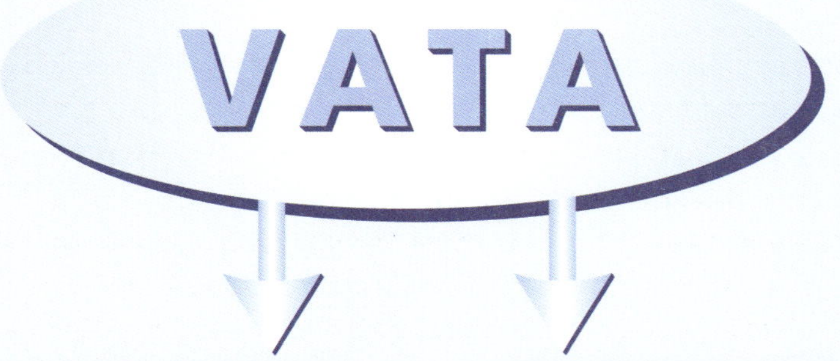

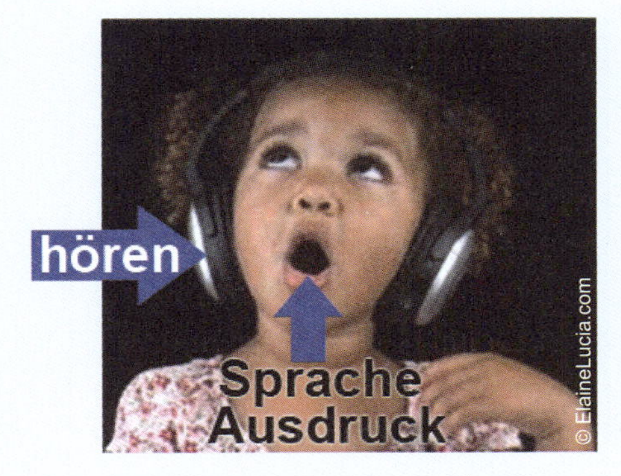

Vata bewegt sich von innen nach außen (Sprechen, Lachen, Niesen, Singen, Erklären, Gestikulieren, usw.) und von außen nach innen (Lesen, Anhören, Fühlen, Tasten, Lernen usw.)

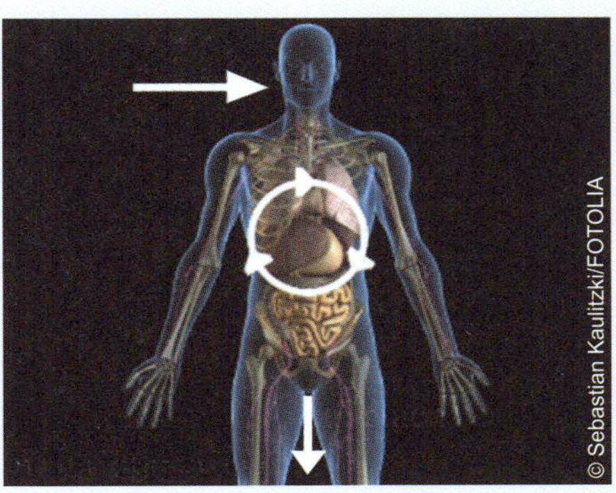

„Transporte" gehen von innen nach außen (Urin- / Stuhlentleerung, Geburt, Periode, Schwitzen, Ejakulation usw.) und umgekehrt: Nahrungsaufnahme etc.

Auf der geistig-seelischen Ebene ist Vata zuständig für das Träumen, Visionieren, Imaginieren, Wünschen u. dgl., ferner für Telepathie und Hellsichtigkeit, im Prinzip für das gesamte Unterbewusstsein. Ermöglicht wird all das durch den super-feinstofflichen Aspekt von Vata, der im Element Äther begründet liegt.

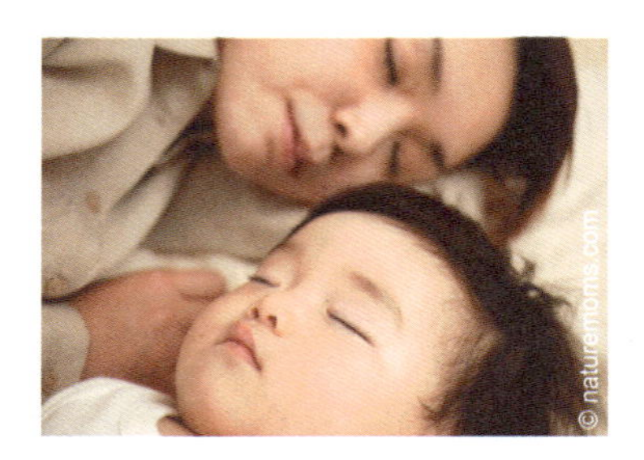
© naturemoms.com

Da Vata alle oben genannten Abläufe reguliert, kommt es bei seiner Störung zwangsläufig zu Fehlabläufen und Fehlfunktionen, besonders in den Bereichen, die von Vata kontrolliert werden. Was die Aufnahme von Nahrung betrifft, so wären dies

- mangelhafte Speichelproduktion
- häufiges Zungenbeißen
- Verschlucken oder Luft "essen"
- Steckenbleiben der Nahrung auf halbem Weg

Bei der Magen-Darm-Peristaltik und den Kreislauffunktionen kann es zu folgenden Störungen kommen:

- nervös bedingter Durchfall, Reizdarm
- Verstopfung
- Mangelhafter Weitertransport und dadurch
- Ablagerung von Schlacken und Toxinen

Eine Vata-Störung im Bereich Ausscheidung kann folgende Beschwerden auslösen

- Schmerzen bei der Stuhl- / Urinentleerung
- Schmerzen / Krämpfe vor, während, nach der Periode
- Unregelmäßige und unvollständige Monatsblutung
- Komplikationen vor oder bei der Geburt
- Vorzeitige Ejakulation sowie Mangel an Sperma
- Inkontinenz oder zu häufiger Urindrang

Gestörtes Vata bei der Sinneswahrnehmung/Weiterleitung führt u. a. zu

- schlechter Aufnahmefähigkeit, Konzentrationsmangel
- schlechtes Gehör, Hörsturz, Überempfindlichkeit auf Geräusche
- gestörter Tastsinn, extremes Kälte- od. Hitzeempfinden u. dgl.
- Gelerntes/Gehörtes geht rasch verloren, schlechtes Behalten
- Ständig bewegende Pupillen, Unfähigkeit der Fixierung

Bei der nach außen gerichteten Bewegung kann es zu folgenden Komplikationen kommen

- Stottern u. a. Fehlfunktionen bei verbalem Ausdruck
- Häufiges Räuspern, trockener Mund, Krächzen im Hals
- Häufiges Versprechen, Versagen der Stimme, lange Wortsuche
- Übergestikulieren, hektische Handbewegungen, Zittern

Im absolut feinstofflichen und unterbewussten Bereich kann eine Vata-Störung folgendes auslösen

- Angst, Panik, Albträume, Stress
- Wahnvorstellungen, Schizophrenie
- Extremes Fantasieren, Realitätsverlust
- Kaufrausch, Suchtgefahr, Psychosen

Obige Auflistung ist nicht vollständig und soll nur einen Einblick verschaffen. Da die moderne Lebensweise eine Naturentfremdung nach sich zieht und viele den Vollmond nur vom Kalenderblatt her kennen, hier eine bildhafte Vergegenwärtigung unserer momentanen Lage: Wir sitzen auf einem Planeten, der sich dreht und dreht und dreht, weil seit Milliarden von Jahren im Universum die Wirkkraft Vata herrscht, die weit über orbitale und zentrifugale Kräfte hinaus wirkt. Während man Wind auf der Haut spüren oder gar hören kann, ist die Kraft dahinter unsichtbar und so sehr feinstofflich, dass man sie als (Antriebs-) Energetik bezeichnen muss.
Ohne Vata wäre keine der zuvor genannten Funktionen möglich, was anschließend rational dokumentiert wird. Das heißt aber auch, dass die Bioenergetik an sich weder negativ noch gesundheitsschädigend ist. Im Gegenteil, sie verhilft Körper und Geist zu reibungslosen Abläufen, fördert Kreativität und allgemeines Interesse und entfaltet sich bei künstlerischen wie gedanklichen Be-

tätigungen. Die Wirkkraft selbst ist daher keine Krankheit, sondern eine lebens- und funktionsnotwendige dynamische Kraft. Wer hiervon etwas mehr hat als der Durchschnitt, darf sich glücklich schätzen und sollte nicht, wie von der Ayurveda-Industrie propagiert, es mit bestimmten Produkten oder Behandlungen zu reduzieren versuchen.

Vata ist 24 Stunden, jede Millisekunde präsent, reguliert alle oben aufgeführten Funktionen und ist unverzichtbar wie unser Herzschlag oder unsere Atmung und daher keine starre Komponente. Vage vergleichbar wäre die subtile Vata-Energie mit der Körpertemperatur oder dem Blutdruck. Beide variieren über den Tag verteilt. Auch unser Puls ändert sich stündlich oder gar minütlich, je nachdem was wir gerade tun oder erleben. So ist das mit Vata.

Von einer Störung spricht man erst, wenn diese Bewegungsenergetik über einen Toleranz-Mittelwert hinaus stark zugenommen hat. Diese Erhöhung, beziehungsweise Störung, führt dann zu Krankheiten. Ab hier sprechen die traditionellen Ärzte Asiens von "Wind-Krankheiten" und Inder von Vata-Störungen, da diese Kraft den natürlichen Rhythmus (bzw. die Schwingung) der Organe und ihrer Kreisläufe negativ beeinflusst. Feinstofflich löst jede Vata-Provokation erhöhte Gedankentätigkeit aus und stört die Eigenschwingung der Nerven, was diese in ihrer Entspannung und Regeneration hinder: der Beginn von Stress! In Sri Lanka gibt es eine uralte Redewendung, wenn jemand nervös ist und dabei andere mit seiner Unruhe ansteckt: "Erhöhe mein Vata nicht!"

Die Grafik symbolisiert die stündliche Veränderung von Vata, wobei lediglich der rote Bereich als gefährlich, beziehungsweise krankmachend gilt.

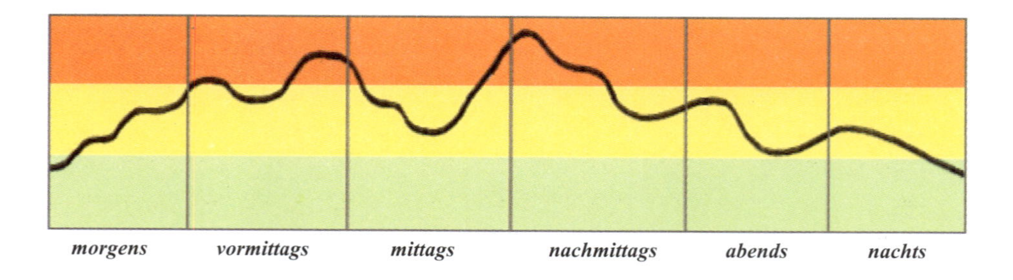

Vata steht hinter sämtlichen Veränderungen und Bewegungen in der Körper-Geist-Einheit, die man je nach Grob- oder Feinstofflichkeit in drei Gruppen teilen kann:

Grobstofflich

Gase bei der Verdauung, die Atmung usw., also tatsächliche „Winde“ sowie Austrocknung von Haut, Stuhl, Schleimhäuten usw.

Feinstofflich

Gehör, Weiterleitung von Nervenimpulsen, Peristaltik, Kreislauf, Abtransport von grob- wie feinstofflichen Komponenten usw.

Absolut feinstofflich (geistig)

Gedanken, Fantasien, Ideen und geistige Kreationen, Inspirationen, Träume, siebter Sinn, Zukunftsvisionen, Hellsichtigkeit usw.

Stark vereinfacht ähnelt es den Aggregaten des Wassers, das als Nebel oder Raumfeuchte unsichtbar erscheint (feinstoffflich), als Wasserfall an Schwere zunimmt und hörbar wird (stofflich), oder bei -10 Grad in Würfel geschnitten werden kann (grobstofflich). Und doch ist es immer das selbe H_2O.

Vata steckt seit Urzeiten in jeder Zelle, auch in Pflanzen und Tieren. Allerdings wird sein zerstörerisches Potential oft unterschätzt. Vata ist instabil und darf unter keinen Umständen provoziert werden. Eine geringfügige Abweichung mag zum gesunden Toleranzwert zählen (siehe Grafik), doch mit einer akuten oder chronisch verschleppten Vata-Erhöhung ist nicht zu spaßen. Sie führt unter anderem zu neurologischen Erkrankungen, innerer Unruhe und Depressionen bis hin zu fatalen Psychosen.

Eine an dieser Stelle berechtigte Frage wäre: Wie kann eine solch universelle Energieform, die allen Wesen und Naturerscheinungen innewohnt und selbst Planeten im Umlauf hält Krankheiten verursachen? Wie kommt es, dass die klassischen Texte indischer, tibetischer und nepalesischer Medizinliteratur explizit vor „Vata-Krankheiten“ warnen, deren Verlauf oft tückischer ist als ein unbekanntes Gift? Nun, die Natur dieser Wirkkraft ist weder negativ noch krankmachend – vorausgesetzt sie wird nicht provoziert oder aus ihrem Gleichgewicht gebracht. Um diese Dynamik richtig zu erfassen hilft ein Blick in die äußere Natur.
So sehr die Herbstwinde zur Reinigung der Natur beitragen und die restlichen

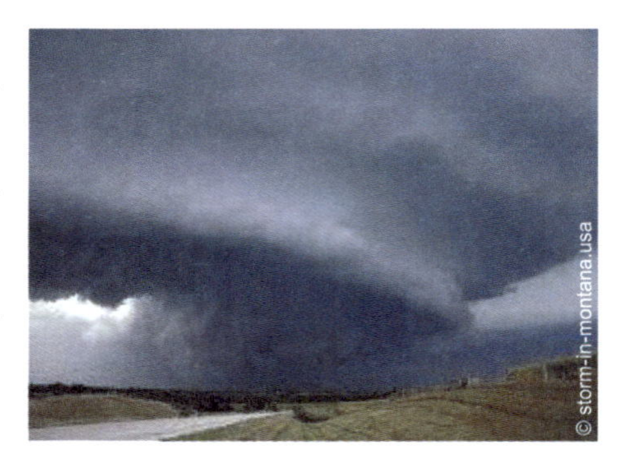

Blätter von den Bäumen fegen, so wundersam ein Frühlingswind Wasser in dem feinen Kapillarsystem der Gräser und Pflanzen nach oben treibt um Wachstum anzuregen, oder Blütenstaub kilometerweit transportiert, so zerstörerisch kann Wind sein, wenn er ein bestimmtes Maß übersteigt. Oft haben Stürme ganze Wälder umgeknickt oder in Verbindung mit anderen Elementen Felder und Ernten vernichtet oder einen verheerenden, unkontrollierbaren Flächenbrand entfacht. Genau so, nur auf feinstofflichere Art, kann die „windige" Dynamik Vata die Gesundheit ruinieren, was im Extremfall, beziehungsweise im unbehandelten Endstadium, zu irreparablen Organschäden oder zum Tod führen kann.

Typische Störungen durch erhöhtes Vata, hier untergliedert in die 3 Bereiche, sind unter anderem:

Im grobstofflichen Bereich:

- Blähungen
- Verstopfung, trockener Stuhl
- Untergewicht • Schluckauf, Rülpsen, Verschlucken
- Probleme im Bewegungsapparat

Im feinstofflichen Bereich:

Alles, was im weitesten Sinne mit Transport zu tun hat, z.B.

- Inkontinenz
- Menstruationsbeschwerden
- Husten, Niesen, Asthma, Allergien im Atembereich
- Beschwerden im Uro-Genitalsystem (z.B. vorzeitige Ejakulation, PMS)
- Nervöses Magenleiden, Brechreiz, neurologische Leiden
- Hormonelle Über- wie Unterfunktionen
- Schmerzen, Wehen („Transport" von Reizen u. Nervenimpulsen)

Alles was mit Kreislauf und Rhythmus zu tun hat:

- Gestörte Magen-Darm-Peristaltik
- Herzrhythmusstörungen
- Ausbleibende / unregelmäßige Periode
- Gliederzittern, schnelles Altern
- Lymphstau, mangelnde Blutzirkulation
- Unregelmäßiger Puls, unregelmäßige Atmung
- Kalte Füße oder Hände

Im absolut feinstofflichen Bereich:

- Schlafstörungen, Albträume, Panikattacken
- Stress, Gereiztheit, innere Konflikte, ADS u. dgl.
- Alle psychosomatische Störungen, Nervosität
- Psychosen, Halluzinationen, Suizidverhalten
- Magersucht, Komplexe, innere Zerrissenheit
- Mangelnde Lebensfreude, Depressionen u. dgl.
- Euphorie, Manie, Kummer, seelische Schmerzen
- Gestörtes Sexual- u. a. Verhalten, Sucht, Haltlosigkeit

Warum wir von einer provozierten Vata-Energie nicht nur Blähungen oder Schluckauf sondern auch seelische und mentale Störungen bekommen, liegt daran, dass Vata nebst der Energetik von Wind auch die von Äther (Raum) besitzt, eine feinstoffliche Komponente, die eine Brücke bildet zu unserem Unterbewusstsein, zu unserer Psyche. Hier zeigt sich wiederholt, dass der Mensch ein Abbild des großen Kosmos ist, womit wir wieder bei den Pfeilern der griechischen und orientalischen Lehren angelangt sind.

> Am Rande bemerkt:
>
> Konservative Mediziner mögen einwenden, dass, zumindest was die Bewegung auf physischer Ebene anbelangt, dies der medialen, distalen und peristaltischen Bewegung im Körper entspräche, die vom (Para-)Sympathikus gesteuert wird. Die übergeordnete Kraft jedoch ist Vata. Je nach Vata-Störung ist auch die Harn-, Darm- oder Uterusperistaltik gestört, egal wie funktional der Sympathikus sein mag. Vata muss als eigenständige Dynamik gesehen werden, die das Nervensystem beeinflussen kann, nicht aber Teil dessen ist.

5 Entstehung und Erkennung einer Vata-Störung

Schätzen Sie gute Musik? Besitzen Sie ein sensibles Gehör? Angenommen Sie lauschen einem Gitarrenstück, wo eine Saite minimal und kaum hörbar falsch gestimmt ist. Jedes Mal wenn der Gittarist sie anschlägt kann das solch starkes Unbehagen auslösen, dass Sie den Raum verlassen, selbst wenn Sie sich der Ursache nicht bewusst sind. Was geschah? Die Disharmonie der Töne löste eine Diskrepanz mit Ihrem Empfinden aus, beziehungsweise resonierte negativ mit Ihrer eigenen Schwingung. Genauso reagiert der Grundtonus von Vata.
Das gilt nicht nur für akustische Wellen. Wir können uns in Gegenwart eines Menschen unwohl fühlen, selbst wenn dieser bei allen anderen beliebt ist. Irgend etwas ist nicht stimmig – eine häufige Redewendung, die auf eine Grundstimmung hin deutet. Wenn die zwischenmenschliche Chemie nicht stimmt, sagt der Engländer “I sense bad vibrations” – ich spüre schlechte Vibrationen, womit wir wieder bei der Schwingung, bzw. bei dem empfindlichen Vata-Gleichgewicht sind.

Der weltbekannte japanische Wissenschaftler Masaru Emoto wies fotografisch nach, dass selbst Wasser auf Schwingungen reagiert, was seine Kristallstruktur sofort verändert. Bei Beschallung mit angenehmen, lieben Worten formten Wasserkristalle wunderschöne Muster, während sie bei Schimpfwörtern unsymetrische oder hässliche Formationen bildeten.

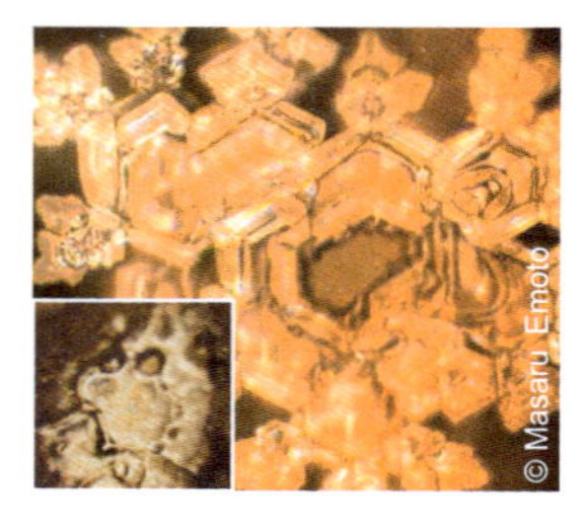

Dass selbst Pflanzen kränklich auf eine Vata-Provokation reagieren, wird durch ein bekanntes Experiment verdeutlicht. Es wurde schon so oft an Universitäten wiederholt, dass keiner mehr so recht weiß wer ursprünglich damit begann: Man beschallt Pflanzen über einen längeren Zeitraum mit unterschiedlicher Musik. Bei Jazz und Popmusik kann man keine gravierenden Veränderungen hinsichtlich Wachstum und Aussehen feststellen, doch bei Rockmusik, erst recht bei Heavy Metall, hören die Pflanzen auf zu wachsen und werden zum Teil von Krankheiten befallen. Bei klassischer Musik gedeihen die Pflanzen prächtiger als die Vergleichsexemplare ohne Beschallung. Wird die dem Menschen zugrunde liegende individuelle Vata-Schwingung (oder anders gesagt: dessen Grundton) gestört, “fühlt sich” Vata provoziert und gerät aus dem Lot. Manche werden sich dessen bewusst und lenken ein, andere werden krank.

Vata ist eine Kraft, die im Idealfall ausgeglichen und in sich ruhend alle Abläufe im nervlichen, neurologischen, mentalen und seelischen Bereich regelt – vorausgesetzt sie wird nicht provoziert.
Niemand würde auf die Idee kommen, mit einem Trabbi 250 km/h zu fahren, weil das kein Rennauto ist. Es fiele über kurz oder lang auseinander. Zuerst finge es zu vibrieren an, würde dann kaum noch zu steuern sein und so weiter, was eigentlich Alarmzeichen sind, die dem Fahrer signalisieren: Runter vom Gas! Unsere Körper-Geist-Einheit ist gleichfalls für bestimmte Schwingungen und Geschwindigkeiten gebaut, nicht für ein Übermaß an Reizen und Abläufen. Bei wiederholten Provokationen der Bewegungsenergetik im Menschen hat dies folgende Konsequenz: Die Vata-Dynamik erhöht sich unverzüglich, was ein hierin geübter Diagnostiker mittels Pulsfühlen oder anderer Methoden präzise feststellen kann.
Sofern die Provokation nur kurzfristig und einmalig ist, kommt es rasch zu einer Neutralisation, beziehungsweise Zurückversetzung in den ursprünglichen Zustand. Wird aber der natürliche Ablauf, dem ein bestimmter Rhythmus zugrunde liegt, erheblich gestört, erhöht sich Vata unverzüglich und gerät aus dem Gleichgewicht.

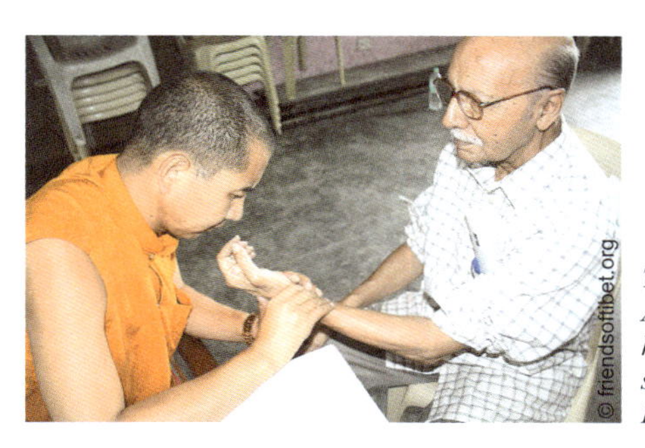

Traditionelle tibetische Ärzte fühlen der Krankheit ihrer Patienten sprichwörtlich auf den Puls.

Nun geschieht etwas, was ich an hunderten von Patienten und Kurgästen rund um den Globus beobachtet habe: Sobald Vata über ein gewisses Maß hinaus gestört wird, bleibt es nicht an den vorgegebenen Stellen und Regionen im Körper (auf die ich noch eingehen werde), sondern es fängt an, sich zu verschieben und zu expandieren, was sich durch seine Dynamik erklären lässt. Besonders anfällige oder geschwächte Bereiche werden zuerst befallen und werden krank.

Gestörtes Vata verschiebt sich bei ausbleibenden Gegenmaßnahmen so lange in der Körper-Geist-Einheit bis es einen Schwachpunkt findet, sich dort manifestiert und eine Störung verursacht. Der Beginn einer Krankheit!

Da Vata an unseren Biorhythmus geknüpft ist, kann das Umstellen von Winter- auf Sommerzeit ebenfalls "Interferenzen" herbeiführen, die sich als Nervosität, Appetit- und Schlafstörung auswirken. (Einige Länder, denen die Gesundheit ihrer Bürger wichtiger ist als der fragliche wirtschaftliche Nutzen, verzichten mittlerweile auf das jährliche Umstellen der Uhren.) Derartiges hat sich bei sonst gesunder Lebensweise nach einigen Wochen wieder eingependelt und die Vata-Erhöhung wird ausgeglichen. Weitaus fataler sind massive, kontinuierliche Einflüsse, welche Vata wiederholt provozieren und keine Regeneration erlauben. Ich habe das ganze einmal grafisch dargestellt.

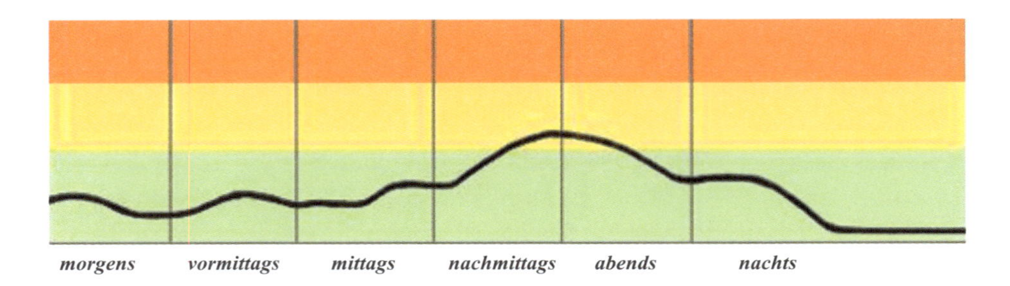

Obige Kurve stellt dar, dass Vata nicht nur jahreszeitlich- oder altersbedingt schwankt, sondern gar stündlich, was völlig in Ordnung ist. Schließlich können wir Gedanken, Regungen und Emotionen nicht einfach abstellen, und der Vata-Pegel muss sich entsprechend anpassen können. Hinzu kommen Störfaktoren von Außen wie Stress, Ärger, Erlebnisse und so weiter, die Vata vom „grünen" Bereich leicht nach oben schieben können. Auch das ist normal.

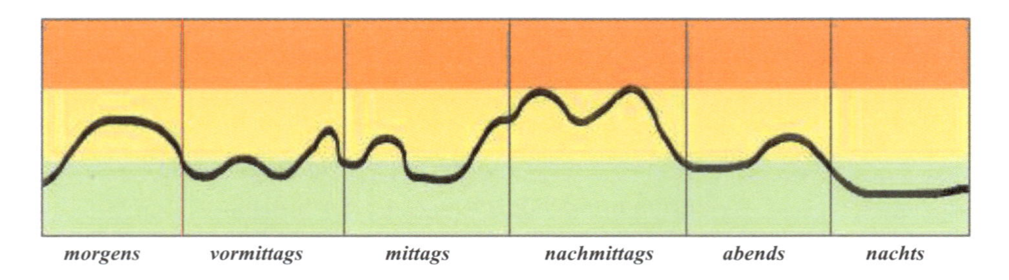

Bei dieser Person ist die Vata-Erhöhung etwas massiver und auch bewegter. Sie ist gefährlich nahe dem roten Bereich und selten im ausgeglichenen grünen, was man bei folgender Person nicht behaupten kann.

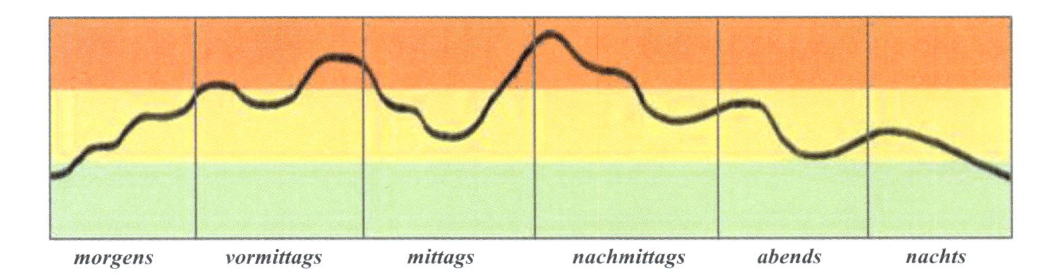

Dieser Kurvenverlauf hat gravierende gesundheitsschädigende Auswirkungen; seelisch, körperlich oder psychisch – insbesonders bei Wiederholungen. Der Vata-Verlauf geschieht auf subtile, unsichtbare Weise, was weder auf Röntgenbildern noch anhand von Blutanalysen abzulesen ist, auch nicht an EKGs oder EEGs, weswegen sich die Schulmedizin schwer tut, die Existenz dieser Wirkkraft anzuerkennen, unbeeindruckt der Tatsache, dass sie seit tausenden von Jahren in den Lehrbüchern der östlichen Hemisphäre erwähnt wird.

Kummer, Depressionen oder innere Konflikte lassen sich aber ebenso wenig messtechnisch erfassen, und doch werden sie mittlerweile als Auslöser für viele psychische Leiden ernst genommen. Warum? Weil man an ihren Auswirkungen erkennt was sie anrichten und daher nicht in Frage stellt. Gleiches mit Stress, der noch vor wenigen Jahrzehnten von der Schulmedizin in Frage gestellt wurde, weil er unsichtbar, ungreifbar und unmessbar ist. Stress wird mittlerweile weltweit anerkannt als Mitverursacher vieler Erkrankungen, weil man seine Auswirkungen und Ursachen zu erkennen gelernt hat.

Genau so verhält es sich mit Vata, dessen Auswirkungen sichtbar, ja gar fühlbar sind. Ayurveda-Ärzte, wie auch traditionelle Ärzte anderer asiatischer Länder praktizieren seit hunderten von Jahren eine besondere Art der Pulsdiagnose, um dieser windigen Energetik auf die Spur zu kommen. Sie wird noch heute in Praxen und Kliniken angewendet, die sich traditionellen Heilmethoden widmen.
Doch die Pulsmessung, auf die ich später noch näher eingehen werde, ist nicht die einzige diagnostische Methode, um Vata mitsamt Störungen zu entlarven. Ob die Heizung im Wohnzimmer aufgedreht ist, läßt sich auf die Entfernung nicht erkennen. Legen wir ein hauchdünnes Stück Stoff darauf, schwebt es aufgrund der Thermik nach oben, falls die Heizung an ist. Genau so ist das mit Vata, deren Existenz anhand von dem was sie auslöst, sichtbar und erkennbar wird. Da wo Rauch ist, ist auch Feuer.

Diese simple physikalische Tatsache haben sich die Ärzte der Antike zunutze gemacht, unter anderem bei der Diagnose. Durch das Erkennen positiver und negativer Auswirkungen von Vata, ist sich der Arzt dieser Energetik im Patienten bewusst. Die Ayurveda-Medizin bedient sich hierbei unter anderem der Urin- und Stuhluntersuchung (was heute nur noch durch Befragen am Patienten erfolgt), der Zungen- und Augendiagnose sowie der Form durch Abtasten und Abfragen, was einer westlichen Anamnese entspräche. Lassen Sie mich kurz hierauf eingehen:

Die Pulsdiagnose

Diese zielt nicht auf ein Erkennen oder Messen der Puls- oder Herzrate ab, wie es ein westlicher Mediziner gewohnt ist, sondern gibt akuraten Aufschluss über den Zustand der Bewegungsenergetik (sowie anderer Bio-Energien) zum Zeitpunkt des Messens. Diese Diagnose erfordert jahre- wenn nicht jahrzehnte langes Üben und Praktizieren und ist entgegen einschlägiger westlicher Ayurveda-Literatur keinesfalls "leicht erlernbar". Der Arzt oder Therapeut muss aboslut eins sein mit der Schwingung seines Gegenübers, darf sich in keinster Weise ablenken lassen und muss selbst vollkommen ruhig und geerdet sein. Dazu bedarf es der Feinfühligkeit eins hochempfindlichen Seismographen. Auch müssen die äußerst feinen, differenzierten Vibrationen des Patienten richtig interpretiert werden können, was viel Erfahrung und intuitive Kombination abverlangt. (Foto: der Autor bei der Pulsdiagnose, Thailand 2005)

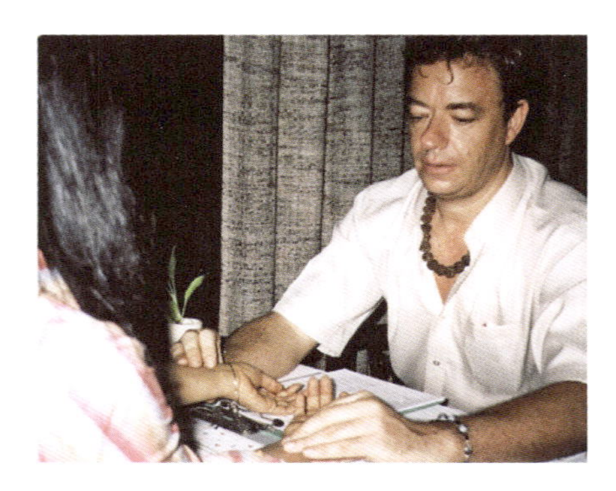

Das Abtasten

Da der Arzt schon während der Pulsfühlung Körperkontakt hat mit seinem Patienten, kann er einen ersten Eindruck gewinnen von der Beschaffenheit des Bindegewebes, des Muskeltonus und der Haut, ob sie trocken, rauh, kalt, feucht oder warm ist. Rauhe und kalte Hände zum Beispiel würden starkes Vata indizieren. Die Befunde werden in einer Patientenkarte eingetragen und bei wiederholter Diagnose verglichen.

Die Augendiagnose

Diese bezieht sich sowohl auf den Blick als auch auf die Augenstellung, beziehungsweise die Pupillen. Eine unruhige Augenstellung (schnelle Pupillenbewegung) würde geistige Bewegungen verraten, also Ausdruck von erhöhtem Vata. Aber auch trockene Augen sowie ein unsicherer oder ängstlicher Blick verraten erhöhtes Vata im psychischen Bereich. Desweiteren lässt sich Vata im Grunttyp anhand der Irisgröße sowie am Anteil an Weiß im Auge erkennen.

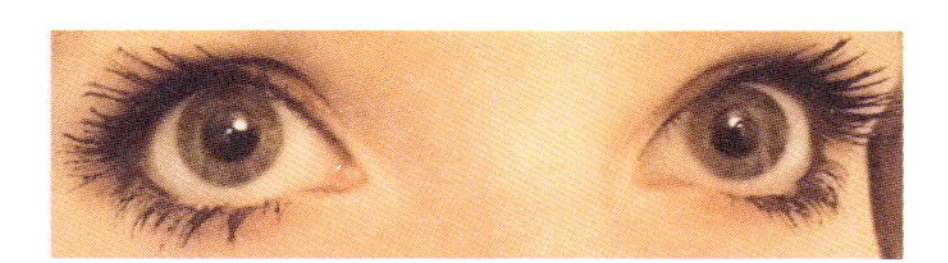

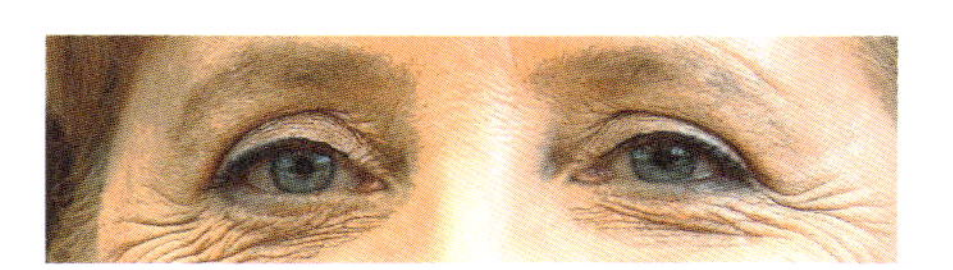

Anhand der Augen kann ein geübter Arzt oder Therapeut Vata-Störungen erkennen. Einmal aus der Aura um die Augen, dann am Verhältnis vom weißen Anteil der Pupillen und der Iris, an der Trockenheit im Augenbereich sowie an den Bewegungen der Iris, und natürlich am Blick selbst.

Die Zungendiagnose

Bei einer Vata-Überfunktion ist die Zunge rauh, trocken und rissig, manchmal auch zittrig. Seitlicher Abdruck von Zähnen können auf eine anormale Zungenstellung oder Zähneknirschen im Schlaf hindeuten, was ebenfalls der Vata-Bewegung entspräche. Ich habe festgestellt, dass man Vata sogar an der Art des Zunge-Herausstreckens erkennen kann, was jedoch den Rahmen des Buches sprengen würde.

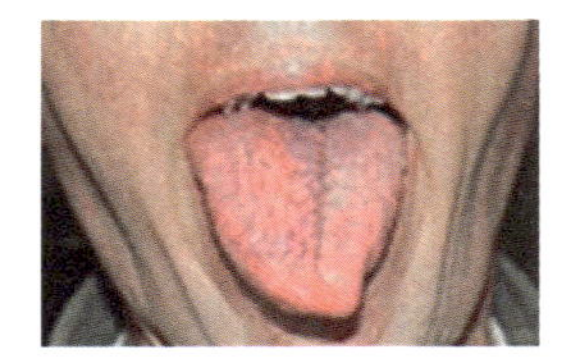

Bei einer rissigen, rauh-brüchigen Oberfläche ist Vata indiziert. Bestärkt wird dieser Befund bei leicht zittriger, bzw. unruhiger Zungenstellung.

Die Urin- und Stuhluntersuchung

Spärliche Mengen, jedoch häufiges Urinieren schließt auf eine Vata-Überfunktion im Patienten genau so wie es die Anzahl an Luftbläschen im Urin tun. Reizblase oder dünnfarbige bis klare Urinfarbe lassen ebenfalls auf hohe Vata-Anteile schließen. Verstopfung und trockener, harter Stuhl zeugen von Vata-Dominanz. In manchen Fällen kann aber auch Durchfall auf Vata rückschließen, wenn es durch ein nervöses Magenleiden verursacht wird. Überhöhte Gedankentätigkeit oder innere Unruhe kommt von Bewegung im mentalen Bereich.

Fingernägeldiagnose

Der ganzheitliche Berater schaut auch auf Hände und Fingernägel seines Gegenübers. Längliche, schmale Hände weisen auf viel Vata im Grundtyp hin, und brüchige, stark gerillte Nägel sind ein Indiz für eine momentane Vata-Erhöhung. Unregelmäßigkeit wie abgekaute Nägel indizieren ebenso Vata.

Traditionelle Ärzte sehen also etwas, was ihren westlichen Kollegen verborgen bleibt, und dieses zusätzliche Erkennen verschafft ihnen den entscheidenden Vorteil wenn es um die Erkennung psychosomatischer Störungen geht. Der Westen hat, unabhängig seiner Systematisierungswut, verlernt, auf die Signale der Natur zu hören und diese richtig zu interpretieren, was schon Pfarrer Kneipp, Hildegard von Bingen, Paracelsus, Hahnemann und anderen auffielen, die deswegen andere Wege als die der Schulmedizin beschritten.
Dabei ist es sehr einfach. Wenn morgens der Waldboden mit heruntergefallenen Ästen und Blättern übersät ist, weiß der Naturkundige, hier war ein star-

ker Wind der Verursacher. Klagt ein Patient über Verstopfung oder trockenen, harten Stuhl (Ziegenkot), weiß der traditionelle tibetische, thailändische oder nepalesische Arzt, hier war Vata am Werk (Vata entstammt ja dem austrocknenden Wind). Leidet jemand unter Schlafstörungen oder Angst, weiß ein traditioneller indischer Arzt: Vata ist hier aktiv. Denn auch gedankliche Bewegungen (Sorgen, Angst, Stress usw.) unterliegen Vata, welches im Prinzip für alle Veränderungen und Abläufe zuständig ist.

Im nachfolgenden Kapitel möchte ich die Gefahr von gestörtem Vata für die Gesundheit hervorheben, und dass es sich hierbei nicht um mystisches, orientalisches Halbwissen handelt, sondern um knallharte, diagnostizierbare Fakten, beziehungsweise ernst zu nehmende bio-energetische Verschiebungen in der Körper-Geist-Einheit, die bei Nichtbehandlung nebst psychosomatischen Erkrankungen auch zum Tode führen können.

Am Rande bemerkt:

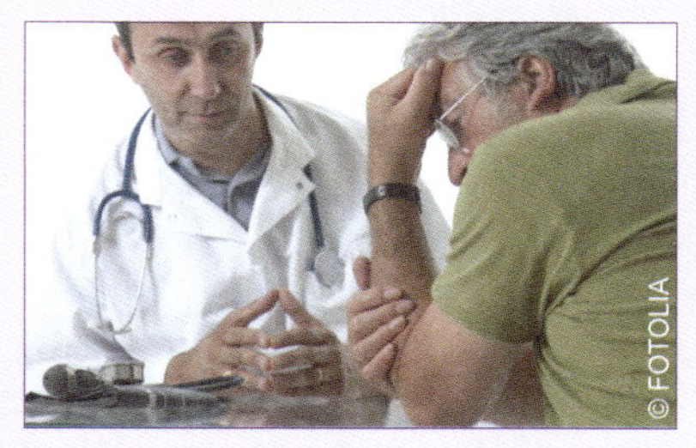

Man mag nicht allen Menschen mit einem Vata-Syndrom helfen können, aber man sieht ihnen aufgrund bestimmter äußerer Merkmale und Verhaltensmuster sofort eine Vata-Störung an. Dieser Hinweis liefert ferner ein Profil des Betroffenen, was es für die Psychoanalyse äußerst wertvoll macht. Ein geübtes Auge sieht anhand von Vata-Merkmalen hinter die Maske des Betroffenen und erkennt u. a. Persönlichkeitsstruktur, Neigungen, Schwachpunkte und das Maß an Geduld und Nervenstärke.

 Probieren geht über Studieren

Als ich vor 14 Jahren ein Ayurveda-Center mit acht Mitarbeitern im Schwarzwald leitete, kam eines Tages eine Frau zu uns, die drei Ölmassagen buchte, die sie von ihrer Tochter geschenkt bekam. Das ansich war nichts ungewöhnliches, sondern Routine für mein kleines Team, außer, dass diese Dame bereits 75 war. Wir stützten sie auf dem Gang von der Umkleidekabine zum Behandlungsraum, aus Angst sie könne hinfallen. Auch beim Duschen passte jemand auf.
Wir alle waren nach dem dritten Termin erleichtert, da die Behandlung der alten Dame relativ zeitaufwendig war und äußerste Umsicht und Fürsorge von den Therapeuten abverlangte. Ich gab ihr noch ein paar allgemeine Ernährungstipps, und dann war dieser Fall vergessen. Man kann schlecht von einer Fünfundsiebzigjährigen erwarten, dass sie sich für Ayurveda begeistere und ihre Tagesroutine wegen einer indischen Lehre ändere.
Eine Woche später stand sie auf der Matte und wandte sich an eine Mitarbeiterin mit einem intimen Problem, das sie wohl lieber einer Frau anvertraute. Sie wollte wissen, ob die Massagen irgend etwas mit ihrer Harninkontinenz zu tun haben könnten. Die Mitarbeiterin bekam zuerst einen Schreck, aus Angst wir könnten etwas falsch gemacht haben und fragte nach, ob es denn arg schlimmer geworden sei. Nein, ganz im Gegenteil, meinte die alte Dame, nach der dritten Anwendung habe sie nachts nicht mehr aufstehen müssen, könne sich aber unmöglich vorstellen, dass dies etwas mit den Massagen zu tun habe. Im direkten Gespräch erfuhr ich, dass sie meine Ernährungstipps teilweise befolgt habe. Ich muss dazu sagen, dass mir die Dame anfangs nie etwas von ihrem Problem mitgeteilt hatte. Um ganz sicher zu gehen, machten wir erneut drei Termine aus, und ich bat sie, die Ernährung weitgehendst um zu stellen. Wir hörten danach nie wieder etwas von ihr, außer, dass sie uns ein älteres Ehepaar für eine Behandlung mit den besten Grüßen vorbei schickte. Die alten Leute erklärten uns, ihre Bekannte sei völlig begeistert vom (unbeabsichtigten) Behandlungserfolg, und buchten ebenfalls diese Massage.

An einen Kurgast aus der Schweiz erinnere ich mich ganz besonders. Sie kam im roten Sportwagen angefahren, roter Kurzmantel, rote Schuhe, und hatte ein Temperament, das seinesgleichen sucht. Sie hatte eine fast schon ansteckende positive Stimmung und sagte gleich im Erstgespräch, dass sie sich absolut keine Hoffnung mache. Sie habe seit über 10 Jahren Schlafstörungen und hätte bereits alles ausprobiert, von Homöopathie bis Akupunktur, von Hypnose bis

Phytotherapie. Nichts half. Seit drei Jahren nähme sie Schlaftabletten und hätte sich daran gewöhnt. Wegen der Nebenwirkungen und deren Vergiftungen wolle sie entschlacken und allgemein ihrem Körper etwas gutes tun. Mehr erwarte sie nicht.
Am vierten Tag kam sie zu mir und erzählte aufgeregt, sie habe am Vorabend ihre Schlaftabletten vergessen und sei trotzdem eingeschlafen. Ob das am Bett liegen könnte. Das kann an allem möglichen liegen, sagte ich. Entweder an der besseren Matratze oder am Platz wo das Bett steht, falls der zu Hause sich über einer Wasserader befände. Es könnte aber auch an den Anwendungen liegen, am täglichen Besuch der Thermalbäder, an den ausgiebigen Spaziergängen oder an der regelmäßigen Einnahme der Mahlzeiten. Oder an allem zusammen. Ich könne das nicht mit Bestimmtheit sagen. "Allerdings", gab ich zu bedenken, "wenn Sie heute abend wieder ihre Tablette einnehmen, werden Sie es nie erfahren."
"Oh nein!" gab Sie brüskiert zurück. Darauf wolle sie sich gar nicht erst einlassen. Ihr Arzt habe ihr strikt angeraten, die Tabletten weiter einzunehmen. Eine Unterbrechung könne ihr den Schlafrhythmus rauben. Außerdem brauche die Arznei mindestens eine Stunde bis zur Wirkungsentfaltung. "Nun gut", sagte ich, "was halten Sie denn von einem Kompromiss? Nehmen Sie doch heute abend nur die halbe Tablette ein. So haben Sie nur halbes Risiko und einen kleinen Schutz dazu. Ferner: Sollte Ihr Schlaf störungsfrei verlaufen, kämen Sie zukünftig mit der halben Menge Chemie aus, und das wäre ein Versuch wert." Sie ging sofort darauf ein.
Um die Episode abzukürzen: Am achten Tage verzichtete sie ganz auf Tabletten und konnte zum ersten Mal in 10 Jahren durch schlafen. Sie war so überwältigt, dass sie sämtliche Freunde und Bekannte anrief und ihnen die Lage schilderte. Um ehrlich zu sein, ich konnte es selbst kaum glauben, bat sie aber, mir unbedingt nach zwei Wochen mitzuteilen, ob sich der Erfolg zu Hause fortgesetzt habe. Auch musste sie mir versprechen, zukünftig auf regelmäßige Einnahme ihrer Mahlzeiten zu achten und allerspätestens um 11 Uhr im Bett zu liegen, was für Sie die größte Herausforderung darstellte. Sie erlitt keinen Rückfall und war tablettenfrei. Wie es ihr heute geht kann ich nicht sagen, da der Kontakt abbrach.
Doch die beiden Fälle hatten mich damals sehr nachdenklich gemacht. Wie konnte es sein, dass ein Großmütterchen nach nur drei Anwendungen ihre Inkontinenz los wurde?
Inkontinenz ansich ist Ausdruck von Bewegung, angefangen von Reizen an der Blase bis zum Abfluss von Urin (oder Stuhl). Stark vereinfacht ist es ein solch starker Bewegungs- und Abflussdrang, dass er willentlich nicht mehr kontrol-

lierbar wird. Und da Vata nun mal zuständig ist für alle Bewegungen, Regungen, Abtransporte, Reize und Impulse, ist Inkontinenz die Visitenkarte von provoziertem Vata schlechthin. Wenn dem so ist, dachte ich mir, dann muss die Inkontinenz aufgrund einer Vata-Harmonisierung auch wieder verschwinden.

Nach genauer Fallanalyse stellte ich zwei Faktoren fest: a) Ihr Mann verstarb vor vielen Jahren, sie lebte alleine und einsam. Besuch war selten. b) Sie machte sich viele Gedanken über ihre Gesundheit und das Altern.

Alle diese Kriterien haben einen gemeinsamen Nenner: (Geistige) Bewegung. Wenn Vata das Bewegungsprinzip zugrunde liegt, dann muss erhöhte Bewegung, egal wo und wie sie statt findet, automatisch Vata erhöhen. Einsamkeit macht nachdenklich – also eine (geistige) Bewegung. Angst verstärkt Nervosität – auch eine Bewegung, wenngleich diese nur nervlich oder gedanklich statt findet. Mangelnde Lebensfreude und ein Abfinden mit dem tristen Dasein rauben emotionale Wärme und Geborgenheit. Man fühlt sich schutzlos, hilflos, nutzlos, was wiederum die Gedanken kreisen lässt. Ein Vata erhöhender Teufelskreislauf.
Das Begleiten auf dem Weg von der Umkleidekabine sowie das Assistieren beim Duschen gaben ihr zu erkennen: Es kümmert sich jemand um mich, ich bin doch nicht alleine. Die Massage mit warmem Öl wurde betont langsam und behutsam mit flachen Händen am ganzen Körper ausgeübt, somit vollflächiger Kontakt, eine liebevolle, entspannende Ganzkörperberührung nach all den Jahren der Berührungslosigkeit. Zur menschlichen Wärme kam die angenehme Wärme des Öls hinzu. Die Ernährungsumstellung tat ihr übriges: Vata war wieder im Lot. Die Inkontinenz verschwand. Damit diese nicht zurück kam, musste sie sich an einige Empfehlungen halten, doch damit hatte sie kein Problem. Minimaler Aufwand, maximaler Erfolg.

Bei der schweizer Karrierefrau war es nicht anders. Zwar war sie altersmäßig noch nicht im Vata-Bereich und bekam aufgrund ihres attraktiven Erscheinens sicher genug Körperkontakt, aber die Bewegung wurde durch äußere Umstände ausgelöst: Termine, Telefonate, schnelles Fahren in ihrem Flitzer, unregelmäßige Essens- und Schlafzeiten und dergleichen. Vata war dermaßen gestört, dass selbst die beste Akupunktursitzung kaum etwas bewirkt hatte. Am Kurort wurde ihre Bewegungsdynamik drastisch herunter geschraubt. Kein Auto fahren, keine Terminhetzerei, vernünftiges, ausgewogenes Essen, tägliche Vata reduzierende Anwendungen, Spaziergänge, langsames Schwimmen im Thermalwasser, was keine hektischen, schnellen Bewegungen zu ließ, all das reduzierte ihre innere Bewegungsenergetik sofort. Vata normalisierte sich. Ein Ergebnis, dass laut ihren Aussagen keine Therapie zuvor erreicht hatte.

Ein Skeptiker mag einwenden, dass die Frau lediglich Stress hatte, und die Kur sie davon befreit habe. Doch das träfe nicht auf die alte Dame zu, die mit Sicherheit kein stressiges Umfeld hatte oder einer hektischen Arbeit nachging. Und was die sportliche Schweizerin betrifft, hätte das Problem beim Verlassen des Kurortes oder spätestens beim Eintauchen in die gewohnte Arbeitswelt erneut auftauchen müssen, was es aber nicht tat. Abgesehen davon ist Stress nichts anderes als unkoordinierte, nervliche (bzw. neurologische) Regung in Extremform; innere Unruhe und chaotisches Denken– also Bewegung – ausgelöst durch Vata.
Wenn dieses windige Vata gemäß aller vedischen und orientalischen Lehren schlichtweg Bewegungsenergetik ist, dann muss Stress wie jede andere Form von Nervosität, innerer Unruhe und extremer Gedankentätigkeit Ausdruck dieser gestörten Vata-Energetik sein. Meine Resultate, nämlich dass durch gezielte Anti-Vata-Maßnahmen die Störungen mitsamt Symptomatik dauerhaft verschwanden, lieferte mir zudem den indirekten Beweis - für meine These wie auch für die Existenz von Vata selbst. Von da an hatte ich keine Zweifel mehr.
Im Laufe der Zeit kamen viele Klienten mit den verschiedensten Vata-Störungen zu mir, darunter auch solche, die sich keine ayurvedischen Anwendungen leisten konnten, denn die waren, da personal- und zeitintensiv, relativ teuer. Aufgrund der Erfolge und Empfehlungen wäre es ein leichtes gewesen, jedem Vata-Kandidaten eine Ayurveda-Kur zu verkaufen, doch dieses Geschäftsdenken lag mir nicht. Einem armen alten Rentner die letzten Euros aus der Tasche zu ziehen und sich an seinem Problem zu bereichern, ist unethisch.

Ich versuchte also heraus zu finden, ob man Vata unabhängig von Ayurveda harmonisieren kann. Schließlich behaupteten die großen Lehrmeister im alten Indien, dass Ayurveda jede Form einer bioenergetischen Harmonisierung erlaube, egal mit welchen Mitteln. Diese müssen somit nicht unbedingt indischen Ursprungs sein. Zugegebenermaßen wurden viele Vata-Gestörte zu meinen Versuchskaninchen. Ich schaute mir genau ihr Umfeld an, ihren Alltag, ihre familiäre Situation und Arbeit, einfach alles, um dann individuell ein Anti-Vata-Programm zu entwickeln, das völlig abseits aller klassisch indischen Traditionen lag. Die Erfolge waren faszinierend. Von Fall zu Fall wuchsen meine Erfahrungen wie auch meine Bereitschaft, alternative Vata-Programme zu

entwickeln. Heimische Kräutertees, die nur die Hälfte kosteten von importierten indischen Fuß- und Wannenbädern, mussten meine Versuchskaninchen alle zwei Tage ausprobieren und darüber Bericht erstatten.
Selbstverständlich musste die Quelle der Störung, beziehungsweise der Verursacher der Vata-Erhöhung gefunden werden, und man hatte sich an eine Anti-Vata-Diät zu halten. All das zusammen brachte den gewünschten Erfolg, manchmal sogar zum Nulltarif für die Betroffenen. Viele Geheilte empfahlen uns weiter, sodass der Kreis immer größer wurde. Warum ich trotz dieser sehr befriedigenden Arbeit das Ayurveda-Center nicht fort führte, hatte private Gründe. Doch ohne Praxisaufgabe wäre dieses Buch nicht entstanden, da ich auf Umwegen einige wichtige Erfahrungen machen musste.
Meine Erkenntnisse wandte ich später an einheimischen und ausländischen Patienten in Sri Lanka und Indien, danach in Nord-Thailand an, wo viele Japaner leben. Dank meines elfjährigens Aufenthaltes in Japan konnte ich in deren Sprache konversieren. Doch egal welcher Nationalität die Betroffenen angehörten, Vata reagierte überall gleich: es folgte einem universellen Gesetz, das ich Schritt für Schritt schematisierte und anderen Therapeuten in Kursen vermittelte, denn ohne Methodik ist Diagnose und Therapie schwer erlernbar. Außerdem läuft man auch im Osten nicht mehr ohne weiteres einem Guru nach. Die Menschen sind global kritischer geworden, was gut so ist. Darum basieren meine Ausbildungen wie auch dieses Buch nicht auf Thesen und Quellen Dritter, da diese Irrtümern unterliegen könnten.

Noch ein Wort zum sogenannten wissenschaftlichen Nachweis: Es gibt Fälle en masse, wo akribisch durchgeführte Studien Tatsachen suggerieren, nur damit diese Jahre später durch neue verworfen werden. Außerdem kann man mit Messwerten und Statistiken leicht manipulieren. Eine unglaublich aufwendige Studie an zehntausenden von Probanden soll belegen, dass der regelmäßige Konsum von Fleisch diverse Gesundheitsrisiken birgt (China Study, von Campbell, BenBella Verlag, Texas). Die Umstände, dass zum Beispiel viele Fleischesser sitzende Tätigkeiten ausüben oder sich insgesamt unbewusster ernähren wie es Vegetarier tun, wird außer Acht gelassen. Dass es nicht am tierischen Protein allein liegt, sondern oftmals an der grausamen Tierhaltung sowie der Verfütterung künstlicher Anti-Stress-Hormone und anderer chemischer Beigaben, fällt komplett unter den Tisch. Denn unsere Großeltern, die vor 80 Jahren auf dem Lande lebten und ebenfalls regelmäßig Fleisch konsumierten, kannten die Gesundheitsprobleme, die in Zusammenhang mit Fleischkonsum stehen sollen, nicht.
Im Übrigen ist es nicht gerade förderlich, kurz vor Einnahme eines großen

Steaks noch ein Glas eisgekühltes Wasser zu trinken, so wie es in den USA Sitte ist. Dort nämlich bringt einem die Bedienung ein Glas Wasser voller Eiswürfel, kaum dass man sich hingesetzt hat. Mit anderen Worten: Das Verdauungsfeuer wird gelöscht, oder doch zumindest reduziert. Hunderte von Chinesen, die ebenfalls an dieser Studie teil nahmen, würden diese Unsitte nicht mal im Sommer übernehmen, da ihre Esskultur auf jahrtausend alten Weisheiten beruht, die derartiges verbieten. Sie genießen zum Essen warmen Tee, selbst wenn es heiß ist. Wissenschaftliche Studien, die sich nur auf einen Schwerpunkt konzentrieren, sollte man daher mit Vorsicht genießen.

Laut Tabellen staatlicher Lebensmittelinstitute enthalten 100g einer Karotte zwischen 5 und 30mg BetaCarotin (Vitamin A) und 200 - 500 µg Vitamin C, was große Differenzen birgt, über die nicht weiter eingegangen wird. Ob importierte, schnell wachsende oder genveränderte Möhren aus holländischen Treibhäusern oder solche aus ausgelaugten deutschen Böden den höheren oder niedrigen Werten entsprechen, hinterfragt niemand. Reift eine Orange in der prallen Sonne, kann sie bis zu 50% mehr Vitamin C enthalten als eine Frucht, die im Schatten wächst. Auch die Lagerung kann zum Vitaminabfall führen, was aus "wissenschaftlichen Tabellen" nicht hervorgeht.

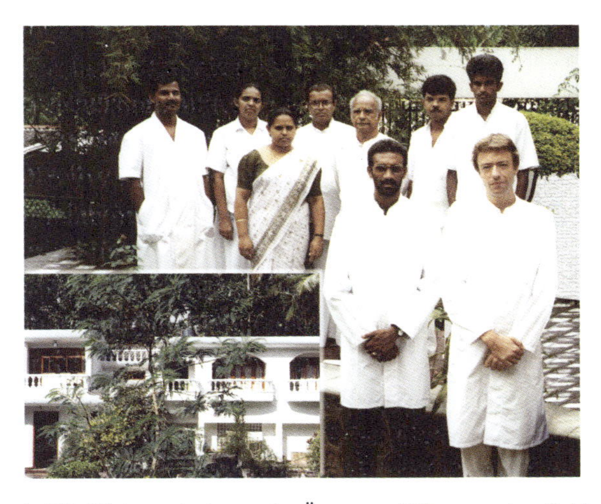

Der Autor als Klinikleiter mit Ayurveda-Ärzten und Therapeuten, Sri Lanka 1995

Singulare Störung – multiple Symptome

Vata ist als dynamische Bewegkraft zu verstehen, die hinter allen Impulsen, Transporten und Abläufen steht, selbst hinter Sympathikus und Para-Symphatikus. So wie kein Auto ohne Benzin und kein Computer ohne Strom funktioniert, würde nicht die geringste Regung ohne Vata funktionieren, nicht das Lesen dieses Buches, nicht das Träumen im Schlaf. Diese lebensnotwendige Wirkkraft steht somit 24 Stunden Gewehr bei Fuß, ist unerschöpflich, unermüdlich, unermesslich, unverzichtbar – aber leider auch leicht provozierbar. Durch eine unnatürliche Lebensweise, oder wenn von außen Störfaktoren unser Leben beeinflussen, gerät sie aus dem Gleichgewicht und verursacht Probleme auf allen Ebenen der Körper-Geist-Einheit.

Da Vata feinstofflicher ist als die Kräfte, die von Feuer, Wasser und Erde ausgehen, greift es je nach Intensität der Störung sowohl den körperlichen als auch den psychischen und seelischen Bereich an, oder alle drei Bereiche gleichzeitig. Ein stark vereinfachter Vergleich hierzu wäre Stress, der unterschiedliche Symptome wie Reizdarm, Verstopfung, Durchfall, graue Haare, Herzrhythmusstörungen, Schlaflosigkeit, Geschwüre oder schlimmeres auslösen kann, also multiple Auswirkungen bei einem einzigen Verursacher. Vata jedoch ist noch dynamischer, noch unberechenbarer, noch vielschichtiger.

Hat sich diese Wirkkraft im Menschen über ein gewisses Pensum hinaus erhöht, beziehungsweise verstärkt, zieht es eine ganze Kette von Krankheitsbildern nach sich. Und zwar auf allen drei Ebenen, körperlich, psychisch und seelisch, wie nachfolgend veranschaulicht.

Die Tabelle zeigt die Auswirkungen von erhöhtem Vata bei fehlenden Gegenmaßnahmen (körpereigene oder externe), wobei je nach Krankheitsverlauf mehrere Symptome gleichzeitig auftreten können. Die Auswirkungen sind nicht auf eine Sparte beschränkt (körperlich oder psychisch oder seelisch), sondern erstrecken sich graduierlich meist auf zwei oder drei Bereiche gleichzeitig. Ab Stufe 3 würde man von einem Vata-Syndrom sprechen.

Stufe	geistig	seelisch	körperlich
1	unruhiger Schlaf, leichte Nervosität, kurzfristige innere Unruhe	–	Kältegfühl, Blähungen, verstärkter Harndrang
2	Einschlafschwierig-keiten, mittlere Nervosität, Sorgen, intensive Gedankengänge	–	Verstopfung, unregel-mäßige Verdauung, Blähbauch, Reizblase, allergische Anfälligkeit (auch gegenüber Umweltgiften)
3	Ein- und Durchschlaf permanent gestört, starke Nervosität, Ängste, erhöhte Stressanfälligkeit u.a. Stress-Symptome	Albträume, innere Konflikte, Sucht-/ Drogengefahr	Krämpfe im Unterleib, PMS u. dgl., Inkonti-nenz, urologische Krankheiten, gestörte Hormonausschüttung
4	Herzrhythmusstörun-gen, Hypersensibili-tät, Tinnitus, Hörsturz, Gliederzittern, Psychosen, Panikat-tacken, ADS u. dgl.	Innere Zerrissenheit, Orientierungsverlust, Depression, „Hilfe-ruf“	Magengeschwüre, Gastritis, Hörverlust, leichte MS, Osteoporo-se, Mundtrockenheit, vorzeitiges Altern
5	starke Psychosen, Verhaltensstörungen, suizidales Verhalten, Schizophrenie	seelisches „Koma“, Ausweglosigkeit, Suizid	unaufhaltsame MS, irreparable Nervenschä-digung, Infarkt, Tod

Personen mit einer schwachen, unregelmäßigen Verdauung würden in diesem Bereich ihre Beschwerden bekommen, während ein gestresster, sensibler Typ es mit Schlafstörungen oder nervösem Magenleiden zu tun bekommt, je nachdem wo die Schwachstellen sind. Wird bei den ersten Alarmzeichen nichts unternommen, verstärkt sich die Vata-Akkumulation in diesem Bereich bis es zu weiteren Schäden kommt.

Ich werde im nächsten Kapitel näher auf die Körper-Zonen eingehen, die mit Vorliebe von Vata heimgesucht werden, doch aufgrund des feinstofflichen Äther-Anteiles betrifft es vor allem die Psyche. Die Bioenergetiken von Feuer, Wasser und Erde dagegen manifestieren sich in Krankheitsformen wie Entzündungen, Verschleimung, Übergewicht, Krebs, Ablagerungen, Ödembildung und dergleichen, womit wir bei der Säftelehre des Hippokrates angelangt sind, der all dies schon vor über 2000 Jahren erkannte.

Eine simple Vata-Erhöhung, durch was auch immer ausgelöst, führt eine ganze Palette von Symptomen im Schlepptau, wie anhand des Vergleiches mit Stress verdeutlicht. Umgekehrt ist die Pathogenese oben genannter Erkrankungen ohne gleichzeitige Vata-Erhöhung ausgeschlossen. Es wäre so, als würde man AIDS bekommen ohne vorherige HIV-Übertragung, oder literweise Schnaps trinken ohne Promilleanstieg im Blut. Es ist wie ein Naturgesetz.

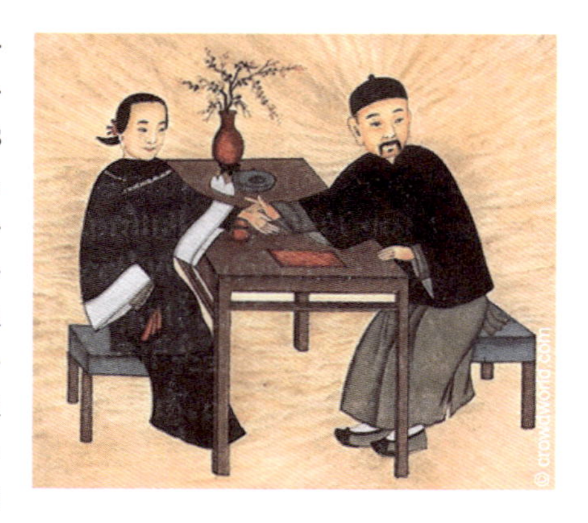

Wahre Meister auf dem Gebiet der Pulsdiagnose können bis ins Detail Vata-Störungen in Patienten "ablesen", ohne dass diese auch nur ein einziges Wort sagen. Ich selbst war in unterschiedlichen Kurzentren Asiens Zeuge solcher Diagnosen. Der indirekte Beweis liegt auch in einer erfolgreichen Heilung. Durch konsequentes Ausgleichen von Vata ließen die psychosomatischen Störungen nahezu aller Klienten schrittweise nach, was mich dazu veranlasste, Vata selbst einmal auf den Puls zu fühlen und dieses Phänomen gründlich zu erforschen. Die Therapieerfolge von Ayurveda und vieler anderer Heilmethoden basieren schließlich auf der Erkennung von Vata. Was bislang fehlte, war eine gründliche Erforschung in Bezug auf psychosomatische Erkrankungen und den Einsatz heimischer Therapieformen, Diäten und Heilkräuter, statt von solchen aus Fernost abhängig zu sein.

Zurück zur Lehre. Alle oben aufgeführten Störungen sind Ausdruck von ein und derselben Wirkkraft. Folglich müssen nicht die mannigfachen Störungen separat behandelt werden, sondern Vata insgesamt. Anders ausgedrückt: Statt sich mit jedem einzelnen Krankheitsbild zu befassen, was sehr aufwendig ist und vielseitiges Fachwissen abverlangt, braucht der Therapeut oder der Betroffene, sofern er sich selbst helfen will, nur an einer einzigen Erscheinung zu arbeiten: **Vata**.
Sie erinnern sich an die alte Dame mit Inkontinenz und die andere mit Schlaf-

störungen. Wären alle Befunde in ein und derselben Person aufgetaucht, dazu noch Angst und Verstopfung, hätten diese ebenso nachgelassen, da alle von provoziertem Vata ausgelöst wurden.
Durch konsequentes, therapeutisches Reduzieren von Vata lassen nicht nur die multiplen Symptome nach, sondern sie verschwinden mitsamt dazugehörigen Krankheitsbildern. Es spielt keine Rolle, ob es sich um PMS, ADS, MS, Inkontinenz, Stress oder Psychosen handelt. Der gemeinsame Feind heißt Vata. Dieser Therapievorteil ist unter allen Gesundheitslehren einmalig. Es ist, als schlüge man mit einem einzigen Stein nicht zwei, sondern 20 Fliegen auf einmal. In dem Augenblick, wo sich Vata normalisiert hat, lassen alle Symptome schrittweise nach, egal, ob es sich um Ängste, Nervosität, innere Unruhe oder Blähungen handelt. Die Methodik ist immer die selbe: Gestörtes Vata wird reduziert. Es nicht erst zu einer Vata-Erhöhung kommen zu lassen, wäre Präventivmedizin.
Ein stark vereinfachter Vergleich wäre die Hypertonie (Bluthochdruck), die nicht nur Kreislaufbeschwerden oder Kopfschmerzen auslösen, sondern eine Vielzahl körperlicher, emotionaler und psychischer Beschwerden nach sich ziehen kann. Sobald die Hypertonie erfolgreich behandelt ist, lassen alle Symptome nach. Oder ein Grippevirus, der solange Schüttelfrost, Fieber, Halsweh und Niesen auslöst, wie er aktiv im Körper überlebt. Hat das Immunsystem oder eine Arznei den Virus kampfunfähig gemacht, verschwinden die multiplen Erscheinungen. So ist das mit erhöhtem Vata und all seinen psychischen, somatischen und seelischen Beschwerden im Schlepptau. Das erklärt, warum Ärzte, die Vata diagnostizieren können, oftmals Erkrankungen kurieren, die laut Schulmedizin unheilbar sind. Der Erfolg von Ayurveda und vieler anderer östlicher Heilmethoden basiert schließlich hierauf.

Vata kann durch einen einzigen Provokateur erhöht werden, dem Anschauen nervreibender Filme vor dem zu Bett gehen, Konflikt mit dem Partner und dergleichen, ferner durch Stress am Arbeitsplatz, Schulangst oder was auch immer. Dieser singulare Auslösefaktor schiebt dann Vata in der Körper-Geist-Einheit insgesamt nach oben. Es findet keine begrenzte, zonenbezogene oder lokale Erhöhung statt, sondern Vata erhöht sich flächendeckend in jeder Zelle unseres Seins, körperlich, geistig und seelisch. Die „Angst vor der Prüfung" oder der „Stress mit dem Ehepartner" befindet sich von Kopf bis Fuß, da die Wirkkraft nicht unterscheidet zwischen Großhirn oder Kleinhirn, Atmung oder Verdauung, Sprechen oder Denken. Dabei sucht sich Vata bevorzugt morbide, anfällige Schwachstellen aus.

Ein Kind, das von Natur aus schüchtern ist oder ein unterentwickeltes Sprachzentrum hat, kann durch einen extra Vata-Schub zu stottern anfangen (verbaler Ausdruck unterliegt Vata). Nach 10 Sitzungen beim Logopäden mag der Betroffene sein Stottern halbwegs unter Kontrolle haben, die fortbestehende Vata-Erhöhung findet aber schnell einen anderen Schwachpunkt. Ohne konsequente Vata-Reduzierung bliebe es bei einer kurzfristigen Symptombehandlung.
Eine weitere Assimilation dieses Phänomens wären chronische Angstzustände oder übertriebene Sorgen. Diese finden nicht im Kopf allein statt sondern überall: im Verhalten, in den Pupillen, manchmal gar in Form grauer Haare oder eines Magengeschwüres, als sei jede Zelle mit Angst besetzt. Selbst wenn der ursprüngliche Angstauslöser wegfällt, sind die Zellen noch so stark mit Angst aufgeladen, dass der Betroffene plötzlich vor dies und jenem Angst bekommt und insgesamt ein ängstlicher Typ wird. Dieses Phänomen ist in der Psychologie nicht unbekannt.

Nachfolgend eine Liste mit Erkrankungen wie sie durch drastisch erhöhtes Vata ausgelöst werden. Sie ist nicht vollständig und beschränkt sich auf den psychosomatischen Bereich.

- ADS/ADHS
- Albräume
- Allergien im Atembereich
- Alzheimer
- Angst, Ängste
- Anorexia nervosa, Dysorexia
- Asthma, Atembeschwerden
- Brechreiz
- Bulimie (Fresssucht)
- Burn-Out
- Demenz
- Depressionen
- Ejaculatio Praecox (vorzeitiger Samenerguss)
- Frigidität u.a. sexuelle Störungen
- Gliederzittern, Augenliderzucken u.dgl.
- Halluzinationen, Wahnvorstellungen
- Herzrhythmusstörungen
- Hörsturz, Hörverlust
- Hormonelle Über-/Unterfunktion

- Husten, Heiserkeit
- Inkontinenz sowie zu häufiger Stuhl-/Urindrang
- Magersucht (Anorexia)
- Magen-/Darmgeschwüre
- Morbus Bechterew
- MS (multiple Sklerose)
- Nervliche wie neurologische Erkrankungen
- Nervosität, Stress
- Nesselsucht (Urtikaria)
- Neurodermitis
- PMS u.a. Menstruationsbeschwerden
- Parkinson
- Phobie, Panik, Trauma
- Psychosen jeglicher Art
- Schmerzzustände, Krämpfe
- Schluckauf, Verschlucken
- Schlafstörungen
- Somatoforme Störungen
- Suchterscheinungen
- Suizidales Verhalten
- Tinnitus
- Verhaltensstörungen sowie
- gestörtes Hitze-/Kälteempfinden

Eine Heilung dieser Erkrankungen (ich spreche nicht von Symptombehandlung) ohne Vata-Regulierung ist ausgeschlossen und gegen die Naturgesetze. Eine teilweise Reduzierung würde in jedem Fall zu einer Linderung führen. Wer Vata erkennen und regulieren kann, dem wird es an Patienten und Ratsuchenden nie fehlen.

8 Die Vata-Erkennungsmerkmale
(vereinfachte Diagnose)

Lassen Sie sich nicht durch den Umstand entmutigen, dass Vata unsichtbar ist. Das träfe auf Stress ebenso zu. Auch Angst lässt sich nicht so einfach erfassen, gilt aber längst als Krankmacher Nr. 1 unter den psychischen Belastungen, welche die Lebensqualität radikal reduzieren. Seit 70 Jahren werden Radiosendungen "über den Äther geschickt" (auf Englisch ON AIR), sodass dieser Begriff zumindest Funktechnikern geläufig ist. Es gilt lediglich, die Elemente mit samt physikalischer Naturgesetze auf die Gesundheit zu übertragen. Dabei ist Vata im Vergleich zur gestörten Psyche, Angst oder Stress noch relativ einfach zu erfassen, da es immerhin eine diesbezügliche Art der Pulsdiagnostik gibt, die in Asien mit guten Ergebnissen praktiziert wird.

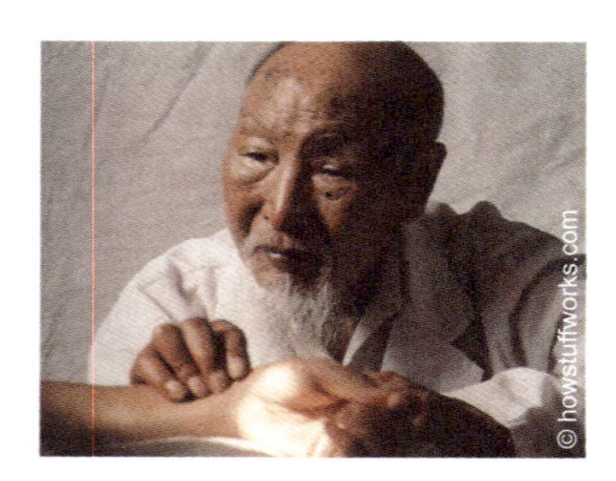

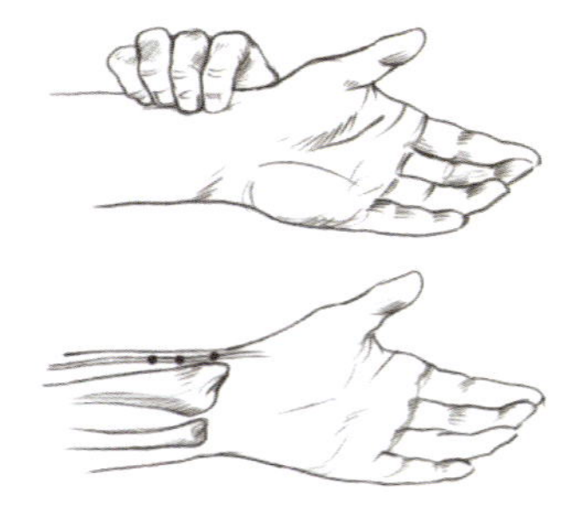

Diese Form des Pulsfühlens (gleichzeitig mit Ring-, Mittel- und Zeigefinger) muss jedoch jahrzehntelang geübt und praktiziert werden, um sie als treffsichere Diagnosemethode anwenden zu können. Der traditionelle Arzt darf selbst nicht unter Stress stehen oder abgelenkt sein. Es ist eine höchst sensitive, meditative Art des Erfühlens minimalster Schwingungen und Anomalitäten im Patienten, die dann aber Aufschlüsse gibt über Störungen, für deren Aufspüren ein Schulmediziner die unterschiedlichsten Blut- und Laboruntersuchungen, CTs und dergleichen bräuchte, und selbst dann nur die Hälfte seines östlichen Kollegen sähe, der in wenigen Minuten Entstehungszeit, Pathogenese und Prognose, also bevorstehende Entwicklung bei Nichtbehandlung, genauestens erkennt, und zwar auf den Monat genau. Was echte Koryphäen dabei ablesen traue ich mich kaum nieder zu schreiben. Dank meiner Dolmetscherfunktion in diversen Kurzentren auf Sri Lanka und später in eigener Klinik

konnte ich hautnah miterleben wie europäische Kurgäste nicht selten sprachlos waren vor Perplexität und mich mit offenem Munde anstarrten. Diese Methode ist jedoch für Westler zu unsicher. Außerdem sagt die Pulsdiagnose (ebenso wie die Zungen-, Augen- oder Urindiagnose) nichts über das sozial-familiäre Umfeld des Patienten, seine Arbeit, Hobbies, biografischen Hintergrund und so weiter, sodass eine gründliche Anamnese ohnehin notwendig würde. Ich habe daher speziell für westliche Therapeuten und Berater eine Diagnoseform entwickelt, die rein auf Beobachtungen und gezielten Fragen beruht. Lassen Sie sich schrittweise einführen.
Das Aufspüren von Vata wird vereinfacht durch den Umstand, dass es die Eigenschaften von Wind aufweist. Da Wind leichter vorstellbar ist, vergessen Sie Vata für den Moment und denken Sie statt dessen an Wind. Diese Eselsbrücke hat sich hundertfach bei meinen Schülern bewährt, besonders am Anfang ihrer Karriere. Man merke sich: Winde sind ständig in Bewegung, trocknen aus, kühlen ab und überraschen durch ihr plötzliches Auftreten. Es liegen daher folgende Adjektive zugrunde:

- **beweglich**
- **wechselhaft**
- **kalt**
- **trocken**
- **leicht**
- **schnell**
- **unregelmäßig**
- **rauh**

Im einem Seminar kam die Frage auf, warum „kalt", es gäbe ja auch warme Winde. Winde sind in ihrer Urform kalt und trocken. Temperiert sind sie erst, wenn sie erwärmt werden durch die Sonne (thermischer Aspekt). Feuchtigkeit erhalten sie nur wenn Element Wasser hinzu kommt, wie zum Beispiel Winde direkt über dem Meer. Wie uns eine plötzliche starke Bö überraschen kann, so hat Vata die Eigenart von Unruhe, Schnelligkeit und extremer Intensität. Diese Adjektive sind verlässliche Indikatoren für Vata-Störungen und eine unschätzbare Hilfe im diagnostischen Gespräch mit Patienten, vorausgesetzt, sie werden in ihrer ganzen Tragweite verstanden. Erst dann kann man sie auf Menschen übertragen, wie nachfolgende Beschreibungen verdeutlichen:

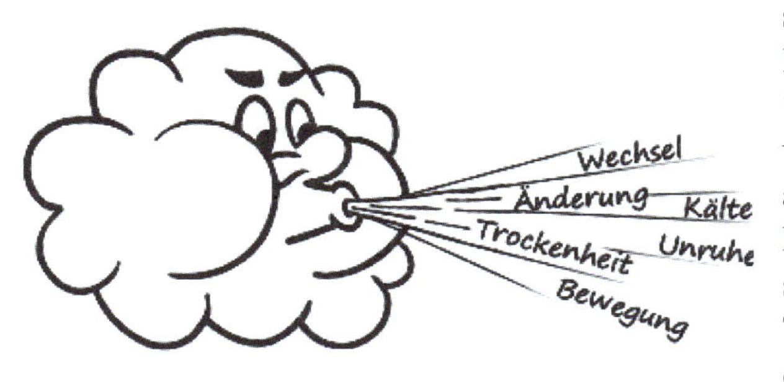

schnell, beweglich, unruhig
bezieht sich auf sämtliche körperlich-geistigen Regungen, Bewegungen und Verhaltensweisen. Es kann eine auffallend schnelle oder ruckartige Gangart sein, die Bewegung der Pupillen, des Kopfes und dergleichen.

wechselhaft oder unregelmäßig
betrifft die vertretene Meinung, die Laune, den Tagesrhythmus, die Verdauung, Sprache und Ausdruck, Monatszyklus, einfach alles.

rauh und trocken
bezieht sich auf die Stimme, die Haut und die Zunge, während

leicht
sich auf die Schlafqualität, das Körpergewicht oder die Lebenseinstellung mitsamt Verantwortungsgefühl bezieht. Alles leichte sind Zeichen von starker Vata-Präsenz.

kalt
betrifft die allgemeine Körpertemperatur sowie die Extremitäten, aber auch die Empfindlichkeit gegenüber Kälte selbst.

Gestikulative und verbale Ausdrucksweise sowie das allgemeine Auftreten werden ebenso nach diesen Vata-Indizien "gescannt", gegebenenfalls abgefragt. Das Erkennen dieser windigen Eigenschaften sind ein absolut verlässliches Diagnoseinstrument, das sich in der Praxis hundertfach bewährt hat. Beim Äther wird es etwas schwieriger, da er nicht sichtbar, fühlbar oder hörbar ist wie der Wind. Prägen Sie sich folgende Adjektive ein, die Ihnen beim Blick gen Himmel einfallen: **unsichtbar, extrem, geistig, immateriell, expandierend**

unsichtbar
oder auch unfassbar, denn manche Ursachen für erhöhtes Vata sind in der Tat "unfassbar". Ohne sichtbare, nicht erkennbare Ursache können auch Schmerzen oder Depressionen sein oder Ängste. Der Begriff bezieht sich auch auf das Unterbewusstsein und alles Gedankliche.

extrem, endlos
kann bedeuten, dass jemand einen besonders großen oder kleinen Mund oder eine sehr kleine oder große Figur hat, extrem laut oder leise spricht, einen endlosen Redeschwall hat oder extrem schüchtern ist. Alles auffallend Überdurch-

schnittliche fällt hierunter wie auch der Umstand kein Maß (Einhalt) zu finden bei Euphorie, Ideen, Kreativität usw.

geistig

umfasst den gesamten gedanklichen, mentalen Bereich, der bei Vatas stark ausgeprägt ist. Beschäftigt sich der Betroffene mit Vorliebe mit esoterischen oder spirituellen Themen, Kunst, Geisteswissenschaften oder fremden Kulturen, fällt dies in den Bereich „geistig".

expandierend

Vata`s Grenzenlosigkeit (Element Äther) birgt eine Gefahr. Ab einem gewissen Punkt verstärkt sich Vata rapide und reißt die anderen Bioenergien mit aus dem Gleichgewicht. Aufgrund dieser Tendenz wird es schwer zu regulieren.

Wenn Sie wissen wollen, ob ein Donner in den Vata-Bereich fällt, analysieren Sie den Donner anhand obiger Liste: Er ist extrem (laut), voller dynamischer (akustischer) Expansion, subtil (nicht greifbar) und sehr veränderlich. Schreckhafte Menschen haben Angst vor Gewitter, d.h. ihr Vata wird durch das externe Vata der Natur provoziert. Die Frage, was ein kaltes Bier mit Vata zu hat, kann man sofort beantworten, wenn man es anhand obiger Adjektive analysiert. Luftbläschen (Kohlensäure) sind beweglich, quirlig und veränderlich. Somit fällt Bier nicht nur in den Vata-Bereich, sein Genuss würde Vata auch verstärken. Die gesamte Umwelt kann gemäß obiger Adjektive gescannt, beziehungsweise durchleuchtet werden, da ihre Präsenz unmissverständlich Vata demaskiert. Auf den Menschen und seine Gesundheit bezogen, sind es die obigen Eigenschaften, die seine Vata-Probleme verraten.

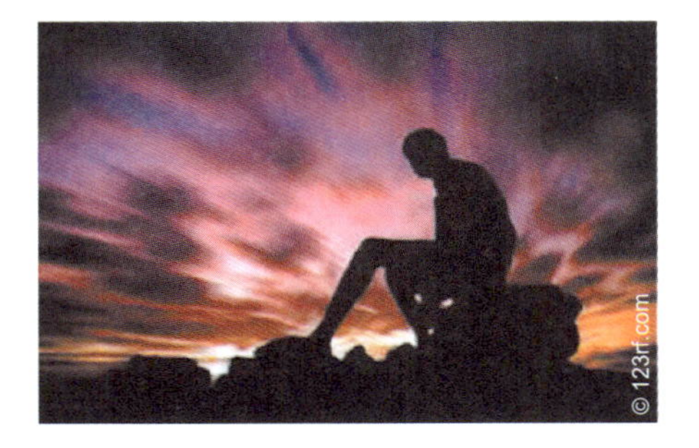

Die Frage, warum Träume in den Vata-Bereich fallen, kann nun jeder selbst beantworten, denn Träume sind geistig, immateriell, unsichtbar, beweglich und (zumindest im Traum) raum- und zeitlos. Also gleich mehrere Adjektive obiger Liste, die auf Vata hindeuten. Selbst wenn Sie die Liste vergessen haben sollten, folgender Umstand gäbe die korrekte Antwort: Im Traum meldet sich unser Unterbewusstsein, und das ist immer an Äther, beziehungsweise Vata geknüpft!

Hauptindiz für eine Vata-Zunahme im feinstofflichen und super-feinstofflichen Bereich ist eine verstärkte Gedankentätigkeit

Überhöhte geistige Aktivität (Angst, Sorgen u.dgl.) und Bewegungen verraten sich durch externe Regungs- und Bewegungszunahme wie rapide Pupillenbewegungen, Redeschwall oder sonstiges unruhiges, nervöses Verhalten. Man bedenke, dass Vata selbst dem Bewegungsprinzip entstammt. Somit deutet jede Form überdurchschnittlicher oder anormaler Bewegungen auf diese Wirkkraft hin. Auch überdurchschnittlich starker Harndrang (10 mal am Tag) würde in diese Sparte fallen, was im Beratungsgespräch durch Abfragen in Erfahrung gebracht wird. Diese Vorgehensweise vereinfacht die Vata-Diagnose stark.

Wichtig sind eine gute Beobachtungsgabe sowie die Fähigkeit, bestimmte Eigenschaften in ihren Mitmenschen und deren Umwelt aufzuspüren. Nach entsprechend Übung sollte es gelingen, die Vata-Merkmale im Patienten ab zu lesen und durch deren Kombinieren, Interpretieren und Schlussfolgern richtig einzuschätzen. Die Tabelle (s. Kapitelende) soll die Umsetzung dieser Fähigkeit plastisch und praxisnah veranschaulichen. Leidet jemand unter kalten Füßen, wissen wir: Verstärktes Vata könnte dahinter stecken. Bemerkt man ein nervöses Zucken am Auge oder sonst eine unruhige (rastlose) Bewegung, wird Vata im psychischen Bereich entlarvt, denn Bewegungen, besonders die der plötzlichen und schnellen Art, deuten auf Vata hin. Es ist unwahrscheinlich, alle der oben gelisteten Merkmale in einer Person zu finden. Meist sind es vereinzelte Auffälligkeiten. Bei gravierenden Störungen sind generell mehrere Indizien in einer Person erkennbar.
Der aufmerksame Leser erahnt, worauf es bei der Erkennung von Vata ankommt, nämlich auf dessen Herauslesen in Mensch und Natur. Die Werkzeuge liefern eine gute Beobachtungsgabe sowie die Fähigkeit, obige Eigenschaften im Verhalten und in der Umwelt aufzuspüren. Physik, die auf den Menschen übertragen wird. Oft gibt schon der erste Eindruck ausreichend Hinweise auf die Art, Intensität und Lokalität der Vata-Manifestation. Verschiebt ein Patient zum Beispiel seinen Gesprächstermin zwei mal oder kann sich bei der telefonischen Vereinbarung nicht festlegen, können Sie von einer Vata-Störung ausgehen, noch bevor dieser vor Ihnen steht (Wechselhaftigkeit, Unsicherheit). Manches ist beim ersten Kennenlernen ersichtlich, anderes muss strategisch abgefragt werden.
Oft fallen mehrere Symptome gleichzeitig zusammen, sodass sich Vata eindeutig zu erkennen gibt. Jemand, der über einen gestörten, leichten Schlaf klagt,

unruhig auf seinem Stuhl hin und her rutscht und Mühe hat, seinen Blick auf eine Stelle zu fixieren, unsicher antwortet oder sich ständig verspricht, hat gleich mehrere Eigenschaften der Adjektiv-Liste in sich gesammelt und gibt (unbewusst) zu erkennen, dass sein Vata gefährlich hoch akkumuliert ist. Es erübrigt sich dann, nach der Verdauung zu fragen oder ob er / sie unter kalten Füßen leidet, da eine gravierende bioenergetische Verschiebung mit multipler Symptomatik sich immer auch körperlich manifestiert. Der Form halber, auch um ein Gesprächs-Entrée zu haben, können Verdauung und allgemeines Befinden natürlich abgefragt werden.

WARUM AKKUMULIERTES VATA SO GEFÄHRLICH IST

Hat sich Vata über einen gewissen Toleranzwert hinaus erhöht, tritt etwas ein, was genauso erstaunt wie die Existenz dieser Bio-Energie: Vata entwickelt eine Eigendynamik, die nach weiterer Zunahme strebt. Anders ausgedrückt, es setzt ein autonomer Expansionsprozess ein, der sich bei ausbleibenden Gegenmaßnahmen ins Unermessliche steigern würde. Ja man könnte meinen, Vata handele eigenmächtig.
Vage vergleichbar ist dieser Mechanismus mit Fieber, welches je nach Intensität und vorliegender Krankheit so stark ansteigen kann, dass Menschen daran sterben, was bei fehlender Medikation früher oft der Fall war. Hier kann man noch einen gewissen Sinn erkennen, da die hohe Temperatur Krankheitserreger abtöten will und durch gleichzeitige Perspiration Giftstoffe abtransportiert werden sollen. Doch genug ist genug, das Fieber muss irgendwann wieder sinken, denkt man, was es aber meist nicht tut, weil es ab einem bestimmten Punkt unkontrollierbar wird und im weiteren Verlauf nur durch drastischen Gegenmaßnahmen zu senken gelingt. Vergleichsweise verhält sich Vata, allerdings noch komplexer, noch tückischer.
Dieses scheinbar paradoxe Verhalten von Vata hatte mich von Anfang an nachdenklich gestimmt, da ich keinen Sinn darin erkannte. Eine Dynamik, egal ob sie im Menschen oder in der Natur vorkommt, müsste doch einen Regulierungs- oder Bremsmechanismus haben statt grenzenlos weiter zu expandieren und Unheil anzurichten. Vata scheint da keine Ausnahme zu sein. Schauen wir uns andere Phänomene in der Körper-Geist-Einheit an, Ärger zum Beispiel. Wenn uns etwas aufregt, ärgern wir uns, und nach einiger Zeit ist der Ärger verarbeitet oder wurde extern weiter gegeben (Beschwerde u.dgl.). Es gibt aber

Fälle, wo es damit nicht getan ist. Je nachdem wie stark wir verletzt oder ungerecht behandelt worden sind, kann aus Ärger Wut werden, und dieser kann sich, mit Jähzorn und angestauter Aggression vermischt, ins Unermessliche steigern. Das kann so weit gehen, dass manche vor Wut regelrecht kochen, tagelang nicht schlafen oder essen und dann in Rage mit dem Messer auf den Auslöser zugehen. Die Tageszeitungen sind voll von derartigen Fällen.

Auch bei Krebs versagt ab einem bestimmten Stadium der Bremsmechanismus. Derartige Krankheiten expandieren ohne Pardon. Emotionale und biologische Prozesse gehen eine Verbindung mit Vata ein und weiten sich aus, denn jede Art von Ausweitung, Entwicklung, Ausdehnung, Mutation und Veränderung ist nur durch Vata möglich. Auch Zellteilung unterliegt Vata. Dies ist zwar ein Thema für Fortgeschrittene, aber es soll die Gefahr verdeutlichen, die von Vata ausgehen kann.
Wenn es diese Abläufe im Menschen gibt, also im Mikrokosmos, dann müssen sie auch im Makrokosmos zu finden sein. Lange Zeit behauptete die Wissenschaft, das Weltall sei starr und fix. Doch die Welt wurde eines besseren belehrt. Es waren amerikanische Astrophysiker die vor wenigen Jahren den Nachweis erbrachten, dass Galaxien sich ausdehnen, und zwar unvorstellbar schnell. Die benachbarte Andromeda-Galaxie zum Beispiel nimmt messbar an Größe zu. Man geht mittlerweile davon aus, dass das gesamte Weltall ein einziger Expansionsvorgang ist, was das Expansionsstreben von Vata ab einem bestimmten Punkt erklären würde, da das Element Äther mit spielt. Doch dieser "point of no return" sollte nicht erreicht werden, da die Krankheiten sonst kaum noch zu kurieren sind.

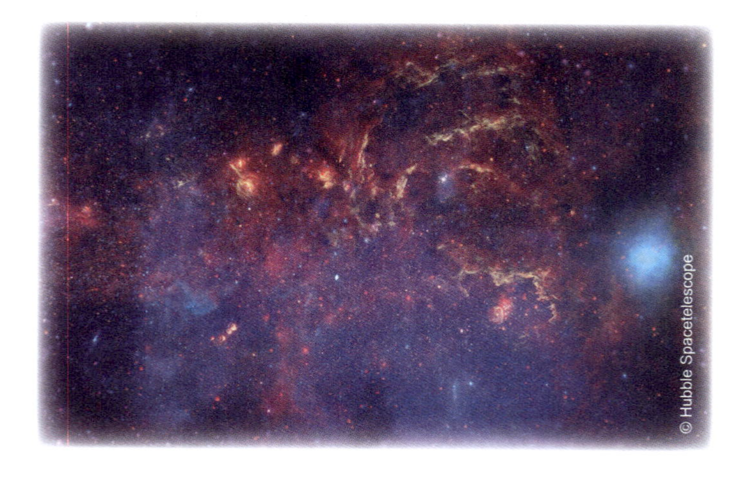

Das Erkennen der ersten Anzeichen einer Vata-Erhöhung würde seine dramatische Expansion unterbinden – Einlenkung vorausgesetzt – womit die traditionellen Ärzte einen weiteren gigantischen Vorteil vorweisen können, sowohl bei der Diagnose als auch bei der Prävention vata-bedingter Erkrankungen. Die entsprechenden Anzeichen würden von westlichen Ärzten erst gar nicht erkannt, da sie nicht in deren Wahrnehmung geschult wurden. Dabei kann die Vata-Diagnose durch gezieltes Beobachten allein durchgeführt werden wie die nachfolgenden Kapitel zeigen.

Als ich von den expandierenden Weiten des Universums in mehreren wissenschaftlichen TV-Dokumentationen und Fachartikeln erfuhr (u.a. "Alpha Centauri" im BR), wurde mir schlagartig klar, warum Medizin, Philosophie und Astronomie, ja selbst Mathematik, im antiken Griechenland miteinander verknüpft waren, und warum Äther eine Schlüsselrolle spielte. Die Null in der Mathematik nämlich entspricht dem Äther. Diese Gelehrten waren uns um Lichtjahre voraus.

Am Rande bemerkt:

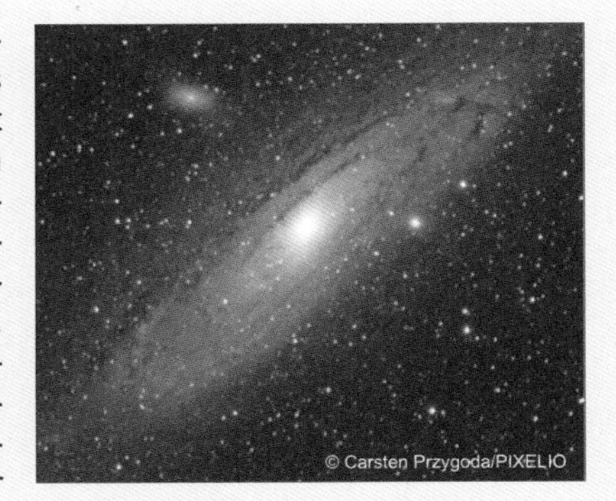

Amerikanische Astro-Physiker der Spitzenklasse fanden jüngst heraus, dass es in Nachbargalaxien Sterne gibt, die mit 50-facher Schallgeschwindigkeit um ihren Orbit kreisen, ohne dabei aus der Umlaufbahn katapultiert zu werden, was nur aufgrund eines Gegenpols in Form von Anti-Materie (engl.: dark matter) möglich sei. Die Forschung kostete den amerikanischen Steuerzahler mehrere hundert Millionen Dollar, wie das Wissenschaftsmagazin „National Geographic" in einer TV-Doku preisgab. (Anm.: Anti-Materie wurde vor 5000 Jahren in Sanskrit- Texten erwähnt und war schon immer Teil des taoistischen universellen Weltbildes, hier mit Yin bezeichnet.)

Wo sich Vata zeigt	kurzfristig oder mild gestört	bei einem Vata-Syndrom
Pupillen	unruhig, kann nicht lange fixieren, scheu, haltsuchend, hilflos	vibrierend, zittrig, unfixierbar, ängstlich, irritiert, völlig ruhelos
Stimme	trocken-rauh, nervös, gebrochen, unsicher, veränderlich	überschlagend, zittrig, krächzend, plötzlich hoch, stark wechselhaft
Sprache	schüchtern, verunsichert, sprachliche Ausrutscher, emotional, stockend	extremer Redeschwall, stotternd, extrem schweigsam, Aussetzer
Hände	mal am Körper, mal woanders, damit spielend, unruhig, in der Hosentasche oder versteckend	ständig in Bewegung, nervös an- einander reibend, kalt, schwitzig, abgekaute Nägel, knochig, zittrig
Gesicht	grau, blass, faltig, schmal, fahl	stark faltig, nervöse Zuckungen
Gangart	schlendernd, wenig zielgerichtet, desorientiert, schnell	wechselnde Gangart, plötzliche Richtungsänderung, abrupt, wankend
Fahrweise im Auto	unachtsam, unsicher, fehlerhaft, nervöse/wechselhafte Fahrweise	gefährlich unkonzentriert, plötzlich Tempo / Richtung ändernd
Äußerungen, Meinungen	überlegt zu viel, extrem lang- sam oder extrem schnell, unentschlossen	ändernd, sagt schnell wieder ab, un(zu)verlässig, konfliktbeladen
Kleidung und Auftreten	schlicht, einfach, unauffällig leicht verunsichert, unpünktlich, luftig, lässig (Jeans & T-Shirt)	unordentlich (Struwwelpeter), stark verunsichert, sehr unpünktlich
Schlaf	leicht, wacht manchmal auf, un- ruhig, träumt viel/schlecht	sehr gestört, zu wenig, Alpträume, Panikattacken, schlafwandelnd
Psyche	unstabil, nervös, innere Unruhe, Mitte verloren, gestresst, gereizt, desinteressiert oder euphorisch	steht unter Strom, desorientiert, stark gereizt, bipolar, suizidal, (drogen)süchtig, lebt in eigener Welt
körperliche Beschwerden	meist psychosomatische, oft im unteren Bereich, unregelmäßige Verdauung, Hörprobleme	chronische, starke Beschwerden im Urogenital-Bereich, starke PMS, Störungen im Bewegungsapparat

 Beispiele aus der Praxis für die Praxis

Die folgenden Kapitel sollen Ihnen bei der praktischen Anwendung des Gelernten helfen. Es ist simpel: Nach dem Gesetz ***"Gleiches erhöht Gleiches"*** führt jede Art von Unregelmäßigkeit, Bewegung und Veränderung zwangsläufig und unmittelbar zu einer Vata-Erhöhung, die sich dann durch multiple Symptome manifestiert. Anders gesagt:

Alle vata-ähnlichen Einflüsse im Äußeren führen zu einer Vata-Provokation im Inneren

Wo immer die Vata-Attribute im Äußeren auftreten, entsteht eine Erhöhung in der Körper-Geist-Einheit, die bis zu Psychosen ausarten kann, Doch bevor wir uns an unsere Mitmenschen heran wagen, hier letztmalig eine Hilfestellung in Bezug auf das dreidimensionale Verständnis der Auslösefaktoren wie sie in Erlebnissen, Tagesabläufen, sozialen Einflüssen und so weiter zu finden sind.

Unregelmäßigkeit

➔ Die Einnahme von Mahlzeiten zu sehr unterschiedlichen Zeiten, oder das Auslassen derselben. ➔ Das Zu-Bett-Gehen nie zur selben Zeit oder sehr spät.

Bewegung/Reizung

➔ Häufiges Reisen, aber auch Wechsel von Wohnort, Arbeitsplatz, Partner und Umfeld. ➔ Gedankliche sowie emotionale Bewegungen z.B. im Umgang mit ungeliebten Menschen. ➔ Bewegung herrscht auch in einem Glas Sprudel (Gase, bzw. Luft).

Schnelligkeit

➔ Schnelles, hastiges Essen (hinunterschlingen) genauso wie das schnelle Zubereiten von Speisen, da die Energetik der Schnelligkeit in die Speise übergeht (Fast Food). ➔ Schnelles Fortbewegen (Motorrad, Skateboard, Disco-Tänze) wie auch das Betrachten schneller Bildfolgen z.B. bei Action-Filmen. ➔ Vata-ungeeignete Sportarten wie Tischtennis, Squash, Basketball, bei denen es auf extreme Schnelligkeit ankommt oder solche mit wenig Bodenkontakt wie Reiten, Trampolin, Surfen und Segelflug.

Extremes

➔ Extrem intensiver Geschmack (scharf) sowie jede andere extreme Sinnesreizung. ➔ Extreme Temperaturen, kalt wie heiß sowie extreme Reiz- / Nervenstimulation. ➔ Trennung (Scheidung u. dgl.) ist zwar keine Bewegung, aber ein extremer Einschnitt. Schock oder Tod eines geliebten Menschen katapultieren Vata um ein Vielfaches nach oben. ➔ Extrem kurz können auch elektro magnetische Wellen sein, wie sie von Handys ausgehen (Elektrosmog), worunter die sensiblen Vata-Anfälligen am meisten leiden. Werden Speisen diesem Einfluss ausgesetzt, wie bei der Mikrowelle, geht die unnatürliche, störende Energie in das Essen über.

Geistiges, Subtiles, Feinstoffliches

➔ Rauchen, Konsum von Drogen und harten alkoholischen Getränken (Spirituosen). ➔ Das Befassen mit nervreibenden, angstmachenden Geschehen, wie z.B. Anschauen von Schreckensmeldungen im Fernsehen oder das Erleben eines schrecklichen Unfalles.

Um diese Formel "Gleiches erhöht Gleiches" praxisnah verstehen zu können, schaue man sich als Übung alle Einflüsse an, denen Kinder und Jugendliche tagtäglich ausgesetzt sind, und zwar anhand der vorigen Auslöser- und Adjektiv-Liste. Egal ob es sich um Unregelmäßigkeiten im Tagesablauf handelt, Unruhe oder Streitigkeiten zu Hause, zappelige Computer-Spiele in der Freizeit, die Inhalte der Fernsehprogramme und so weiter. Sie werden feststellen, dass sie alle regelrecht in einer Vata-Welt leben, und dass Störungen wie ADS, ADHS und vieles mehr nur eine logische Folge dessen sind.

Die bereits genannten Vata-Faktoren, beziehungsweise deren Eigenschaften, sind somit nicht in ihrem engen adjektivischen Sinne zu verstehen, sondern dreidimensional auf alle Einflüsse, Erlebnisse und Tagesabläufe zu übertragen. Ich möchte Sie durch die nachfolgende Veranschaulichungsübung in die Lage versetzen, Vata-Einflüsse wie auch Vata-Störungen selbstständig zu erkennen. Lesen Sie dazu den ersten, fett gedruckten Satz, schlagen dann das Buch zu und überlegen sie sich 2 Vata erhöhende Faktoren zu der Situationsbeschreibung. Falls Sie mehr erkennen, sind Sie predestiniert zum ganzheitlichen Beraten.

Beispiel 1
Eine stramme Wanderung über Berg und Tal im Winter in einer lustigen Gruppe

Auf den ersten Blick eine simple, harmlose Angelegenheit. Doch hier kommen gleich mehrere Vata erhöhende Faktoren zusammen, die man anfangs selten als solche erkennt: „Stramm“ geht gegebenenfalls an die Kraftreserven und führt schnell zu Erschöpfung (Substanz geht verloren, wovon Vatas wenig haben). „Berg und Tal“ bedeutet *unterschiedliches* Schritttempo und *Wechselhaftigkeit*. „Winter“ sind meist *trocken* und *kalt*. „Lustige Gruppe“ kann zum Plaudern und Scherzen animieren, was zu Ablenkung führt und das bewusste Aufnehmen der Natur verhindert.

Keineswegs bedeutet dies, derartige Aktivitäten seien generell gesundheitsschädigend. Es stellt nur eine Übung dar, die Vata-Adjektive in Tätigkeiten und Einflüssen herauszulesen. Nichtsdestotrotz sollten derartige Wanderungen nicht von Personen mit massiver Vata-Störung unternommen werden. Für Berufssoldaten, die an stramme Märsche mit Gepäck gewöhnt sind, mag dies ein erholsamer Ausflug sein, doch für den Vata anfälligen, gestressten Büromenschen ist eine anstrengende, unregelmäßige Wanderung die an die Kraftreserven geht, kein Ausgleich sondern erhöht seine Vata-Problematik, selbst wenn dies bei einmaliger Ausnahme nicht unbedingt krank macht.

Beispiel 2
Hastiges Mittagessen in überfüllter Kantine

Ein einfacher Satz, der jedoch beim Hineinversetzen in die Situation eine Fülle von Störfaktoren freilegt: *Unruhe* durch Massenandrang sowie Geräuschkulisse. Wegen Zeitmangel eventuell kein gründliches Kauen und Genießen. Falls noch eine Cola im Set ist, kommen die Eigenschaften kalt, *bewegend und luftig* dazu (Kohlensäure) ganz zu schweigen vom Koffein. Auch hier haben wir es mit multiplen negativen Vata-Einflüssen zu tun.

Es gilt also, diese durch Beobachtungen und genaues Zuhören aus den Schilderungen des Betroffenen/Patienten Vata-Faktoren herauszufiltern und richtig zu deuten. Man braucht kein studierter Psychologe zu sein um vorauszuahnen was mit nervösen, gereizten Personen geschieht, die tagtäglich in einer überfüllten, lauten Kantine ihre Mahlzeit einnehmen, was einem Teenager, der den ganzen Tag mit einem MP3-Player durch die Stadt läuft, wohl weniger schadet. Die aufgeführten Faktoren und Adjektive müssen daher in Relation zur Vorbelastung und allgemeinen Verfassung des Betroffenen gesehen werden. Derartiges geht aus der Anamnese mitsamt biografischem Hintergrund wie auch dem Gesamterscheinen des Patienten hervor.

Das intensive Beschäftigen mit spirituellen oder esoterischen Themen erhöht ebenfalls Vata, da die Thematik an sich schon dem Äther-Prinzip zugrunde liegt. (Anm.: schon das Wort: eso = *außerhalb*; terra = *Erde*) Wenn ich hier jede nur denkbare Lebenssituation, Arbeit, Hobby, berufliche oder sonstige Vata-erhöhende Betätigung detailliert aufführte, würde dies eine endlos lange Liste ergeben. Das selbstständige Herausfiltern obiger Adjektive im Umfeld und Tagesablauf der Hilfesuchenden ist für Therapeuten und Berater wesentlich einfacher, was lediglich etwas Übung bedarf. Die Liste im vorigen Kapitel soll dabei Ihr Steckenpferd bleiben und spätestens bei Ihrem ersten Beratungsgespräch in Fleisch und Blut übergegangen sein.

Ich gebe nachfolgend noch ein alltägliches Beispiel. Die Vata-erhöhenden Faktoren sind wieder kursiv gesetzt.

Schüler Tobias K. (15) wird vom schrillen Ton seines Weckers (*extrem*) unsanft und abrupt aus dem Schlaf gerissen (*plötzlich*). Nach der Morgentoilette *schnell* die *kalte* Milch über die *trockenen* Cornflakes gekippt und verzehrt, dann ab mit dem Fahrrad (wackelige *Bewegung*) zum Gymnasium. Gleich in der ersten Stunde steht eine Klassenarbeit an, welche Prüfungs*angst* und *innere Unruhe* auslöst. Danach Wechsel in den Physiksaal, wo ein neues Thema dran kommt (*Änderung*). In der großen Pause stellt er sich *ungeduldig* in der Schlange zum Imbiss an, um ein *trockenes* Teilchen *hastig* in sich rein zu stopfen. Die *kalte* Limo hilft dabei. Zwischendurch eine SMS an die Freundin senden (*nervöse, schnelle* Tastenbedienung), warum die sich seit Tagen nicht gemeldet hat (*geistiger* Bereich ist gestört, *Sorgen* etc.). Nach der Schule zu Hause angekommen, liegt eine *kalte* Pizza auf dem Tisch mit einem Zettel drauf: „Bis heute Abend! Mutti" (Abwesenheit von Fürsorge/Warmherzigkeit). Tobias schiebt den Teig in die Mikrowelle (*extrem* kurze Wellen) und vertröstet sich bis zum Abend mit Hausaufgaben und Computerspielen (*Unruhe* über optische Nervenreizung). Seine Mutter geht an fünf Tagen die Woche bis abends arbeiten. (Alleinsein *reduziert Halt sowie soziale/familiäre Verankerung*.) Die ist dann abends selber so fertig, dass für die liebevolle Zubereitung einer Mahlzeit weder Zeit noch Muße übrig ist (Es fehlt Liebe). Also *schnell* was hergezaubert aus der Tief*kühl*truhe. Um den Stress des Tages zu verdrängen, wird abends noch ein Actionfilm im Fernsehen angeschaut (*schneller Szenenwechsel,* laute *Effektmusik*) mit einer Tüte Kartoffel-Chips dazu (*trocken*). Müde, doch innerlich *angespannt* lässt Bernd sich ins Bett fallen. Er schläft *unruhig,* weil unter anderem der Film seine Fantasie beflügelt (*geistiger Bereich*). Doch was soll's – ein neuer Vata-Tag wartet schon auf ihn.

Dies ist ein trauriger doch klassischer Fall, bei dem Vata über Jahre schon bei jungen Menschen stark erhöht wird. Ein erfahrener ganzheitlich arbeitender Therapeut würde die ersten Vata-Störungen sofort erkennen, selbst wenn diese noch nicht als „krank“ definiert würden, zumindest nicht von der Schulmedizin. Doch von hier bis zur ersten Depression oder inneren Zerrissenheit und Konflikt ist es ein kurzer Weg, da Vata über die Jahre bereits einen gefährlich hohen Pegelstand erreicht hat. Gesellt sich jetzt zum Vata-Alltag ein außergewöhnliches Ereignis dazu, zum Beispiel dass die Freundin verunglückt, die Scheidung seiner Eltern oder dergleichen, läuft das Fass über: Die chronisch verschleppte Vata-Erhöhung verwandelt sich rapide in einen Vata-Schock, unter dem Tobias eventuell sein restliches Leben leidet, was dann weit schwieriger zu therapieren ist.
Das Auftreten von Vata-Störungen sind somit auch Signale, dass etwas nicht in Ordnung ist, entweder im alltäglichen Leben, im sozialen Umfeld oder am Lebensziel selbst. Die Symptome und Störungen wie sie hier genannt sind liefern somit wertvolle Hinweise, die uns auf einen Missstand aufmerksam machen wollen, in vielen Fällen sogar auf den Auslöser selbst. Das Arbeiten am Vata-Syndrom ist stets lebens- wie ursachenbezogen, nicht bloß Anti-Stress-Therapie. Ein Therapeut, der nur am Stress-Symptom oder an der Schlafstörung arbeitet, ohne die Vata-Verschiebung in ihrer Gesamtheit zu erkennen, wird das Problem daher nicht ganzheitlich gelöst bekommen. Bei vorläufiger Schlafverbesserung und scheinbarem Therapieerfolg würde sich das Kernproblem bei unerkannter Ursache später in anderer Form manifestieren.

Vorschläge für eine gezielte Anti-Vata-Therapie folgen. Ich habe obiges Fallbeispiel lediglich vorweggegriffen um zu verdeutlichen, in welch einem Vata-erhöhenden Umfeld wir uns befinden, besonders in den Großstädten sogenannter Industrieländer, und wie solche Vata-Einflüsse zu entlarven sind. Die rasante Zunahme psychosomatischer Leiden, wie es die moderne Lebensweise mit sich bringt, steht eindeutig mit provoziertem Vata in Verbindung – ein Phänomen, welches im Westen bislang verkannt wurde. Die oben aufgeführten Beispiele sollen ferner zeigen, dass eine kurzfristige Vata-Verschiebung an sich noch keine Krankheit ist, eine prolongierte Erhöhung aber sehr wohl. Das habe ich an hunderten von Fällen beobachtet, wo es über kurz oder lang zu einer Katastrophe gekommen wäre.

Eine Vata-Erhöhung löst multiple Symptome sowie verschiedene Krankheitsbilder gleichzeitig aus, mental wie körperlich. Jedes einzelne Symptom zu behandeln würde unterschiedliche Therapieansätze erfordern, die es einzeln zu überwachen gälte. Ein kolossaler Aufwand, auch zeitlich. Der Weg über die Vata-Reduzierung ist wesentlich einfacher, weil dadurch sämtliche Begleiterscheinungen ebenso verschwinden. Es wird nicht symptombezogen vorgegangen, und es wird auch nicht das Krankheitsbild isoliert behandelt.

Durch konsequentes Reduzieren von Vata reguliert sich der bioenergetische Haushalt von selbst. Die Symptome verschwinden, die Ursache kann behoben werden.

Dies erfordert eine gründliche, ganzheitliche Anamnese und Diagnose, bei der der Patient als Mensch im Mittelpunkt steht. Die gesamte Lebensweise inklusive Kindheit wird so lange durchleuchtet bis die Ursache erkannt ist. Die moderne Psychologie und Psychoanalyse kam im letzten Jahrzehnt ansatzweise zwar auch zu der Erkenntnis, dass nicht die Psychose oder das Krankheitsbild, sondern der Mensch in seiner Ganzheit im Vordergrund stehen sollte (person-centered approach), doch erst das gezielte „Scannen" nach bioenergetischen Verschiebungen gibt vollständigen Aufschluss über den Zustand der Körper-Geist-Einheit. Ich hatte in meinen 20 Jahren Erfahrung noch keinen einzigen Fall, wo diese Vorgehensweise nicht zum gewünschten Erfolg führte. Der zeitliche Aufwand sich diese Methodik anzueignen ist relativ gering.

Wie sich das Wissen über als wertvoll erweist, soll folgender Fall aus meiner Beratungspraxis verdeutlichen, wo es um ADS ging:

Bei Schüler Markus T. (13) waren die Eltern, wie so oft, der Hauptauslöser. Bei Markus kamen noch Ess-Störungen und starke allergische Reaktionen hinzu. Wie schon gesagt, wenn Vata mal so richtig aus dem Lot ist, zieht es eine ganzes Inferno an Beschwerden nach sich, weil das ganze Nervensystem überreizt und hypersensibilisiert wird, was die gleichzeitige Überempfindlichkeit gegenüber reizauslösenden Stoffen erklärt. Ich hatte seine Mutter (ein forscher, ungeduldiger, dominanter Typ) intuitiv danach gefragt, wie sie seine Wäsche wasche und lag richtig in der Vermutung dass hier, um Zeit und Aufwand zu sparen, möglichst viel in die Waschmaschine gesteckt wurde, sowohl Wäsche als auch Waschpulver. Wird die Wäsche nicht mindestens zwei mal gründlich mit klarem Wasser nachgespült, bleiben Waschmittelrückstände zurück, die beim Tragen über die Haut aufgenommen werden und dann Juckreiz auslösen, gerade bei Vatas. Das Tragen von Naturtextilien sowie das Waschen mit anti-

allergenem Waschmittel ist ADS-Patienten in jedem Fall anzuraten.
Meine chronologische Recherche ergab, dass sämtliche Vata-Symptome vor genau acht Wochen sprungartig zunahmen. Ich wollte genau wissen, welche Veränderungen zu diesem Zeitpunkt stattfanden und erfuhr, dass ein neuer Teppich ins Kinderzimmer verlegt wurde. Zwar ist ein Bodenbelag kein Auslöser für ADS, aber massiv gestörtes Vata muss nicht noch durch Allergene und andere Reizstoffe provoziert werden, die beim Spielen in die Atemwege gelangen. Der musste also wieder raus. Aggressiv machende Farben und Tapetenmuster gehören ebenfalls nicht in ein Vata-Zimmer, sodass ich eine lange Liste mitgab was zu Hause zu ändern sei. Ich gebe zu, dass die genervten Eltern nur deshalb mitspielten, weil sie bereits alles ausprobiert hatten und verzweifelt waren.
Die Ernährung musste komplett umgestellt werden, und ein Bewegungs- bzw. Ausgleichsplan musste her. Ich riet zu zweimaligem Schwimmen in der Woche. Wasser hat eine vata-beruhigende Wirkung und verhindert wegen seines Widerstandes ruckartige Bewegungen. Das Gravierendste kam aber noch. Ich hatte von vornherein den Eindruck, dass Markus nicht gerade ein Wunschkind war. ADS erscheint nicht von heute auf morgen, sondern entwickelt sich langsam über Jahre. Oft spielen Ängste im Unterbewussten eine Rolle. Angst, nicht wahrgenommen zu werden, nicht geliebt zu werden, nicht gewünscht zu sein und dergleichen. Kommen Ehekrisen oder Scheidung der Eltern hinzu, ist die Kettenreaktion vorprogrammiert. All dies erfährt man in einem ganzheitlichen, personenzentrierten Beratungsgespräch. Umfassendes Wissen über den Beginn und den Verlauf der Vata-Störung liefert zudem wertvolle Hinweise über den Ursprung der Krankheit.

Man mag sich fragen, warum unter drei Kindern nur eines ADS hat und die anderen, unter gleichen Bedingungen, nicht. Nun, jeder ist verschieden. Wer von Natur aus viele Vata-Anteile hat und dazu sensibel ist, kompensiert schlechter die Auslösefaktoren. Unglücklicherweise treten viele Faktoren zeitgleich auf; seien es lieblose, zankende, stressverursachende Eltern oder solche, die permanent den Fernseher laufen lassen; falsche Ernährung, ein aggressiv machendes Umfeld, eine Hypersensibilität aufgrund langfristiger Einwirkung von Umweltschadstoffen und dergleichen. Ich würde nicht behaupten, dass ein Anti-Vata-Programm nun die Methode schlechthin sei für alle ADS-Fälle. Die Erfahrung in der Praxis jedoch zeigte eindeutig, dass die Symptomatik signifikant nachlässt, oft sogar mehr als halbiert werden konnte. Das reduziert die Abhängigkeit von Psychopharmaka und hebt das allgemeine Wohlbefinden um ein vielfaches.

Während im Westen psychische Probleme auf rein psychischer Ebene angegangen werden, hat man im Osten erkannt, dass diese sich auch körperlich manifestieren und daher über den Körper behandelt werden können. So würde zum Beispiel ein westlich geschulter Psychologe nicht auf die Idee kommen, seinem Patienten einen Ernährungsplan mitzugeben oder Moorpackungen, medizinische Bäder und dergleichen zu verordnen.

Wie wir im vorigen Kapitel lernten, erhöht Schnelligkeit Vata. Bei näherer Betrachtung unserer schnelllebigen Zeit und der insgesamt modernen Lebensweise verwundert es nicht, dass gerade psychosomatische, also vata-bezogene Störungen, enorm zunehmen. Analysieren wir mal den allabendlichen Fernsehabend anhand der Vata-Faktoren. Das Bild eines Fernsehgerätes setzt sich zusammen aus einigen hundert Balken (Linien), und diese wiederum aus mehreren hundert Punkten. Tausende Linien und Punkte wechseln so schnell ihre Impulse und Farben, dass der Eindruck eines sich bewegenden Bildes entsteht, das vom Gehirn in Sekundenschnelle registriert, erlebt und verarbeitet werden muss. Hinzu kommen die zu verarbeitenden Informationen von Bild und Ton, die ihrerseits Vata erhöhen. Es treffen also 3 Vata-Eigenschaften zusammen: Stimulation/Sehnervreizung durch direktes, flackerndes Licht; extreme Schnelligkeit der Signale, ständiger Bild- und Szenenwechsel und zusätzlich noch die Akustik (Sprache, Musik).
Bei gleicher Betrachtzeit hatten unsere Großeltern fast keine Vata-Provokation erfahren, da bei einem Schwarz-Weiß-Film nur eine „Farbe“ weitergeleitet wird. Statt extrem schnellem Szenenwechsel mit ohrenbetäubenden High-Tech-Effekten wurde auf eine weiche, ruhige Bildfolge und schauspielerisches Können Wert gelegt. Ähnliches beim Anhören von Radiosendungen, was früher dank eines satten, fast beruhigenden weichen Klanges regelrecht entspannend war. Dank kommerzieller Sender und der Werbebranche, die elektronische Effekte und unnatürliche harte Töne bei wechselnder Lautstärke „über den Äther schickt“, ist das nicht mehr der Fall. Es leuchtet ein, warum unsere Vorfahren so gut wie keine Vata-Störungen hatten – jedenfalls nicht solche, die durch eine moderne Lebensweise ausgelöst werden.

Ein Besuch in der Disco ist pures Gift für das Vata-Gleichgewicht. Auch ohne persönliche Erfahrung wissen wir, dass nahezu alle genannten Vata-Faktoren zeitgleich einwirken. Einmal wegen der grellen Lichteffekte, teilweise durch Laser-Kanonen ausgelöst, dann die extrem laute „Musik“, die durch technische, synthetische und abrupte Klänge Vata regelrecht nach oben katapultiert.

Die Anfangszeiten à la Saturday Night Fever, als sich Rhythmen und Lichteffekte dank Bee Gees im relativ „gesunden" Rahmen befanden und Discotänze à la John Travolta halbwegs künstlerisch waren, sind vorbei. Wer heutzutage eine Großstadt-Disco besucht, hat entweder Nerven aus Stahl oder keine mehr. HNO-Ärzte warnen eindringlich vor permanenten Hörschädigungen.
Und da jede Art von Wechsel Vata erhöht, wirkt ständiger Themen- und Fächerwechsel in der Schule nicht gerade Stress entgegen. Kaum haben die Kleinen sich auf Mathe eingestellt, steht schon der Biolehrer vor der Tafel, und 45 Minuten später die Englisch- oder Geografielehrerin. Das System der Doppelstunde ist daher besser. Auch müssen die Kleinen dann weniger Bücherlast mit sich herumschleppen.
Ich glaube, dass nun der Zusammenhang zwischen moderner Lebensweise und Vata-Provokation klar wurde, und dass die Zunahme psychischer Leiden, beziehungsweise Vata-Störungen, kein Mysterium mehr ist. Hinzu kommen langes Arbeiten am PC (ähnlicher Effekt wie beim Fernsehen), Stress erzeugende Faktoren in der Umwelt und im Familienleben (Lieblosigkeit, Trennungen u.dgl.) sowie die harten Anforderungen im Berufsleben bis hin zur Angst, die Arbeit zu verlieren. Kommt dann noch eine falsche Ernährung oder ein Schockerlebnis hinzu, gerät Vata völlig aus dem Lot.

Besonders hart trifft es den Typ Mensch, der schon von Geburt an etwas mehr Vata in die Wiege bekam. Lassen Sie mich hierauf etwas später eingehen.

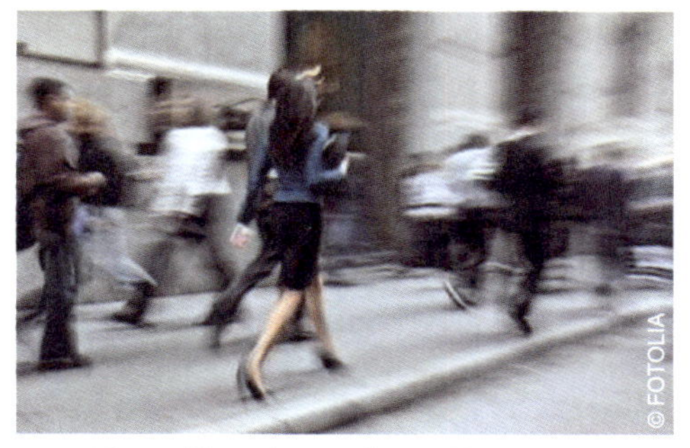

Ein geübtes Auge erkennt Vata sogar in der Gangart seiner Mitmenschen.

10 Die Vata-Auslöser

Wir haben nun viel über Vata und sein destruktives Potential erfahren. Unser Augenmerk gilt nun den verschiedenen externen Katalysatoren, also den Vata verstärkenden Einflüssen im Leben und Umfeld. Diese habe ich in fünf Gruppen zusammengefasst, die alles abdecken was Vata aus der Bahn werfen kann, psychisch, seelisch und körperlich. Obwohl die ersten beiden sich primär körperlich manifestieren, gehe ich vollständigkeitshalber darauf ein:

- **durch klimatische Einflüsse**
- **durch falsche Ernährung**
- **durch soziale negative Einflüsse**
- **durch schlechte Angewohnheiten**
- **durch innere Konflikte und seelisches Leid**

Klimatische Einflüsse

Zum Beispiel indem man schutzlos kalter, windiger Witterung ausgesetzt ist. Atypische klimatische Gegebenheiten wie kühler Sommer und warmer Winter können ebenso Vata verstärken, was sich dann meist körperlich zeigt. Typische Symptome sind kalte Extremitäten, ausgetrocknete Haut, starker Harndrang, rheumatische Beschwerden oder Gliederschmerzen.

Durch falsche Ernährung

Wir alle wissen, dass die meisten Kohlsorten Blähungen verursachen, und dass man spät abends keine Bohnen essen sollte. Kalte Getränke, Auslassen von Mahlzeiten sowie problembehaftete Unterhaltungen beim Essen können Vata genauso provozieren, besonders wenn derartiges zur Gewohnheit wird. Sekundär wird dann Vata auch auf psychischer Ebene provoziert.

Durch soziale, negative Einflüsse

Hiermit sind äußere Faktoren gemeint, die unsere psychische Gesundheit belasten, wie z.B. Mobbing am Arbeitsplatz oder in der Schule, Ärger mit den Vorgesetzten, Streit in der Familie, aber auch eine lärmige Umwelt zählt hierzu, besonders wenn diese unseren Schlaf oder unsere innere Ruhe stört.

Durch schlechte Angewohnheiten

Dies können unregelmäßige Schlafens- oder Essenszeiten sein, wie auch spätes Fernsehen, Rauchen, Drogenabhängigkeit, regelmäßige Einnahme von Alkohol oder koffeinhaltigen Getränken, später oder unzureichender Schlaf, Streitsucht, exzessive sportliche oder sexuelle Betätigung, häufiger Disco-Besuch und dergleichen.

Innere Konflikte und seelisches Leid

Hierzu zählen Orientierungsverlust, mangelnde Lebensfreude, unglückliche Ehe oder dergleichen familiäre Situationen, Diskrepanzen zwischen der äußeren und inneren Welt, Verlust eines geliebten Menschen, gebrochenes Herz, Liebeskummer, Mitansehen eines schrecklichen Unfalles, Traumata und mehr. Die meisten Asiaten würden auch Karma (Altlast aus dem Vorleben) als mögliche Ursache ansehen.

All diese Einflüsse können das empfindliche Gleichgewicht von Vata stören, sind jedoch nicht die eigentliche Ursache, denn die Vata-Verschiebung ist selbst ja nur Symptom. Wer ständig der Ursache einer Vata-Provokation ausgesetzt ist, kann noch so strikt eine Diät einhalten oder kuren, es wird ihm erst dann helfen, wenn an der Ursache gearbeitet wird, die gefunden und entlarvt werden muss. Das kann durch introspektive Betrachtung erfolgen, also durch Innenschau, Meditation, Selbstanalyse und dergleichen, oder man lässt sein Leben von einem erfahrenen Berater durchleuchten. Beratenden Berufsgruppen lege ich daher nahe, die oben genannten fünf Kategorien im Gespräch mit Klienten oder Patienten stets im Hinterkopf zu haben, da sie zur Ursachenforschung beitragen.
Wie zuvor erläutert, lässt Vata sich durch bestimmte Merkmale erkennen. Ein besonders auffälliges Erscheinen der Vata-Adjektive (schnell, unruhig, trocken usw.) deutet auf eine starke Vata-Präsenz, beziehungsweise eine gesundheitliche Störung hin. Es sind genau diese Eigenschaften, deren verstärktes Erscheinen, die ein treffsicheres Indiz für Vata sind. Wer ständig Lärm oder Unruhe ausgesetzt ist, wird selbst unruhig und erhöht dadurch seinen Vata-Pegel. Hier noch einmal eine kurze Auflistung, diesmal in Substanivform:

- **Unregelmäßigkeit**
- **Schnelligkeit**
- **Wechselhaftigkeit**
- **Kälte**
- **Leichtigkeit, Substanzlosigkeit**

- **Trockenheit**
- **Unruhe, Veränderung**
- **Extremes**
- **Geistiges, Immaterielles**
- **Schwingungen, Wellenartiges**
- **Halt-, Bindungslosigkeit (bzw. Trennung)**

Unruhe gibt es aber nicht nur im Bahnhof oder in der Kantine, und Trockenheit ist nicht auf die Haut beschränkt. Damit diese Schlüsselwörter in ihrer gesamten Bandbreite, also dreidimensional, verstanden werden, im Nachfolgenden eine Beschreibung, deren Verständnis bares Gold wert ist. Halten Sie sich stets den Lehrsatz vor Augen GLEICHES ERHÖHT GLEICHES. Sobald Sie eine oder mehrere obiger Eigenschaften aus einer Angewohnheit oder im Umfeld des Patienten herauslesen, entlarven Sie Vata. Anders ausgedrückt: Überall, wo diese Faktoren auftreten, beziehungsweise auf die Betroffenen einwirken, kommt es zu einer Akkumulation der Vata-Energie. Die nachfolgenden Situationsbeschreibungen werden dies näher definieren:

Unregelmäßigkeit

Da Vata als Gegenpol eine zeitliche Konstante im Alltag braucht, ist die regelmäßige, zeitlich festgelegte Einnahme von Mahlzeiten hierfür förderlich. Bei unregelmäßiger, zeitlich stark schwankender Einnahme oder gar Wegfall derselben, wie auch bei unregelmäßigen Schlafenszeiten, ist eine Vata-Störung vorprogrammiert oder eine bereits vorliegende wird verstärkt. Das gilt insbesondere für heranwachsende Kindern, die Struktur und Regelmäßigkeit brauchen. Dass gerade dies selten gewährleistet ist, ist mit ein Grund für den Anstieg psychosomatischer und Verhaltensstörungen. ADS geht laut meinen Beobachtungen stets mit einer starken Unregelmäßigkeit im Alltag einher. Körperlicher Ausgleich sollte in einem regelmäßigen Turnus stattfinden. Kurzfristige intensive sportliche Betätigung - dann wochenlanges Pausieren - wäre eine typische Handhabe von Vatas und ist für diese nicht gerade förderlich.

Schnelligkeit

Manch einer mag Schnelligkeit als relativ interpretieren, da sie eine Sache der Gewöhnung ist. Wer täglich mit 220 km/h über die Autobahn rast, mag weniger ängstlich auf Tempo reagieren als jemand, der sein Auto nur im Stadtverkehr benutzt. Doch das stimmt nicht ganz, denn Geschwindigkeit bei der Fort-

bewegung ist ein „Programm“ dass in unseren Genen steckt. Der Mensch hat zwei Beine und kann sich naturbedingt entweder im Gehen oder Laufen fortbewegen. Radfahren und Autofahren kamen erst im letzten Jahrhundert hinzu und war anfangs nur wenigen zugänglich. Der Temposprung von 40 km/h auf 240 km/h vollzog sich in knapp 90 Jahren und ist, trotzdem wir daran gewöhnt sind, „unnatürlich“. Menschen, die ständig rasen oder per Flugzeug fliegen, akkumulieren mehr Vata in sich als solche, die sich überwiegend zu Fuß fortbewegen oder längere Zeit an einem Ort bleiben.
Tempo gibt es auch bei der Musik. Lauschen Sie sechs Minuten langsamen Melodien, dann sechs Minuten alegretto oder staccato und beobachten Sie Ihren Puls oder Ihre Gedanken. Wenn schnelle Rhythmen einhergehen mit unregelmäßigen, unnatürlichen Klängen wie bei Techno-Musik oder Heavy Metal, erhöht sich Vata unverzüglich um ein Vielfaches. Schnell kann sich auch auf die Zubereitung von Speisen (Fast Food) sowie den Verzehr derselben beziehen.

Schnelligkeit, gepaart mit Druck gibt es in der modernen Arbeitswelt. Früher ließen die Menschen sich Zeit mit der Beantwortung handgeschriebener Briefe. Heute müssen E-mails sofort beantwortet werden oder der Versender fragt ungeduldig nach. Man spricht nicht umsonst von einer schnelllebigen Zeit. Das flotte Tippen am Computer kann zwar korrigiert werden, lädt aber zu Flüchtigkeit und Gedankenlosigkeit ein. Das rastlose Zappen geht dann abends weiter an der TV-Fernbedienung, wobei die Filme der heutigen Zeit an irre schnellem Szenenwechsel kaum zu überbieten sind. Der schnelle Bildwechsel kann kaum verarbeitet werden. Selbstverständlich hat dies eine Vata erhöhende Wirkung.

Wechselhaftigkeit

Diese ist in der heutigen Zeit längst nicht mehr auf launisches Herbstwetter beschränkt. Wer sich ständig auf neue Kunden oder Situationen einstellen muss, bleibt von diesem Vata-Auslöser nicht verschont. Häufiger Wohnort-, Partner- oder Jobwechsel erhöhen ebenfalls Vata. Stau oder Kriechverkehr, bei dem man ständig zwischen Gaspedal und Bremse wechseln muss, sowie Wechsel von Sommer- auf Winterzeit stören ebenso das empfindliche Rhythmusprogramm im Körper.

Kälte

Beinhaltet nebst klimatischer Einflüsse auch emotionale Kälte wie sie in der Gesellschaft zu finden ist. Solche, die von Natur aus etwas mehr Vata in sich tragen, leiden besonders unter der Gefühlskälte anderer und sollten deren Nähe meiden.

Kälte steckt nicht nur im Winter, sondern auch im Essen. Gemüse aus dem Tiefkühlfach sollte nur hin und wieder verzehrt werden, da die Energetik der Kälte selbst nach dem Erwärmen noch im Essen steckt. Kalte belegte Brote oder Salate sollten bei Vata-Geschädigten besser im Kühlschrank bleiben, gerade in der kühlen Jahreszeit.
Vorsicht ist auch geboten bei kalten, grellen Farben, oder Kälte wie sie von unnatürlichen Lichtquellen aus geht. Wer sich solchem stundenlang aussetzt, darf sich über den Anstieg von Vata und Stress nicht wundern. Es ist ein Jammer dass wir aufgrund eines EU-Beschlusses bald keine normale Glühbirnen mehr haben.

Leicht, substanzlos

Leichte Kost mag im Sommer oder bei mangelndem Appetit genau das richtige sein, doch generell braucht Vata eher was deftiges, wärmendes, gehaltvolles – also Substanz, Masse, Erdung und der gleichen, um sich zu schützen. Substanzlos wäre in diesen Zusammenhang auch das Trinken von zu viel Wasser, da dieses Getränk für Vatas zu leicht ist. Tees mit Honig aber auch Obstsäfte sind besser.

Leichte Kleidung, die nicht ausreichend vor Wind und Kälte schützt, lädt ebenso Vata-Störungen ein, auch wenn diese mehr körperbetont sind. Berufstätige, gestresste Frauen, die spät abends noch im Mini-Rock ausgehen, brauchen sich nicht zu wundern, wenn sie es mal wieder an der Blase haben, die ohnehin im Vata-Bereich liegt.

Trockenheit

Ein Urlaub in sandig trockenen Wüstenregionen ist genauso vata-erhöhend wie der Verzehr von trockener Nahrung wie Chips, Salzstangen, Nüssen oder Müsli-Riegeln. Eine Bio-Sauna ist der extrem trockenen Variante vorzuziehen. Alle Faktoren mit austrocknender Wirkung sind Negativ-Einfluss für Vata. Es ist daher kein Zufall, dass Menschen mit Vata-Störungen generell zu stark trockener Haut und Faltenbildung neigen sowie vorzeitige Alterungserscheinungen aufweisen.

Unruhe, Veränderung

Jegliche Art von Veränderung und Unruhe im Alltag oder im Leben selbst erhöht Vata. Ein permanent unruhiger Schlaf (egal ob durch Sorgen ausgelöst oder Wasseradern) kann einem nicht nur Kraft sondern den letzten Nerv rauben. Hier muss sofortige Abhilfe geschaffen werden. Starke Veränderungen im Leben stören die empfindlichen Vatas gerade wenn es sich um gravierende, einschneidende Erlebnisse handelt in Verbindung mit Trennung oder Verlusten. Betroffene verlieren schnell den Boden unter den Füssen; eine Redewendung, die auf Mangel an Erde (Erdung) hindeutet.

Extremes

Um diesen Aspekt zu verstehen, muss man sich vergegenwärtigen, dass Vata unendliches Ausdehungspotential besitzt. Man denke hierbei an Äther, beziehungsweise an die unendlichen Weiten des Weltraumes. Nur Kapha (Erde) kann dem eine Schranke, ein Limit entgegensetzen. Es sind daher die Vatas unter uns, die selten die Bremse finden. Sei dies beim Fernsehen (man wollte sich nur einen Beitrag nach dem Abendessen anschauen und landet dann beim Mitternachtsfilm) oder bei plötzlichem Interessenwechsel: sie sind von irgendetwas total begeistert, steigern sich dann euphorisch ins Unermessliche, nur um drei Tage später völlig desinteressiert festzustellen, dass es falscher Alarm war – ein anderes Extrem.
Extreme Freude, Trauer oder Enttäuschung sind nur wenige Beispiele, wie sie in Vata-Gestörten vorzufinden sind. Alles (extrem) Gegensätzliche ist also nicht nur Bestandteil von Vata, sondern löst es auch aus. Der Begriff „bipolar" (in der Psychologie als manisch-depressiv verstanden) könnte es nicht besser beschreiben. Es sind die Vatas unter uns, die sich drei Tage lang nur von Schokolade oder Chips ernähren könnten, ohne dass ihnen etwas fehlt. Extrem, im Sinne von unnatürlich, können auch elektromagnetische Wellen sein, bei dessem längeren Aussetzen Vata provoziert wird, verursacht durch Handys oder Mikrowellen, welche die Energetik des Essens auf unnatürliche Weise verändert.

Da sich Vata überwiegend im geistigen Bereich, beziehungsweise im Kopf abspielt, sind extreme sexuelle Fantasien ein Nebenprodukt dieser Wirkkraft. Hier muss ein gesunder Kompromiss gefunden werden zwischen Ausleben und Einhalt gebieten, da sich Vata sonst ins Uferlose schaukelt und zu ernsten Schäden führt, körperlich wie mental und sozial. Abgesehen davon ist schneller Sex natürlich auch vata-erhöhend und sollte die Ausnahme bleiben. Wie Sie zwischen den Zeilen bemerkt haben, ist der moderne, berufstätige Stadtmensch einer Fülle dieser Vata-Provokationen ausgesetzt, wobei ein einzelner Faktor nicht gleich krank macht. Es ist die Summe der Faktoren denen wir tagtäglich ausgesetzt sind, und die es zu entlarven gilt. Wie sich dieses Wissen in der Praxis bewährt oder zum Beispiel bei der Ursachenforschung von Psychosen äußerst hilfreich ist, wird an entsprechender Stelle erläutert.

Der beste Ausgleich für einem Vata-Geplagten wäre, eine liebevolle, erdende Partnerin zu haben, die regelmäßig für ihn kocht und ihn mit ausgiebigem Körperkontakt und reichlich Streicheleinheiten in den Himmel schickt und gleichzeitig erdet. Das gleiche gilt selbstverständlich für die Frauen.

Doch damit möchte ich Vata-Störungen keinesfalls verharmlosen. Ich garantiere Ihnen, dass Sie mindestens zwei der oben erläuterten Auslösefaktoren im Leben von Patienten finden werden, die an Depressionen, Bullimie, Anorexia oder anderen Psychosen leiden.

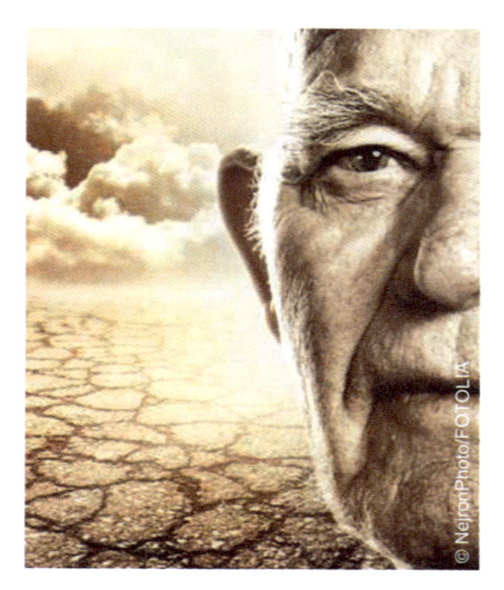

So wie Vata in der äußeren Natur fruchtbare Böden rissig werden lässt, trocknet es unsere Haut aus. Intern führt Vata zu Verstopfung, Herzrasen, Krämpfen (PMS u. dgl.) sowie Blähungen. Betroffene müssen u.a. windige Orte, Stress und trockene Mahlzeiten meiden.

11 Vata-Zonen und Beispiele aus der Praxis

Auch wenn sich dieses Buch primär der psychischen und geistig-seelischen Gesundheit widmet, es wäre ohne kurze Abhandlung der körperlichen Bereiche unvollständig. Das Erkennen physischer Vata-Störungen ist auch aus folgendem Grunde nützlich: Leidet eine Frau zum Beispiel an chronischer PMS (Krämpfe im Unterleib, also Vata-Zone) mag dies zunächst eine somatische Symptomatik sein. Der Auslöser liegt jedoch erfahrungsgemäß oftmals im Umfeld, beziehungsweise in einer stressigen, emotional gestörten Lebenssituation, somit im psychischen Bereich. Das Wissen um die Vata-Zonen liefert wertvolle Rückschlüsse zur Ursache und den Zusammenhängen in der Körper-Geist-Einheit.
Körperliche Beschwerden geben Rückschluß über Störungen und Auslöser im psychischen Bereich. Magengeschwüre können das Resultat von Stress oder Burn-Out sein. Errekionsschwäche kann durch Ängste ausgelöst werden und so weiter. Ähnlich ist das mit Vata, dessen körperliche Manifestation auf die eigentliche Entstehung im geistigen Bereich, eventuell im sozialen Umfeld hinweist. Der Zusammenhang zwischen „Problemzone“ im Inneren und Vata-Provokation im Äußeren liefert wertvolle Hinweise bei der Ursachenforschung da beide in einer Wechselbeziehung stehen. Aus diesem Grunde ist es nützlich, die körperlichen Vata-Zonen zu kennen, auch wenn unser Augenmerk der Psychosomatik gilt. Außerdem werden diese Zonen ohnehin von Vata dominiert, sodass sie automatisch als “Problemzone” bei Vatas gelten.

Vata hat seinen **Hauptsitz** im **Dickdarm**. Weitere Vata-Zentren sind im gesamten **Unterleibsbereich**, also Urogenital-System, Uterus, Blase und so weiter, sowie in den **Nervenbahnen**, was es für neurologische Erkrankungen interessant macht, ferner im **Ohr**. Die komplette Haut gehört in den Vata-Bereich. Das Gehirn untersteht einer anderen bioenergetischen Wirkkraft mit Ausnahme der Zentren, wo die Weiterleitung von **Sinneseindrücken** und die Ausschüttung von Hormonen stattfindet (Hypothalamus und Hypophyse), was von Vata reguliert wird. Mini-Zentren sind in der Schilddrüse und anderen Drüsen, während die Hormone selbst dem Erd-Element zugeordnet werden, da es sich um Substanzen handelt.

Auch von der Schulmedizin hört man Aussagen wie „im Darm sitzt das zweite Gehirn des Menschen“, weil sich dort Sensoren und Nervenenden in millionenfacher Anzahl befinden. Der Volksmund sagt, die besten Entscheidungen werden vom Bauch heraus gemacht. Zudem sitzt das Hauptenergiezentrum des

Menschen gemäß chinesischer Medizin im sogenannten Tan-Tien, kurz unterhalb des Nabels. Es gibt unzählige Bücher zum Thema Darmreinigung und -sanierung, weil die dort abgelagerten Gifte dem restlichen Organismus schaden. Die Colon-Hydro-Therapie beruht hierauf. Außerdem entstehen hier Winde und giftige Gase, also ein regelrechter Vata-Akkumulator.

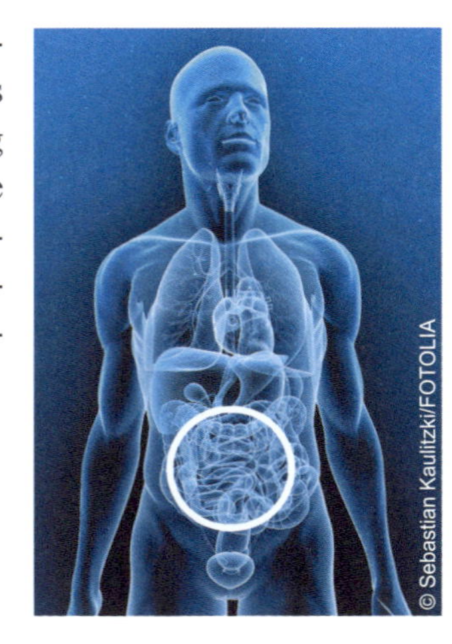

Zum Unterleibsbereich

Die Blase ist ein Hohlkörper (Raum), folglich Vata-Bereich. Reizblase, unvollständige Entleerung, Neigung zu Entzündungen und dergleichen sind typisch bei Vata-Störungen. Dass derartige verstärkt bei Stressbelastung und Kälteeinwirkung (Vata-Akkumulatoren) auftreten, verwundert daher nicht. Krämpfe vor und während der Regel, atypische Blutungen und so weiter fallen in diesen Bereich genauso wie vorzeitige Ejakulation und Mangel an Sperma oder Scheidensekreten.

Die Ohren

bilden mit ihren Gehörgängen (Hohlräume) ein regelrechtes Schlupfloch für Vata, wo es sich auch gerne ansiedelt und die verschiedensten Krankheiten auslöst. Von Tinnitus bis Hörverlust oder Druck auf den Ohren. Tauchen ist für Vata-Gestörte tabu. Geräusche tragen sich mittels Schallwellen fort, und dieser Bereich unterliegt dem Äther. Sowohl Akustik wie auch Transport (von Schall) fallen daher in den Vata-Bereich, was erklärt warum Vata-Geplagte besonders empfindlich auf Geräusche und laute Musik reagieren. Doch selbst Gesunde können durch Lärmbelästigung eine Vata-Störung bekommen. Steigt der Stresspegel infolge von Zank oder unliebsamer Worte, sagt man „ich kann es nicht mehr hören“. Da die Ohren aber nicht verschließbar sind wie die Augen,

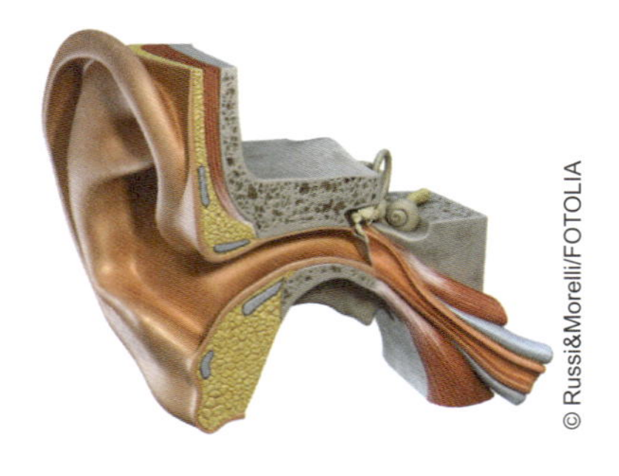

kann diese Art von Psycho-Stress durchaus zu Gehörverlust, Tinnitus oder ähnlichem führen. Über das Gehör kann umgekehrterweise Vata auch ausgeglichen werden, was sich die Musiktherapie zu Nutze macht. Eine Gutenachtgeschichte mit ruhiger Stimme vorgelesen entsendet selbst zappelige Kinder ins Reich der Träume.

Die Nerven

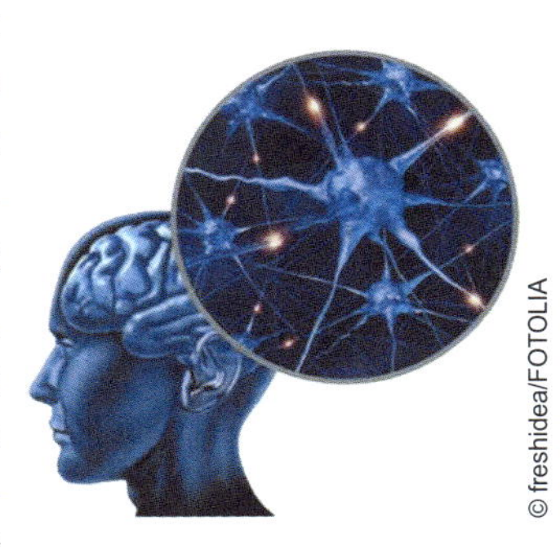
© freshidea/FOTOLIA

Nerven sind bioelektrische Impulse, die sich über mikroskopisch kleine, hauchdünne Kanäle, den Nervenbahnen, weiterleiten, was in unvorstellbar schneller, stromähnlicher Geschwindigkeit geschieht. Der Geschwindigkeitsfaktor allein lässt es schon zum Aufgabenbereich von Vata machen, während Impulse auf Transport und Bewegung hin deuten. Schmerzen, Krämpfe und dergleichen werden daher von Vata kontrolliert und weitergeleitet, auch solche, die sich der Patient laut Arzt nur einbildet, beziehungsweise wo weder ein organischer noch nervlicher Schaden feststellbar ist. Das gesamte psycho-neurologische System inklusive all unserer Reflexe unterliegt Vata.
So mancher hartgesottene Schulmediziner mag einwenden, dass all dies ja dem vegetativen Nervensystem entspräche, welches auf autonome Weise die Tätigkeit von Herz, Lunge, Magen, Darm, Harnblase und Peristaltik beeinflusst. Das stimmt auch, wobei das vegetative System mitsamt Hypothalamus jedoch grobstofflicher ist als die feinstoffliche Vata-Energie. Letztere steht hinter all diesen Abläufen, inklusive antagonistischem Zusammenspiel von Sympathicus und Parasympathicus, da es den kompletten mentalen und neurologischen Bereich steuert. Eine Fehlfunktion im Hypothalamus, welcher mit den verschiedenen Organen in Verbindung steht, wird daher primär von Vata verursacht. Eine Störung des Parasympathicus, der für Entspannung und Regeneration zuständig ist, wird ebenfalls von Vata verursacht. Lassen Sie uns nicht vergessen, dass es sich bei Vata um feinstoffliche Bewegungsenergie handelt. Das komplexe Nervensystem könnte ohne diese Wirkkraft die vielen Funktionen nicht ausführen, schon gar nicht auf der absolut feinstofflichen Ebene, die für den geistig-seelischen Bereich zuständig ist. Beide brauchen einander um reibungslose Abläufe zu garantieren: (Para)Sympathicus mit Nervensystem und Vata. Nervenimpulse rasen fast mit Lichtgeschwindigkeit durch ein Gewirr von Bahnen und Kanälen. Die Vata-Energie dahinter ist noch subtiler, noch fein-

stofflicher und ähnelt elektrischen Entladungen in der Natur (Blitze) oder Strahlen und Lichtwellen im Weltraum (Makrokosmos). Die Schulmedizin dagegen versteift sich auf die sichtbaren Teile des Gehirns und die Drüsen und Nervenzentren, da diese mit dem Auge erkennbar und mit Namen darstellbar sind.

Die Haut

Die Haut, des Körper`s Schutzhülle, wird vorschnell dem Erdelement zugeordnet. Die millionenfache Anzahl von Nerven und Sensoren unter der Haut macht sie jedoch zur wichtigen Vata-Zone. Ein Defizit an körperlicher Berührung erhöht Vata mindestens so stark wie es unangenehme Schallwellen tun. Das bedeutet auch, dass Vata über die Haut reguliert werden kann. Das Auftragen von warmem Öl mit der breiten flachen Hand auf den ganzen Körper, wie es in Ayurveda-Zentren angeboten wird, reduziert Vata stärker als klassische Massagen oder andere Therapien. Streichelt man ein weinendes Kind, beruhigt es sich. Hautkrankheiten wie Neurodermitis, Schuppenflechte (Schmetterlingskinder), Juckreiz usw. stehen in Verbindung mit provoziertem Vata im Hautbereich.

Am Rande bemerkt:

In der Ayurveda-Medizin geht man an Dickdarm-Vata besonders trickreich heran: Die Ärzte im alten Indien fanden heraus, dass Öl eine feinstoffliche Verbindung mit Vata eingeht (sowie mit anderen Giften). Seither werden in Indien und anderenorts Einläufe mit mediziniertem Sesamöl bei massiven Vata-Störungen eingesetzt. Ich selbst war mehrmals Zeuge und Assistent bei einer Serie solcher Einläufe, unter anderem an einem jungen Deutschen in Sri Lanka, der wegen Hemiplegie in meine dortige Klinik kam. Ursprünglich ausgelöst wurde sein Leiden durch Kontakt mit Insektiziden beim heimischen Weinanbau. Diese griffen sein Nervensystem an und verursachten eine akute multiple Lähmung, welche in acht Jahren kontinuierlicher Therapie zwar gemildert aber nicht kuriert werden konnte. Die Vorgehensweise meines Ärzteteams war, das im Körper angestaute Vata bewusst in den Dickdarm zu leiten, um es von dort mittels spezieller Einläufe auszuleiten. Bereits nach der dritten Anwendung war eine deutliche Besserung fest zu stellen, und nach der sechsten hätte man von einer Spontanheilung sprechen können. Der junge Mann flog nach einem Monat geheilt nach Hause.

Nebst Körperzonen gibt es Zeitzonen die von Vata dominiert werden. Es ist gut, diese zu kennen, da bestimmte Erkrankungen nach ihrem tageszeitlichen und altersbedingten Auftreten (typisch oder atypisch) differenziert zu bewerten sind.

Das Alter

Da Vata für jede Art von Veränderung zuständig ist, unterliegt Altern, Wachsen und Reifen seiner Energetik und nimmt im fortgeschrittenem Alter zu. Diese Erhöhung setzt unabhängig vom Typ zwischen dem 42. und 48. Lebensjahr ein und steigert sich dann. Je älter, desto stärker wird es. Es gilt aber auch die umgekehrte Formel: Je stärker das Vata, desto schneller altert man. Typische altersbedingte Vata-Erscheinungen sind z. B. Inkontinenz, Osteoporose, Ängstlichkeit, Nervosität, Faltenbildung, trockene Haut, Vergesslichkeit, Hörprobleme, schlechter Schlaf; nahezu die gesamte Vata-Palette. Apropos, Anti-Aging, beziehungsweise Verjüngung, wird in Indien erfolgreich durch vata-reduzierende Maßnahmen erzielt.

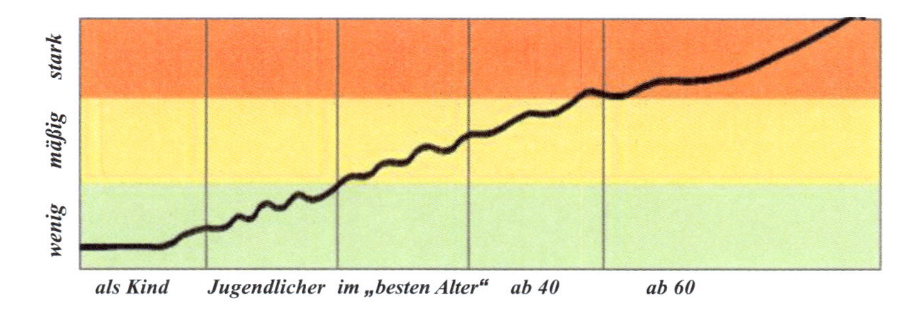

Tages- und Jahreszeiten

Da Vata stark an den Biorhythmus der Erde geknüpft ist, tritt es aufgrund des Wechsels von Tag und Nacht zu differenzierten Tageszeiten auf. Die Wirkkraft ist besonders stark um 4 Uhr morgens. Daneben wirkt sie verstärkt zwischen den Jahreszeiten, insbesondere im Spätherbst (statistische Suizidzunahme). Zu diesen Zeiten nimmt nicht nur die Vata- Energetik in der Natur und im Menschen zu, sondern auch die entsprechende Symptomatik. Asthmatiker zum Beispiel haben um diese Zeit verstärkt Anfälle. Es ist kein Zufall, dass Menschen mit Schlafstörungen um 4 Uhr (+/- 1 Std.) aufwachen, da dann die Vata- Energie am stärksten ist; im Menschen und in der Natur. Ein zweiter, etwas minder starker Vata-Schub findet um 4 Uhr nachmittags statt. Ein beruflicher Seefahrer erklärte mir, dass überall auf der Welt pünktlich um 16 Uhr die Passat-Winde einsetzen, egal wo man sich gerade befindet.

Sonstige Regionen

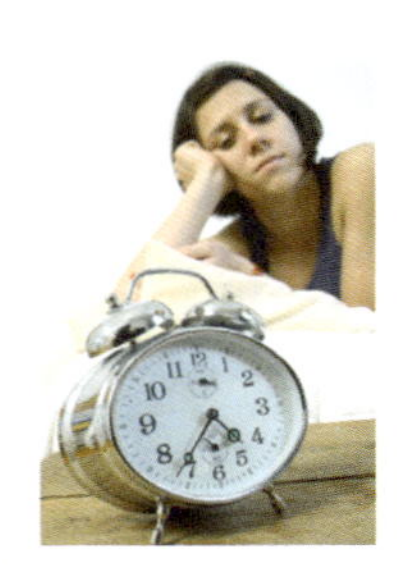

Neben Blase, Uterus und Darm sind im Prinzip alle Hohlräume von Vata besiedelt (Raum), also auch die Nasen- und Nasennebenhöhlen, die Speiseröhre und die Mundhöhle. Hier zeigt es sich bereits am „Eingang“: Ein auffallend kleiner oder großer Mund sowie schmale, dünne Lippen weisen auf Vata-Dominanz in der Person hin; ferner unregelmäßige Zähne und Karies. Auch trockene, rissige oder spröde Lippen können ein Indiz für Vata sein. Und alles, was im Mund so abläuft: Verschlucken, schnelles Sprechen, Versprechen, Zähneknirschen und Mundtrockenheit. Apropos Zähneknirschen, was selbst bei gestressten Jugendlichen im Schlaf vorkommt: das gesamte Unterbewusstsein wird von Vata regiert, somit auch unsere Traumwelt. Vata-dominierte Menschen träumen häufig vom Fliegen, Weglaufen, Angst und von Bedrohungen und haben utopische bis fantasievolle Träume, auch in Bezug auf Erotik. In der Welt der Imagination und Voraussehung sind sie zu Hause.

Am Rande bemerkt:

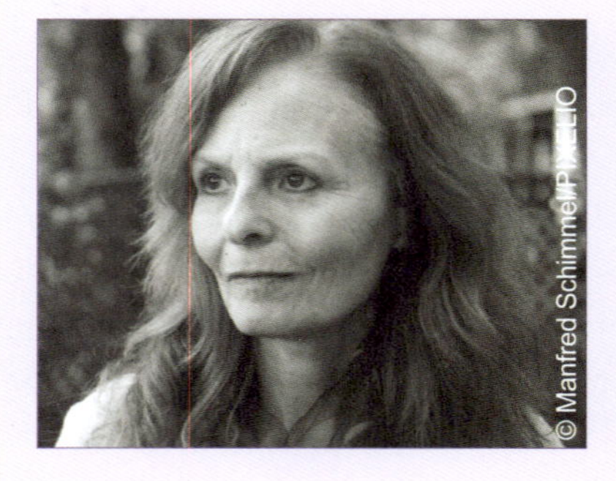

Da Vata zuständig ist für Wachstum und Altern, zeigt es sich besonders in Menschen, die erheblich älter aussehen als sie sind. Sie haben fast immer mit Vata-Störungen zu kämpfen, im körperlichen, psychischen sowie im geistig-seelischen Bereich. Diese Vata-Geschädigten haben entweder extrem hohe Anteile in ihrem Ur-Muster, ein sehr stressiges, unregelmäßiges Leben oder erlitten einen Schicksalsschlag, bzw. Vata-Schock, der nie ganz ausheilte.

Zwei Fälle aus der Praxis

Die gesamte Umwelt kann gemäß der zuvor genannten Adjektive gescannt, beziehungsweise durchleuchtet werden. Auf den Menschen und seine Gesundheit bezogen, sind es die selben Eigenschaften, die seine Vata-Dominanz verraten. Die folgenden Fallbeispiele sollen die Anwendung dieses Wissens im Beratungsalltag verdeutlichen.

Frau S. (58) aus Bern kam zur Kur nach Baden-Baden weil sie regenerieren wollte und unter Schlafstörungen litt. Die Anamnese ergab, dass ihr Vata in den letzten fünf, sechs Jahren stark zugenommen hatte. Ihr Schlaf war extrem leicht, mit Aufwachzeiten zwischen 4 und 5 Uhr früh, also pünktlich zur Vata-Zeit. Auch hatte sie nach dem Aufstehen leichte bis starke Kopfschmerzen sowie gelegentliche Schmerzen im unteren Lendenbereich (Vata-Zone), die nachmittags leicht zunahmen (Vata-Zeit).
Die Anti-Vata-Massagen, die nebst Entspannung auch entgiften, taten ihr gut. Sie gewann schnell an Lebensfreude, bangte jedoch um den Tag, wo sie wieder in die Schweiz musste. Mehrere Gespräche, bei denen mein Augenmerk dem ursprünglichen Auslöser galt, ergaben folgendes: Die für Vata typischen Symptome begannen alle im selben Lebensabschnitt, mussten also einen gemeinsamen Verursacher haben. Und so war es auch.
Im Alter von 51 wurde Frau S. von ihrem Mann verlassen, was sich radikal auf ihr Selbstwertgefühl auswirkte. Die Menopause, laut ihr "eine Tortur", machte ihr zusätzlich zu schaffen, sodass sie sich in eine deprimierte, negative Stimmung begab. Nach dem Gesetz "Gleiches zieht Gleiches an" zog sie energetisch negative Personen wie Situationen an. Vor 6 Jahren mietete sie ein kleines Haus auf dem Lande, in der Annahme die Natur würde ihr helfen, doch das Umfeld stimmte vorne und hinten nicht. Normalerweise hätte sie derartiges sofort erkannt, doch ihre "Antenne" war blockiert. Als sie dann einer Nachbarin half den Gartenzaun zu streichen (gegen ihre innere Stimme, wie sie sich entsinnte), atmete sie dabei giftige Dämpfe ein, was die toxische Belastung und die nachfolgenden Kopfschmerzen auslöste. Als wir alle Ereignisse der letzten Jahre analysierten, fiel ihr auf, dass ihre eigene Negativität seit der Trennung eine Kettenreaktion ausgelöst hatte. Zu allem Unglück lag sie beim Schlafen mit dem Kopf Richtung Norden (ungünstige Schlafrichtung), noch dazu auf Wasseradern, die sich als Ursache für Ihre Müdigkeit und die Rückenschmerzen am Morgen entpuppten. Ich erklärte ihr, dass die Kur ihr Vata wieder ins Lot gebracht habe und sich dies positiv auf ihr Gemüt auswirke. Um dieses Gleichgewicht zu halten, müsse sie ein Ernährungs- und ein Anti-Vata-

Programm einhalten. Ich bat sie zu überlegen, eventuell wieder in die Stadt zu ziehen wegen dem kulturellen Angebot; sie könne einen Tanzkurs belegen, da sie Musik liebte, und dadurch auch wieder Kontakt zu Männern bekäme. Mit klaren Vorsätzen für die Zukunft und guter Dinge fuhr sie nach Hause. Ohne diese lebenswichtigen Erkenntnisse, ausgelöst durch ihre Vata-Störungen, wäre sie depressiv geblieben und hätte sich weiter in einen Negativ-Sog ziehen lassen.

Dieser Fall soll verdeutlichen, dass ein chronologisches Aufrollen Vata bedingter Erkrankungen stets auch Rückschlüsse über die eigentliche Entstehung liefert. Bei Frau S. war die Vata-Verschiebung ein SOS-Signal ihrer notleidenden Seele gewesen.

Frau K. (49) aus München machte eine Kur bei mir in Sri Lanka. Aufgrund ihres Aussehens schätzte ich sie zunächst auf 60 bis 65 und bin heute noch froh, dass ich diese Zahl nicht aussprach. Es gibt nur einen Grund, warum manche wesentlich älter aussehen als sie sind: erhöhtes Vata.
Sie klagte über chronische Verstopfung, ständig kalte Füße und mangelnden Schlaf, alles Indizien für stark provoziertes Vata. Ich vermutete eine unregelmäßige Lebensweise oder einen sehr stressigen Beruf. Beides war der Fall. Von Beruf war Frau K. Reiseleiterin. Sie flog oft zwischen Deutschland und Asien und musste sich um die Betreuung und touristische Führung von Reisegruppen kümmern. Es gibt wohl kaum einen Job, der Vata mehr aus dem Lot bringt: ständiger (Orts)Wechsel, Stress mit den Fluggesellschaften, viele fragende Menschen um sich, Klima- und Zeitänderungen, dadurch auch unterschiedliche Mahlzeiten, einstellen auf verschiedene Sprachen, mangelnde Bewegung im Flieger auf langen Strecken, ganz zu schweigen von der restlichen Hektik, die mit dem Organisieren zu tun hat. Ein geregelter Rhythmus, wie er für Vata so wichtig wäre, fehlte gänzlich. Das schlimmste war jedoch, dass sie uneinsichtig war.
Sie ernährte sich oft von Rohkost, in der Annahme das sei gesund und trank abends gerne Bier (kalt & gashaltig = Vata) weil das entspanne und müde mache. Sie wollte wissen woher die kalten Füße kommen, selbst in heißen Ländern. Ich brauchte meine ganze Geduld und Nachsicht, um sie nicht fort zu schicken, denn sie wusste scheinbar alles besser. Im letzten Augenblick erkannte ich aber, dass dieses Muster durch ihre vielen Erklärungen geprägt wurde, beziehungsweise ihr führerhaftes, lehrerähnliches Agieren vor den vielen Gruppen. Jede Unwissenheit oder Unsicherheit wäre ihr als Schwäche oder Unprofessionalität ausgelegt worden.

Ich machte ihr daher den Vorschlag, es doch mal mit einem Anti-Vata-Programm zu versuchen. Sollte sich nach einer Woche keine Besserung zeigen, hätte sie nichts als etwas Zeit verloren. Andererseits aber würde sie eine Methode besitzen, die ihr zu mehr Gesundheit und auch noch zu jüngerem Aussehen verhülfe. Sie willigte ein, und wir blieben in Kontakt. Meine "Rechnung" ging auf. Sie konnte kaum glauben, dass mit wenigen Umstellungen so viel erreicht werden kann. Auch nahm sie sich nun öfters eine Auszeit, um wenigstens ein paar Wochen lang einen ruhigen, geregelten Tagesrhythmus zu haben. Zwar war ihre Arbeit weiterhin vata-erhöhend, doch die Gegenmaßnahmen hielten den körperlichen Schaden wie auch den Stress in Grenzen.

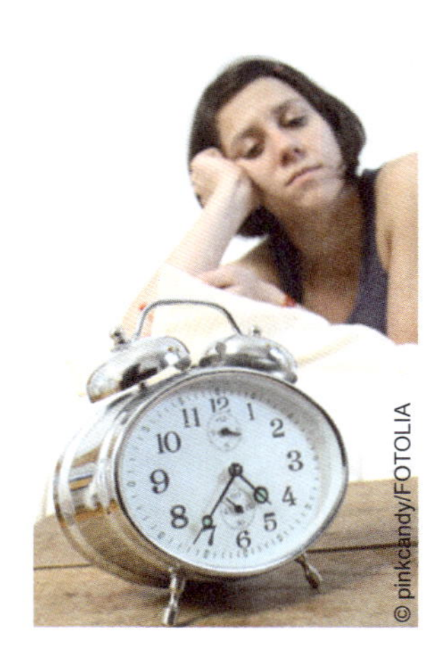

Kurz notiert:
Ältere Menschen werden bevorzugt von Vata-Störungen heimgesucht, da diese Energetik im Alter ohnehin stark zunimmt. So überrascht es Kenner dieser Materie nicht, dass Ältere ab 60 von Ängstlichkeit oder Inkontinenz befallen werden, oder dass Vata-Geplagte mit Vorliebe nachts um 4 Uhr wach werden, weil dann diese Bioenergetik sowieso dominiert. Das ist die Zeit, wo die Nacht allmählich zum Tage wechselt, während mittags, wenn die Sonne im Zenit steht, die Verbrennungsenergetik Pitta (Feuer) das Oberkommando hat. Patienten mit bösartigen Entzündungen oder starken, juckreizauslösenden Allergien, erleiden zu dieser Tageszeit einen heftigen Schub, was in Anbetracht des Biorhythmus der Natur nichts besonderes ist.

12 Vom Glück und Unglück, ein Vata-Typ zu sein

Vorwort: Es gibt in diesem Kapitel einige Parallelen zum Vata-Typ der Ayurveda-Lehre, doch ich betone, dass ich diese nicht übernommen habe. Durch akribisch genaues Beobachten meiner Umwelt, ferner durch meine Erfahrungen in 25 Jahren mit hunderten von Gesundheitsuchenden in sieben verschiedenen Ländern kam ich zu den nachfolgenden Erkenntnissen. Ich habe bislang keinen einzigen Lehrsatz aus Ayurveda blind übernommen, ohne ihn nicht selbst angewandt, erprobt, bestätigt und selbst oder an anderen erfahren zu haben. Insofern muss ich der Ayurveda-Lehre ein Kompliment machen, deren Aussagen korrekt sind und sich mit meinen Feststellungen decken. Allerdings habe ich zusätzliche Erkenntnisse gewonnen, die ich in diesem Buch weitergeben will.

Vata ist in jedem Menschen vorhanden und je nach Belastung und Lebensweise mal stärker, mal schwächer. Derartige Schwankungen gehören zum gesunden Toleranzrahmen (s. Grafik S.36). Ungeachtet umfeldbedingter oder sozialer Einflüsse übt noch der Biorhythmus der Erde einen Einfluss aus, der global in allen Lebewesen diese Wirkkraft um 4 Uhr morgens und noch mal um 4 Uhr nachmittags besonders stark ansteigen lässt.
Unabhängig dieser natürlichen Schwankungen ist Vata von Geburt an unterschiedlich stark geprägt. Anders ausgedrückt: Manche haben von Anfang an viel, andere weniger davon. Den vorgegebenen Anteil bekommt man quasi in die Wiege gelegt und kann nichts dagegen unternehmen. Es ist wohl der einzige Prozentsatz im Leben der unverhandelbar ist. Das Konzept eines „Vata-Typs“ gab es schon zu Zeiten der griechischen Antike, dort als “Leptosom“ bezeichnet; ein Modell, das bis heute von der Schulmedizin übernommen wurde. Die Griechen assoziierten den Leptosomen übrigens mit dem Element Äther.

Die Wirkkraft von Feuer wird Pitta, die von Wasser und Erde zusammengefasst als Kapha genannt, weil es sich bei beiden um Materie, beziehungsweise Substanzen handelt. Pitta ist für alle Prozesse, Verbrennungs- und Stoffwechselvorgänge verantwortlich sowie für die Temperaturerhaltung und das Temperament. Entzündungen oder Fieber zum Beispiel sind typische Pitta-Krankheiten. Auf psychischer Ebene kann überstarkes Pitta Wut, übertriebenen Ehrgeiz, permanente Eifersucht sowie starkes Dominanzverhalten auslösen. **Kapha** (Wasser und Erde) dagegen ist weder vibrierende, expandierende Energie, wie bei Vata, noch ein loderndes, verzehrendes Feuer (Pitta), sondern einfach nur Materie. Doch so „tot“ und leblos wie sie auf den ersten Blick erscheinen mag, ist sie nicht. Auch hieraus entsteht eine Wirkkraft, ohne die es kein Leben auf unserem Planeten gäbe. Kapha hat die Aufgabe des Stabilisierens, Festigens, Form- und Haltgebens, des Speicherns, Schützens und Materialisierens. Kapha ist, auf die menschliche Psyche übertragen, Erdung.

Diese drei Wirkkräfte sind in allen Menschen vorhanden – jedoch in unterschiedlicher Quantität und Qualität. Anders ausgedrückt: Nicht nur Vata, sondern das Mischverhältnis aller 3 Wirkkräfte ist von Mensch zu Mensch verschieden. Entsprechend differenziert sind unsere Neigungen, Stärken, Schwächen, Anfälligkeiten, Interessen, Persönlichkeiten und so weiter, welche sich aus dem Mischverhältnis der elementaren Wirkkräfte ergeben.

Überwiegt bei einer Person von Geburt an der Vata-Anteil, spricht man von einem Vata-Typ. Ist Pitta oder Kapha dominanter, spricht man von einem Pitta- oder Kapha-Typ. Ein Vata-Typ zu sein hat Vorteile, aber auch Nachteile. Der naturgegebene hohe Anteil beschert seinem Träger unter anderem

- **Kreativität**
- **Erfindungsgeist**
- **viel Feinfühligkeit**
- **gedankliche Flexibilität**
- **Begeisterungsfähigkeit**
- **Offenheit für fremde Ideen und Kulturen usw. sowie ein**
- **tiefes Verständnis für spirituelle und esoterische Themen**

Ein Vata-Typ zu sein bedeutet keineswegs, eine Vata-Störung zu haben. Lediglich die Tendenz, bzw. Anfälligkeit zu vata-bedingten Erkrankungen ist stärker.

Die Kehrseite der Medaille ist eine erhöhte Anfälligkeit für gewisse vata-bedingte Störungen und Krankheiten, wie sie eingehend beschrieben wurden. Der Grund ist einfach: Ein bereits existierendes Vata-Potential im Träger bringt das Fass schneller zum Überlaufen als bei dem, der von vornherein weniger davon hat. Noch einmal, um Missverständnisse auszuschließen: Viel Vata zu haben ist weder eine Gefahr noch eine Krankheit, noch ein Manko, solange der Betroffene keine Fehler macht, und solange er sich nicht vata-provozierenden Einflüssen aussetzt. Dann würde er verhältnismäßig schnell(er) sein bioener-

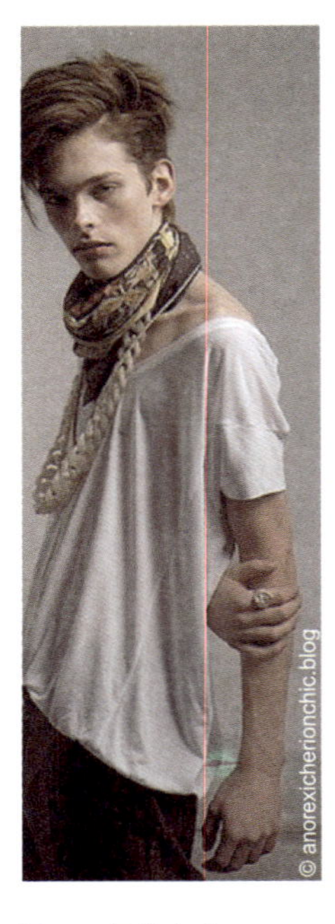

getisches Gleichgewicht verlieren als Typen, die wenig Vata in ihrem Grundmuster haben, oder bei denen Kapha überwiegt.

Man erkennt Vata-Typen äußerlich an folgenden Hauptmerkmalen:

- **feingliedriger, leichter Körperbau**
- **besonders lange (oder kurze) Gliedmaßen**
- **faltige, trockene Haut, tiefliegende Augen**
- **hervorstehender Adamsapfel, ovales Gesicht**
- **trockene, dünne Haare von hellerem Farbton**
- **eher introvertiert, schüchtern, nervös, unruhig**

Dem Bild des sogenannten „Leptosomen“, welches nahezu identisch ist, sagt die Schulmedizin eine erhöhte Anfälligkeit zu Schizophrenie nach, was sich mit der Vata-Lehre ayurvedischer Texte deckt. Im Volksmund gibt es die Bezeichnung „Luftikus“ für solche, die schwankend, unentschlossen aber voller Ideen durchs Leben gehen, oder man sagt familiär „was für ein windiger Typ“, womit wir wieder bei Vata wären.

Dieser sogenannte Grundtypus muss bei der Anamnese mit berücksichtigt werden, das heißt, hier muss der Toleranzwert etwas höher angesetzt werden. Vatas haben von Natur aus eher einen leichteren Schlaf, sind geringfügig unsicherer und unruhiger als ihre Mitmenschen und denken viel nach, was deshalb nicht unbedingt eine Störung bedeuten muss. Dennoch, dieser Typ sollte sich seiner psychischen Instabilität bewusst sein und in puncto Vata-Erhöhungsfaktoren besonders Acht geben.

Unser Grundmuster, umseitig als Kuchen dargestellt, hat nur beschränkt Platz für die drei Bioenergien. Dominieren die Vata-Anteile, bleibt weniger Platz für Pitta und Kapha, und umgekehrt. In dem Augenblick, wo Kapha (Erdung) ins Spiel kommt, reduziert sich Vata automatisch. Dieses Gesetz des gegenseitigen Ausgleichens und Ausbremsens der Wirkkräfte trifft nicht nur auf unseren Grundtyp zu, sondern in besonderem Maße auch auf Vata-Störungen.

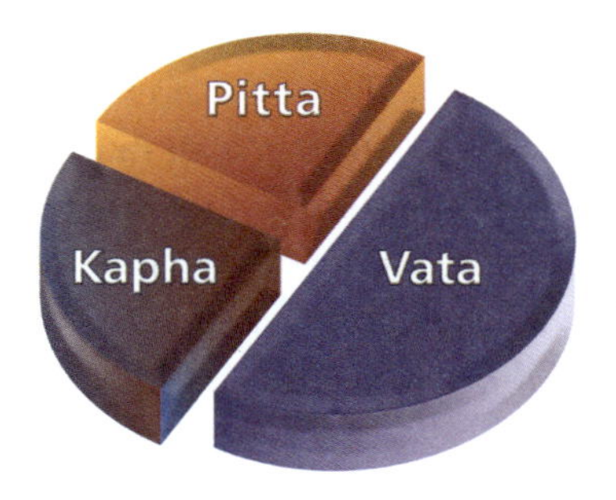

Hier überwiegt Vata, da die anderen Wirkkräfte weniger ausgebildet sind. Also ein eindeutiger Vata-Typ, was jedoch weder Manko noch Handicap bedeutet.

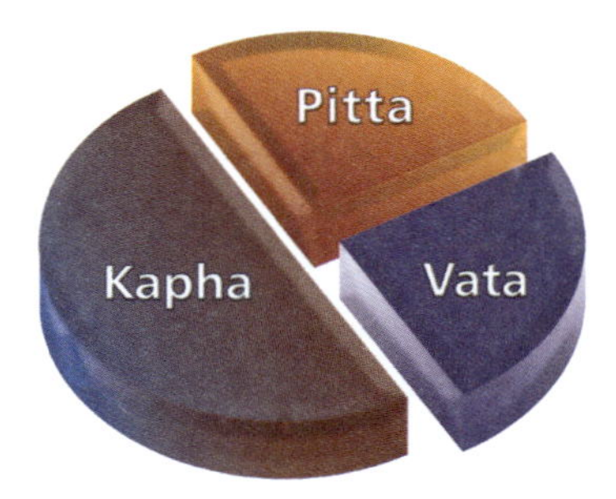

Diese Mischung würde seinen Träger zum Kapha-Typen machen. Da Element Erde hier dominiert, ist die Person träger und langsamer im Denken und Handeln als bei Vata, das dem Bewegungsprinzip entstammt.

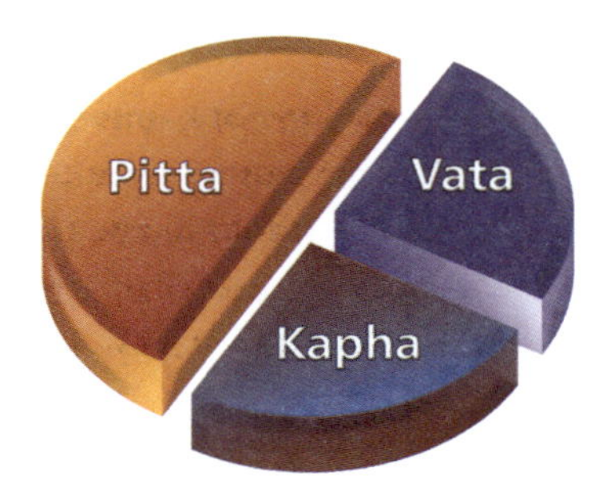

Diese Person hat von Natur aus viel Feuer (Pitta), was sich für bestimmte Berufe als sehr nützlich erweisen kann. Die Morbidität ist völlig anders gelagert als die der Vata- und Kapha-Typen.

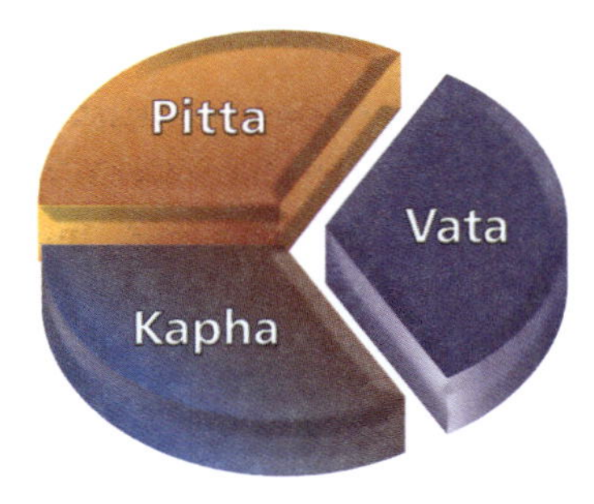

Ein Typ, der von allen je ein Drittel hat, ist nicht unbedingt ausgeglichener oder gesünder, was in einschlägiger Ayurveda-Literatur oft falsch dargestellt wird. Das Mischverhältnis bestimmt lediglich die Veranlagung, das emotionale Muster, Schwächen und Anfälligkeiten.

Die einzige Wirkkraft, die Vata Einhalt gebieten und es vor weiterer Expansion schützen kann, ist Kapha! Bei fehlender Erdung, Halt und Struktur im Leben, hat Vata freies Spiel und richtet vielfältige Schäden an. Diese Erkenntnis allein ermöglicht bereits einen Therapieansatz, nämlich den des Hinzufügens von Erde, beziehungsweise Erdung. Dazu mehr im nächsten Kapitel.

Das Einteilen aller Menschen in Vata, Pitta oder Kapha-Typen, wie es von der heutigen Ayurveda-Industrie getan wird, um dann entsprechende Produkte oder Anwendungen zu suggerieren, ist schlichtweg Schwachsinn. Erstens bedeutet Vata-Typ zu sein nicht automatisch Vata-krank zu sein (ich traf viele Vatas die vollkommen gesund waren), zweitens kann auch ein Vata-Typ eine momentane Kapha- oder Pitta-Störung haben, und muss dann diese Wirkkräfte vorrangig ausgleichen. Und drittens, wer permanent und unnatürlicherweise sein Vata drastisch mittels Produkten und Diäten reduziert – ohne Gegenkontrolle oder Anpassung - der löst eventuell eine Unterfunktion aus, die ihrerseits Probleme verursacht.
Es ist wichtig und hilfreich für eine erfolgreiche Beratung, Vata-Anteile im Grundtyp des Gegenübers herauslesen zu können, damit man ihn oder sie besser einschätzen kann. Aber seien Sie der Typenlehre der Ayurveda-Industrie gegenüber skeptisch. Außerdem verspricht die Reduzierung von Vata allein keine Heilung, solange die Ursache einer Erhöhung nicht gefunden wird.

Dann habe ich Menschen kennengelernt, bei denen sich ihre Physionomie aufgrund einer stark vata-verstärkenden Lebensweise verändert hatte, als durchliefen sie eine Metamorphose. Derartiges ist nicht auf ein extrem stressiges Leben oder einen Schicksalsschlag allein beschränkt. Es geschieht zum Beispiel bei Rockmusikern und jungen Drogenabhängigen, die radikal an Gewicht abnehmen, eine faltige, trockene Haut bekommen und wesentlich älter erscheinen als sie sind, obwohl sie zu ihrer Jugendzeit oder Kindheit ganz andere physionomische Merkmale besaßen, beziehungsweise vom Urtyp her eher ein Kapha oder Kapha-Pitta-Mischtyp waren. Erst wenn man alle Faktoren berücksichtigt, kann man vom Äußeren auf das Innere eines Menschen schließen und ihn richtig einordnen. Lassen Sie sich daher vom reinen Erscheinungsbild nicht vorschnell fehl leiten. Es soll als grober Anhaltspunkt dienen.

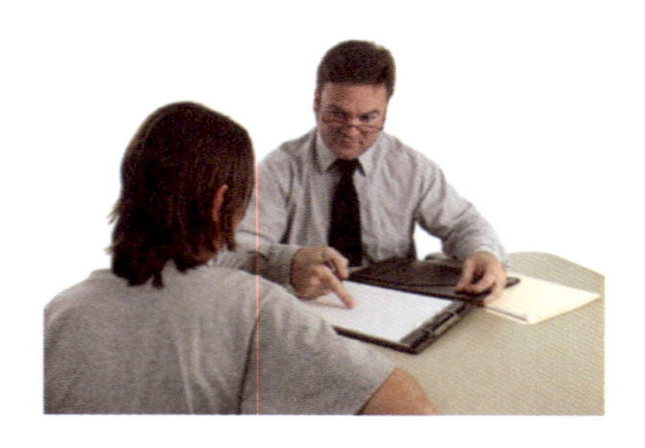

Ein geübtes Auge erkennt Vata-Störungen sofort. Eine spezielle Fragestrategie gibt Aufschluss über Hintergründe und Ursachen.

13 Vata und die anderen Bioenergien

„Die Bilder schrecklicher Tornados, die eine Spur der Verwüstung hinter sich lassen, zeigen uns was ein entfesseltes Vata anrichten kann. Auch wenn der Begriff „Vata-Syndrom" noch nicht geläufig ist, erlebe ich als psychologischer Berater und psychotherapeutischer Heilpraktiker dieses Phänomen tagtäglich, sind doch viele psychische und psychosomatische Störungen das Ergebnis einer übersteigerten Vata-Aktivität. Unter diesem Gesichtspunkt kann man tatsächlich so verschiedene Symptome wie Tinnitus und ADHS, Reizdarm und Herzrhythmusstörungen, essentielle Hypertonie und Depressionen auf eine einzige Ursache zurückführen. Und das wiederum kann Beratung und Therapie sehr vereinfachen, ja fast revolutionieren!"

Dr. paed. Werner Weishaupt, Hannover

Aus dem *Element Feuer* geht eine sehr aktive, hitze-erzeugende Wirkkraft hervor, die auf Sanskrit **Pitta** genannt wird. Falls Ihnen dieser Begriff zu exotisch erscheint oder schwer merkbar ist, bleiben Sie ruhig bei "Feuer" oder "Hitze". In der menschlichen Natur sorgt dieses Feuer für Verbrennung, Verarbeitung, Verdauung, Stoffwechsel, Enttoxifizierung, Traumverarbeitung, Temperaturerhalt und Wärmebildung. Es arbeitet in allen drei Bereichen: Körper, Psyche und Seele. Typische Störungen bei Dominanz, beziehungsweise Hyperfunktion, sind

- **Hypertonie**
- **Entzündungen**
- **Hitzewallungen**
- **Migräne**
- **Krebs**
- **Geschwüre**

Im Bereich psychische Gesundheit sind vor allem die emotionalen Auswirkungen interessant, wie sie bei einer Dominanz oder Überfunktion vorkommen. Diese umfassen nahezu sämtliche explosionsartigen wie destruktiven Reaktionen wie **Wut, Ärger, Zorn, Hass, Eifersucht, Neid, Rachelust, Aggressionen, starkes Dominanzverhalten, abnormer Ehrgeiz und Karrieresucht** bis hin zu **Erfolgswahn**.
Wehe wenn sie losgelassen. Die angestaute emotionale Hitze schlummert so lange bis sie durch einen realen Auslöser oder durch gedankliche Verbindung mit dem Auslöser erneut entfacht wird. Die gedankliche Regung, zum Beispiel die Erinnerung an ein Ärgernis, geht von Vata aus. Ein Feuer ohne Antrieb, ohne Bewegung, wäre ein "totes" Feuer.

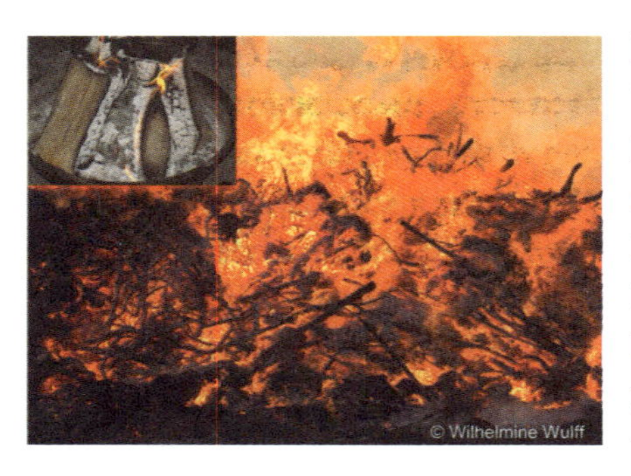

Bildlich gesprochen begünstigt Element Wind das schlummernde emotionale Feuer, welches nur darauf wartet, entzündet zu werden. Man halte sich die Natur vor Augen, aus der ja letztlich alles entstammt: ein kleines, zunächst harmloses Feuer kann sich durch Wind in einen verheerenden Waldbrand verwandeln, der kaum noch zu löschen ist. Bei Fernsehinterviews bekunden Feuerbekämpfer oft, dass die verheerenden Flächenbrände, wie sie in Australien oder Kalifornien riesige Flächen verwüsteten, durch starke Winde verursacht worden seien und wegen Windeinfluss nicht einzudämmen waren.

Bläst man kräftig in die schwache Glut eines ausgehenden Feuers, passiert das, was auf mentaler Ebene Zorn oder Wut auslöst, wenn wir an ein Ärgernis aus der Vergangenheit erinnert werden, oder einer Person begegnen, die uns mal Schaden zufügte: Es lodert auf. Hier muss beides reduziert werden, die starke Hitze im emotionalen (ggfls. auch körperlichen) Bereich sowie Vata, welches dieses Feuer ständig entfacht. Das isolierte Befassen mit dem Temperament, wie es dem Choleriker der antiken Säftelehre entspräche, der ebenfalls mit Feuer in Verbindung gebracht wird, reicht daher nicht. Auch indische Ayurveda-Ärzte sind sich dessen nicht immer bewusst. An starker Pitta-Expansion ist stets Vata mit beteiligt, gerade wenn es sich um Verhaltensstörungen oder ein stark emotionales Ungleichgewicht handelt – Erscheinungen, die in Indien in jüngster Zeit auf dem Vormarsch sind.

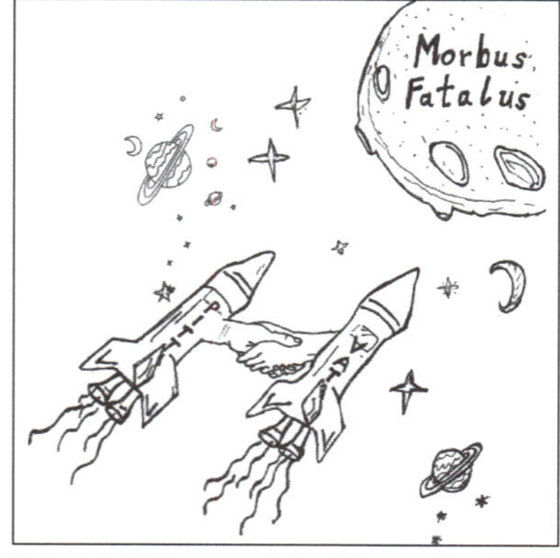

Vata zieht Pitta mit auf dem Weg zur Krankheit

Die kombinierte Erhöhung Vata-Pitta ist schwerer zu therapieren als beide isoliert, da sich beide Kräfte gegenseitig provozieren. Allgemeinärzte können ein Lied davon singen, wie familiärer Stress, beruflicher Ärger und dergleichen mit einer Gastritis oder einer anderem Geschwür ihrer Patienten einher gehen. Doch es hilft nicht, dem Patienten ein Mittel gegen Magengeschwüre zu verschreiben und dabei Vata außer Acht zu lassen. Die provozierten Kräfte

würden bei „therapierter" Gastritis später woanders einen Schaden anrichten, denn es gehört zu ihrer Natur, Schwachstellen zu finden. Hier muss dreigleisig gefahren werden: Vata + Pitta reduzieren sowie Ursachenforschung.
Durch das Kombi-Problem Vata-Pitta entsteht zudem eine weitere Komplikation, die ich hundertfach beobachten konnte, aber in keinem westlichen Ayurvedabuch zu finden ist:
Ein inneres Feuer (emotional, psychisch oder körperlich) greift stets Kapha (gespr. Kappa) an, also Materie. Dieses wird wortwörtlich zum Brennmaterial, da es nun einmal die Natur des Feuers ist, viel verbrennen zu wollen. Dieser für Vata wertvollste Schutz fällt somit aus, das heißt, Pitta (Feuer) greift indirekt Vata an. Dies ist zwar ein Thema für Fortgeschrittene, doch lassen Sie mich kurz anmerken, dass die Menschen im Westen nebst sozialer Probleme und Stress auch an einer Übersäuerung leiden, ausgelöst durch hohen Fleischkonsum, Zucker, und industriell hergestellte Backwaren und Lebensmittel sowie durch Mangel an Bewegung.

Vata und Pitta verzehren Kapha! Wenn der Volksmund sagt „es ging mir an die Substanz", ist damit alles gesagt. Der einzige Schutz, nämlich Kapha, wird im ungünstigsten Fall von den anderen zwei Wirkkräften angegriffen, was Vata noch mehr Spielraum gibt. Es nimmt dramatisch zu und reißt auf seiner Chaosfahrt Pitta mit sich. Ein Teufelskreislauf beginnt.

Anatomisch betrachtet bietet bei einem Magengeschwür oder einer Gastritis einzig die Magenschleimhaut (Kapha) einen wirksamen Schutz gegen Säure. Wird diese angegriffen oder aufgefressen, im wahrsten Sinne des Wortes, verursachen Reizung und Schmerzen eine zusätzliche Vata-Provokation, was die Betroffenen noch nervöser, noch gereizter, noch unruhiger werden lässt und Vata (und Pitta) abermals verstärkt. Irgendein Mittel mag kurzfristig helfen, macht aber abhängig und geht nicht an die Ursache. Viele Ärzte sagen ihren Patienten, sie können essen was sie wollen, solange sie das Medikament einnehmen. Ein fataler Irrtum.

Kapha (gespr.: Kappa) ist, wie oben schon erwähnt, die dritte Wirkkraft und geht aus den Elementen Wasser und Erde hervor. Sie ist für alles Form- und Haltgebende zuständig, sowohl physisch wie emotional. Kapha verschafft Stabilität und ist DER Schutz schlechthin bei Vata-Expansion. Doch selbst mit dieser recht harmlos erscheinenden Wirkkraft kann Vata im Extremfall eine Bindung eingehen und sie aus dem Gleichgewicht stoßen, wie es bei Esstörungen (Anorexia/Orthorexia nervosa, Adipositas u. dgl.) der Fall ist. Die Körper-Geist-Einheit versucht dann automatisch durch zunehmende Masse ein Gegengewicht zu bilden. Nahezu alle Therapeuten, Ärzte und Berater, die ich im Ausland kennenlernte, arbeiten in solchen Fällen nur an Kapha, also an der Fett- oder Gewichtsreduzierung, und lassen den mentalen Vata-Bereich, wo alles seinen Anfang nahm, völlig außer Acht. Der Therapieerfolg, falls überhaupt, ist in solchen Fällen von kurzer Dauer.

Im Vergleich zu Vata sind Pitta und Kapha regelrecht lahm. Doch unterschätzen Sie diese "tote Materie" nicht. Auch diese kann in Verbindung mit Vata (gesundheitliche) Katastrophen auslösen. Man halte sich Tsunamis vor Augen. Diese gigantischen Killerwellen führen auf imposante Weise die Wucht des Wassers vor Augen (Kapha), wurden jedoch von unterirdischen *Bewegungen* ausgelöst. Gleiches gilt für Erdbeben oder Lawinen. Nur die Dynamik von Vata kann solche Massen bewegen. Während Kapha und Pitta alleine nicht viel Schaden anrichten, hat Vata aufgrund seiner **Bewegungsenergie** unbegrenzte Möglichkeiten, die Gesundheit zu ruinieren, im Alleingang, und erst recht im Gespann mit anderen elementaren Kräften.

Wie dem aufmerksamen Leser unlängst aufgefallen ist, sind wir täglich einer Fülle von vata-verstärkenden Einflüssen und Umständen ausgeliefert. Wie aber ist zu erklären, dass manche von uns bei selbigen Einflüssen fast keine Vata-Störung bekommen, andere aber regelrecht durch den Wind sind? Die Lösung: Es liegt am Gegengewicht Kapha. Je geerdeter wir sind, desto weniger Schaden können vata-provozierende Einwirkungen anrichten.

Der wahre Grund für die gravierende Zunahme von Vata-Krankheiten liegt also am fehlenden Schutz (Kapha) in unserem Leben, im Alltag und Umfeld, was besonders in den westlichen Industrieländern ein Defizit zu sein scheint. Wenn hier nicht bald eine Gegenbewegung entsteht, wird sich die Mehrheit noch zu Psycho-Zombies entwickeln. Die astronomisch hohen Verkaufszahlen sogenannter Psychopharmaka zeigen, dass ich mit dieser Äußerung nicht übertreibe. Der Zusammenhang zwischen Vata-Störung und fehlender Erdung, insbesondere im sozialen Bereich, muss daher verstanden sein, wenn wir anderen zu helfen beabsichtigen. Das nächste Kapitel wird sich daher den Gegenmaßnahmen widmen.

Es ist keineswegs übertrieben wenn ich behaupte, dass bei entsprechender Vata-Entlarvung nahezu 80% aller psychosomatischen Beschwerden erfolgreich therapiert werden können. Allein schon weil Vata aufgrund seiner Antriebsenergetik die anderen Bioenergien nicht nur aus dem Gleichgewicht werfen, sondern diese auch wieder zurück versetzen kann! Anders als Vata, braucht Pitta Substanz (Brennmaterial), um existieren zu können. Entfacht es sich im emotional-psychischen Bereich, führt es zu Wut, Jähzorn oder aggressivem Verhalten. In Form von Entzündungen brennt es körperlich Schleimhäute, Gewebe und andere schützende Substanzen weg. Im mentalen Bereich reduziert es Kapha, welches für Vata der beste Ausgleich wäre.

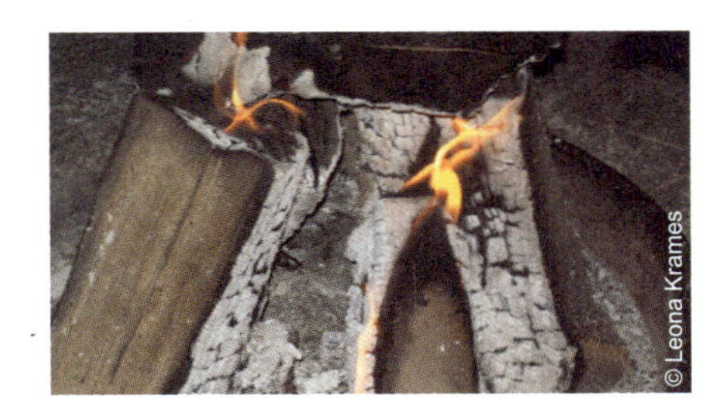

So wie Feuer in der Natur (Brenn)Material verzehrt, greift provoziertes Pitta im Körper Substanzen (Schutz) an.

14 Von der guten Erde

Vata ist, stark vereinfacht, in vielen Bereichen genau das Gegenstück zur Erdenergetik Kapha. Diese ist **stabil, form-, kraft- und haltgebend, solide, strukturell, anfassbar, schwer, schützend, sichtbar** und dergleichen. Diese Eigenschaften umschreiben auch das Naturell von Menschen, die in ihrem Grundtypus viel hiervon haben. Der Kapha-Typ ist ferner muskulös, ausdauernd, kräftig, ruhig und gewichtig; ganz im Gegensatz zu den luftigen, windigen Vatas, und daher auch nicht so schnell aus der Ruhe zu bringen. Die meisten Kapha-Typen haben kräftiges, gesundes Haar, buschige Augenbrauen und einen breiten Unterkiefer, was physionomischer Ausdruck ihres stabilen Erdelements ist.

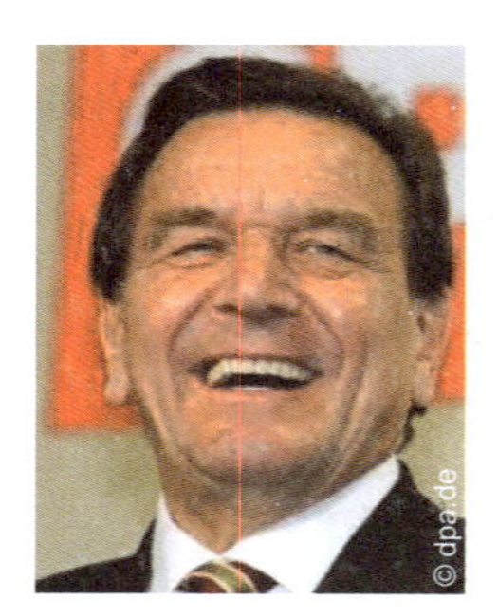

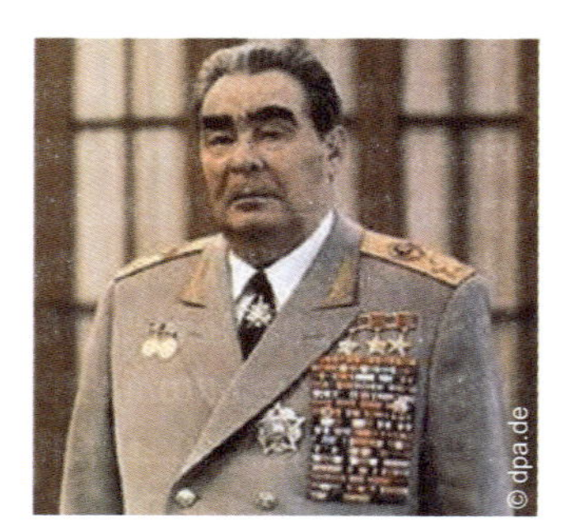

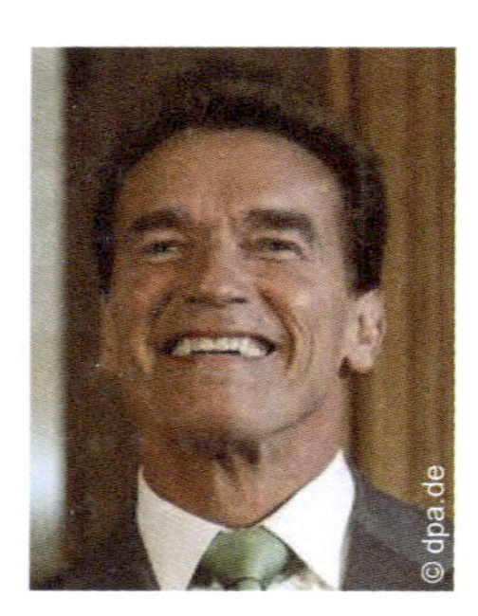

Altkanzler Schröder und Ex-Premier Breschnew weisen viele Kapha-Anteile auf (Element Erde). Ihre Natur ist robuster, sie lassen sich nicht so leicht aus der Fassung bringen und gehen bedachter, ruhiger und geerdeter ans Werk als Vatas. Sie besitzen Kraft und Ausdauer.

Bei nochmaligem Betrachten der vata-erhöhenden Faktoren fällt auf, dass diese regelrecht das Gegenteil sind von Kapha. Folgende Logik steht dahinter: Vata (Wind/Raum) kann nur da entstehen, wo sie nicht durch Masse / Substanz blockiert wird. Füllt man ein Gefäß mit Sand oder Wasser, verringert sich (der Platz für) Vata. Ein Mensch hat nur dann viel Vata, wenn Kapha fehlt, und umgekehrt. Für beide Wirkkräfte steht beschränkt Platz in der Körper-Geist-Einheit zur Verfügung.

Ungenügende Erd-Energetik ist stets mit verantwortlich für Vata-Dominanz.

Auf den sozialpsychischen Bereich übertragen bedeutet dies: fehlende Erdung, zu wenig Halt im Leben, keine Wärme/Liebe, wenig Verwurzelung, zerrissene Familie usw. (fehlender „Erd-Aspekte“) erhöhen automatisch Vata!

Kapha als therapeutische Gegenmaßnahme:

Vorrangig müssen bei einem Vata-Syndrom und dessen Anfälligkeit Einflüsse und Situationen vermieden werden die Vata provozieren. Die Folgen wären sonst fatal. Vata ist feinstoffliche vibrierende Dynamik, besitzt aber keine eigene Stabilität. Diese Aufgabe übernimmt das Element Erde, beziehungsweise die aus ihr hervorgehende Energetik. Nur dieser Schutz hält Vata in Grenzen und im Gleichgewicht.
Stellen Sie sich Kapha vor wie ein rettender Steinwall, eine große Stadtmauer, welche die Bürger mit ihrem bunten Treiben und Handeln vor äußeren Störungen schützt; oder wie ein stabil gebautes Haus, das selbst einem starken Orkan stand hält. Ist die Hauswand beschädigt, brechen Wind und Wetter herein und richten unaufhaltsam Schäden an. Auf die menschliche Natur übertragen bedeutet dies, dass wir Erdung, Halt und Regelmäßigkeit im Leben brauchen, um Vata in Schach zu halten.

Wie schon gesagt gibt es einige Zeitgenossen, die bei starkem Negativ-Einfluss (z.B. stressige Lebensweise) nur wenig oder keinen gesundheitlichen Schaden davontragen. Das sind die Ferrari oder Porsche Carrera unter uns. Um auf den Vergleich mit dem Trabbi zurück zu kommen: Autos, die für schnelles und zugleich sicheres Fahren gebaut werden, haben von vornherein eine stabilere Karosserie aus dickem, soliden Stahl, was dem Element Erde entspricht. Ich glaube, dass der Zusammenhang zwischen Masse/Erdung & Wind/Bewegung damit klar wird.

Nahezu sämtliche geistig-seelischen und psychischen Störungen werden durch erhöhtes Vata ausgelöst ... aber nur wenn entsprechender Schutz fehlt.

Ein weiterer bildhafter Vergleich wäre ein Luftballon, der mit Gas aus einer Flasche aufgeblasen wird. Das Gas und der Hohlraum entsprechen Vata. Die Hülle ist Kapha. Solange die Hülle sich dehnt, wird der Ballon größer und größer bis er platzt. Wäre die Hülle aus Leder, so wie bei einem Fußball, würde die Expansion stoppen weil “starkes Kapha” gegenwirkt. Diese simple Physik ist es, die auf den Menschen übertragen und angewandt wird, wobei der Vergleich mit dem Luftballon die gefährliche Expansionsgier von Vata symbolisiert. Die Vata-Krankheiten in unserer Gesellschaft sind dem "Platzen" nahe.

Wie schon erwähnt, reagieren alle Personen unterschiedlich auf vata-schädigende Einflüsse und Gewohnheiten. Manch einer muss nur von einem Terrorangriff am anderen Ende der Welt hören, um wie ein aufgescheuchtes Huhn umher zu laufen, während andere bei der gleichen Meldung problemlos einschlafen. Genauso unterschiedlich ist die Empfindlichkeit gegenüber störenden Geräuschen, die manche völlig aus der Fassung bringen, andere hingegen überhaupt nicht. Die individuelle Labilität von Vata im Zusammenspiel mit Kapha lässt sich graphisch anhand der Ebene unter einer Kugel darstellen. Die Kugel stellt das gesunde Vata-Gleichgewicht dar. Der Strich darunter ist die Erdung, der Schutz, das Gegengewicht. Bei gleicher Ausgangslage und gleicher Dynamik von Vata, wirkt sich der Effekt unterschiedlich aus, je nach Qualität von Kapha.
Wie kommt es, dass manche selbst bei Schreckensnachrichten noch ihre Ruhe bewahren oder nach einem Cappuccino bestens einschlafen können, während andere völlig aufgedreht umher springen? Was in westlicher Ayurveda-Fachliteratur verkannt wird, ist der Umstand der hierzu führt. Es liegt nämlich weder an der Störung, noch am Vata-Typ noch an Vata selbst, welches hierfür gerne als Sündenbock hingestellt wird. Es liegt einzig am Mangel an psychischer Stabilität, welches allein Kapha (Erde) liefert.

Schauen wir uns wieder die Natur an: bei gleich starkem Wind kann ein Zelt sofort wegfliegen, während ein Wohnwagen lediglich wackelt und ein massives Haus sich keinen Millimeter bewegt. Gerade jetzt, wo Sie dieses Buch lesen, dreht sich unsere Erde um sich selbst (1600 km/h) und fliegt dazu in atemberaubender Geschwindigkeit um die Sonne. Warum wir nicht aus dem Sessel geschleudert werden, hat nur einen einzigen Grund: Gravitation, beziehungsweise **Masse** (Kapha).

Wir wissen doch von uns selbst: Sorgen und Angst entstehen immer dann, wenn zu viele Gedanken kreisen (Vata, geistige Bewegung). Vor lauter innerer Unruhe verlieren wir den Boden unter den Füßen. Anders ausgedrückt: Weil einem Menschen die Erdung fehlt, oder weg genommen wurde, erhöht sich sein Vata-Anteil. Das ist einfache Physik. Denken Sie an den Sand im Gefäß. Diese physikalischen Gesetze auf die Gesundheit übertragen verschaffen praktisch

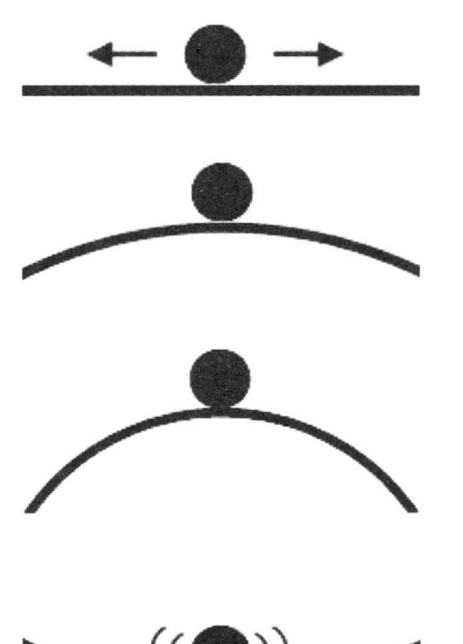

Dies stellt eine durchschnittliche Erdung dar. Die Vata-Verschiebung kann in verschiedene Richtungen verlaufen, wird aber durch entsprechende Maßnahmen wieder an den Ausgangspunkt zurückversetzt.

Hier ist die Erdung eher labil. Bei externen Einflüssen „rollt" Vata ungebremst in eine ungesunde Lage. Nur durch viel Anstrengung ist es wieder ins Lot zu bringen.

Ein Mensch ohne Erdung, evtl. extrem gestresst, hypersensibilisiert, traumatisiert, somatisch angeschlagen usw. Ein kleiner Anschubser genügt: Die Folgen fatal.

Stabiles Vata-Gleichgewicht. Belastungen oder Störfaktoren von außen machen dem Betroffenen wenig aus. Die Kugel bleibt im gesunden Bereich.

anwendbare Therapieansätze wie sie noch erläutert werden. Kurz: Wir sollen möglichst viel „Sand im Gefäß" lassen, was der beste Schutz gegen Vata ist.

Je mehr Struktur ein Mensch im Leben hat, je mehr sein Tagesablauf wie auch sein Leben geordnet, geregelt und strukturiert ist, desto besser steht er mit beiden Beinen felsenfest in der Brandung des Lebens, desto geordneter sind seine Gedanken, desto stabiler ist seine Psyche und sein gesamter Vata-Bereich. Das läßt sich in allen Gesellschaften der Welt erkennen. Die Medien berichten von verzweifelten Arbeitslosen, die für wenig Lohn oder gar ehrenamtlich Jobs annehmen, weil sie dem ungeregelten, tristen und leeren Alltag (Vata) entkommen wollen, der sie krank mache. Struktur, geregelte Aufgaben und Er-"füllung" im Leben sind Kapha-Natur. Nicht selten habe ich erlebt, dass ein Baby aufhörte zu schreien, sobald man ihm entweder Nahrung gab oder es ins warme Badewasser legte oder streichelte: alles Kapha-Einflüsse.

Stellen Sie ein leeres, schlankes Gefäß auf den Tisch und schubsen Sie es an. Es kippt. Füllen Sie es zur Hälfte mit Sand und schubsen Sie es noch mal. Es gewinnt an Stabilität und Standhaftigkeit, wird weniger schwankend und weniger zerbrechlich. In dem Augenblick, wo Sie Erde hinein tun, verringert sich der Luft-, bzw. Raumanteil im Gefäß automatisch, das heißt Kapha hat Vata verdrängt/reduziert, denn für beide ist nur begrenzt Platz. Sobald wir wieder Sand aus dem Gefäß nehmen, erhöht sich der Raum-Anteil erneut. Beide Elemente stehen somit in einer Wechselwirkung. Der ganzheitlich arbeitende Therapeut oder Berater lernt mit der Zeit, diese Kräfte mit seinem geistigen Auge zu sehen.

Man könnte jetzt fragen, was mit Wasser passiert, wenn es ins Glas gegossen wird. Natürlich das selbe, und darum werden die beiden Elemente Erde und Wasser in dem Wirkprinzip Kapha zusammengefasst. Beide sind Materie. Doch lassen Sie uns bei der vereinfachten Darstellung bleiben, wobei Sie statt Kapha auch "Erdung" oder "Gegengewicht" sagen dürfen. Wer viel Ruhe in sich trägt, fest verwurzelt und geerdet ist, dem fliegen weniger Gedanken durch den Kopf, ist weniger ängstlich und nervös. Hieraus lassen sich wunderbare Heilansätze ableiten, die sich in der Praxis bewährt haben. Therapeuten, die diese Wechselwirkung erkannt haben, können für ihre Patienten eine ganze Reihe von Therapieansätzen gestalten, und zwar auf den jeweiligen Fall individuell zugeschnitten. Ja selbst schwere Psychosen lassen sich damit erfolgreich behandeln, oder zumindest lindern, wie wir noch sehen werden.

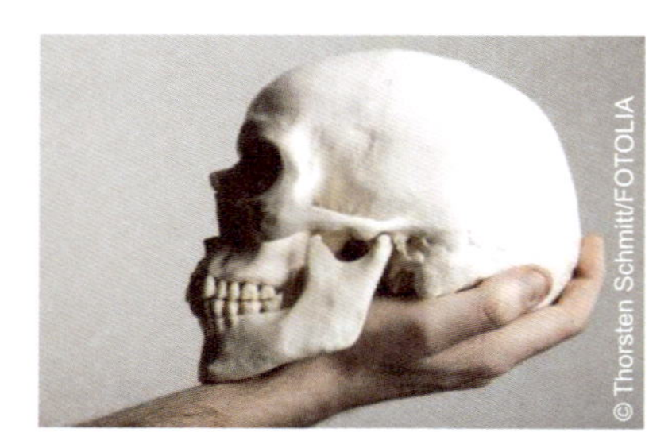

Element Erde verleiht sowohl dem Körper als auch der Psyche Struktur, Stabilität, Halt und Schutz.

15 Gegenmaßnahmen

Dies ist nun das letzte Kapitel zum theoretischen Verständnis von Vata und seinen Regulierungsmöglichkeiten. Anhand dieser Erkenntnisse können Gegenmaßnahmen eigenständig konzipiert und entwickelt werden, was große Flexibilität und Anpassung an die individuelle Situation erlaubt. Wie schon in Kapitel 8 erläutert, sind die Haupteigenschaften von Vata **schnell, unruhig, unregelmäßig, leicht, kalt, trocken und luftig**. Seine Reduzierungs-/Regulierungsmaßnahmen müssen daher oppositionelle Eigenschaften enthalten:

- **langsam (verlangsamend)**
- **ruhig (beruhigend)**
- **gleichmäßig (ausgleichend)**
- **schwer (erdend)**
- **warm (erwärmend)**
- **befeuchtend**

Ohne Bezug zur realen Umsetzung, beziehungsweise praktischen Anwendung, sind dies jedoch nichts als Adjektive. Berater und Therapeuten, die sich schwer tun, ihr Gegenüber dreidimensional zu durchleuchten und Dinge mit dem geistigen Auge zu erkennen, haben bei Vata und seiner Diagnose einen kleinen Nachteil und müssen das erst trainieren.
Für den therapeutischen Erfolg ist es essentiell, sich in die Lage des Betroffenen zu versetzen und ihn – wie auch die Lösungsvorschläge – ganzheitlich zu erfassen, was über normales Mitdenken hinaus geht. Jede Anwendung, jede Lebensumstellung, jede Diät und Essgewohnheit u. dgl., die Vata entgegengesetzte Qualitäten enthält, sind bereits Therapie, da sie die Bewegungsenergetik schrittweise reduzieren. Wenn die Formel „Gleiches erhöht Gleiches“ zutrifft, dann gilt auch folgendes: **Eigenschaften, die Vata entgegengesetzt sind, reduzieren es**. Diese sind

- **Ruhe, Rast**
- **Gleichmäßigkeit**
- **Regelmäßigkeit**
- **Wärme, Liebe**
- **Schwere, Substanz**
- **Feuchtigkeit**
- **Struktur, Erdung**
- **Harmonie, Mittelmaß**

Therapeuten, die diese Wechselwirkung erst mal erkannt haben, können für ihre Patienten eine ganze Reihe von Therapieansätzen selbst gestalten, und zwar auf den jeweiligen Fall individuell zugeschnitten. Ja selbst schwere Psychosen lassen sich damit erfolgreich behandeln, oder zumindest lindern, wie wir noch sehen werden. Bevor wir uns an die Härtefälle wagen, erst noch einige Erläuterungen zu der obigen Liste, um die antagonistischen Eigenschaften über ihre reine Wortbedeutung hinaus besser verstehen zu können.

Ruhe, Rast

Vorrangig bedeutet dies: Abstand wahren vor allen Einflüssen mit Eigenschaften wie rastlos, hektisch, schnell oder stark bewegend/veränderlich. Niemand würde auf die Idee kommen, schnelle bewegte Rhythmen als Anti-Stress-Therapie einzusetzen. Aller Entspannungsmusik liegt eine gediegene, langsame, ruhige Grundstimmung zugrunde. Das ist kein Zufall.

Gleichmäßigkeit, Regelmäßigkeit

Alle Massagen, denen langsame, sanfte und betont harmonische Streichungen zugrunde liegen, haben eine vata-regulierende Wirkung. Gleichmäßig und harmonisch kann aber auch eine Melodie sein. Sportarten wie Squash, Tischtennis, Boxen oder Fechten, also wo es auf Schnelligkeit ankommt, sind höchstens etwas für Gesunde. Vatas sollten Betätigungen bevorzugen, die eine Gleichmäßigkeit und Konstante beinhalten. Tai-Chi oder Chi-Gong, nur um hier ein Beispiel zu nennen, aber auch lange Spaziergänge sind ideal.

Wärme, Liebe

Hiervon können Vatas gar nicht genug bekommen. Ein liebevolles Umfeld sowie die Fürsorge von mindestens einer Person ist an sich schon Vata-Balsam. Als Therapeut oder Berater sollte man sich nicht genieren, die unter zu viel Vata Leidenden am Ende der Sitzung in den Arm zu nehmen und sanft zu drücken. Menschliche Wärme hat noch keinem geschadet, und Vatas nehmen sie besonders dankbar an.
Ich hatte bislang noch keinen Vata getroffen, der nicht für warme Vollbäder schwärmte, je ausgiebiger desto lieber. Als Arzt oder Ratgeber kann man den Betroffenen daher medizinische Badezusätze empfehlen, aber solche, die keine kühlende Wirkung haben. Statt Lavendel, Melisse, Zitrone, Rosendüfte und dergleichen sind Totes Meer Salz, Fichtennadelextrakt oder Lindenblüten aufgrund ihrer erwärmenden und schweißfördernden Wirkung geeigneter. Wär-

mende Gewürze im Essen (Zimt, Ingwer, Muskatnuss u.dgl.) eignen sich ebenfalls. Warm sollte auch die Kleidung sein, auf die Vata-Gestörte aufgrund ihrer Flatterhaftigkeit und Zerstreutheit keinen Wert legen. Körperliche Unterkühlung erhöht auch mental Vata!

Schwere, Substanz, Feuchtigkeit

Trinkwasser ist für Vatas nicht ideal. Es gibt ein Quellwasser das damit wirbt, das leichteste Wasser Europas zu sein. Das ist nichts für die leichten, trockenen Vatas. Ebenso Knäckebrot oder Zwieback und dergleichen. Vatas brauchen etwas deftiges, herzhaftes (doch keinesfalls übermäßig schweres), warmes und sollten nicht an Fett und Öl sparen, welches in besonderem Maße Vata entgegenwirkt, innerlich wie äußerlich. Vatas nehmen nur langsam zu und sind unter den drei Bioenergien die, die Berge verdrücken können ohne zuzunehmen. In Indien werden zwecks Vata-Ausgleich fast ausschließlich Öle eingesetzt, extern und intern. Die Erfolge sprechen für sich. Selbst Schizophrenie wird mit medizinierten Ölen behandelt.
Schwer und gleichzeitig warm kann aber auch eine Moorpackung oder Fango sein. Die Materialien hierfür werden direkt aus der Erde gewonnen und sind daher ideal, um Vata auszugleichen. Trockene Raumluft sowie trockenes, sehr heißes Saunieren sollte gemieden werden.

Struktur, Erdung, Halt

Wie eingehend erläutert besitzt einzig Kapha die Fähigkeit zur Form- und Haltgebung, wovon Vata meist zu wenig hat. Folglich wirkt das Hinzufügen von Struktur und Form Vata entgegen und ist somit genauso therapeutischer Bestandteil wie alle anderen Maßnahmen. Doch Vatas in eine Zwangsjacke zu stecken oder am Stuhl fest zu binden wäre ein anderes Extrem, auf das sie gar nicht gut reagieren. Man muss die Regungs- und Bewegungsfreudigkeit von Vata mit berücksichtigen. Ein geregelter Tagesablauf trägt wesentlich dazu bei. Ebenso eine zeitliche, zielgerichtete und strukturelle Arbeitsvorgabe, die dem freiheitsliebenden Vata aber noch genug Spielraum lässt. Ein Dasein als Arbeitsloser oder Lebenskünstler würde drastisch Vata erhöhen. Familiärer wie sozialer Halt sind besonders wichtig, um Vata in Grenzen zu halten. Die Zunahme psychischer Vata-Krankheiten bei gleichzeitiger Tendenz zum Single-Dasein (inklusive familiärer Streitigkeiten) in unserer Gesellschaft ist kein Zufall. Der Anteil an Ein-Personen-Haushalten in Deutschland lag 2011 bereits bei über 40%. Einem Fachartikel zufolge soll eine Studie belegt haben, dass sich jeder dritte Deutsche einsam, verlassen und ungeliebt fühlt.

Harmonie und Mittelweg

Da Vata zu Extremen neigt und selten die Bremse findet, darf hier nicht mit anderen Extremen gegen gewirkt werden. Wer jahrelang abends um Mitternacht zu Bett geht, dem nützt der Vorsatz einer gesünderen Schlafenszeit um 9 Uhr nicht viel. Ein guter Kompromiss wäre hier 11 Uhr, und nach drei Wochen um 10 Uhr. Vatas sind flexibel. Machen Sie hiervon als Berater oder Therapeut Gebrauch! Kaphas sind in puncto Umstellung und guten Ratschlägen wesentlich anstrengender da sie schwerfälliger, „unbiegsamer“ und phlegmatischer sind (von griech. Phlegma: Schleim). Die Leichtigkeit und Beweglichkeit (auch von der Einstellung her) bei Vatas kann hier therapeutisch zu deren Vorteil genutzt werden. Ausnahmen sind Fälle, wo das Vata-Syndrom ein lebensbedrohliches Maß erreicht hat. Hier muss rigoros und konsequent ein Anti-Vata-Plan eingehalten werden.
Je nach Stufe der Vata-Erhöhung (s. Tabelle S. 55) müssen möglichst viele der oben aufgelisteten Komponenten zur Anwendung kommen. Meist zeigen sich die Erfolge schon nach wenigen Tagen, was kein Wunschdenken ist, sondern Erfahrungswerte.

Ein Arzt oder Psychologe mag sich nun am Kopf kratzen und verwundert fragen, wie derart banale Vorschläge massiven Schlaf- oder Essstörung oder gar Psychosen entgegen wirken können. Ohne diese fundamentalen Grundkenntnisse, kann man sich jedoch nicht an Härtefälle wagen. Bedenken Sie, dass die hier zitierten Ärzte zum Teil viele Jahren anhand dieser Methodik arbeiteten, bevor Sie ihren Patienten helfen konnten. Dieser harte Weg über langjährige Erfahrungen (und Misserfolge) wie ich ihn selbst hinter mir habe, kann man wesentlich abkürzen, indem man logisch und rational die Sache angeht. Blindes Vertrauen einem erfahrenen indischen oder chinesischen Großmeister gegenüber, der schon hunderten Patienten half, ist für die meisten Europäer nicht zumutbar. Die Menschen im Westen können oft nur das annehmen, was sie sich rational erklären können, beziehungsweise auf Naturgesetzen beruht. Den Erfahrungsschatz eines anderen zu übernehmen birgt zudem die Gefahr, dass uns die tiefer liegenden Zusammenhänge und Erkenntnisse fehlen, die es uns ermöglichen, eigene Methoden zu entwickeln. Niemals würde ich von einem Menschen erwarten, dass er mir blind glaubt. Alle Ausführungen dieses Buches lassen sich nachvollziehen, und das ist dann IHR Wissen, Ihre Erfahrung, die Ihnen niemand weg nimmt, und auf der Sie aufbauen können. Dazu ein kurzes Beispiel: Fälle von Tinnitus nahmen in den letzten Jahren rapide zu. Er quält Tag und Nacht und führt bei Nichtbehandlung zu enormem Stressanstieg

und Depressionen. Aufmerksame Leser, die erkannt haben, dass es sich hier um eine Vata-Störung handelt, sind bereits weiter als sämtliche HNO-Fachärzte in den letzten 20 Jahren zusammen. Seit kurzer Zeit gibt es sogenannte Geräuschgeräte, die an beiden Ohren befestigt werden und ein leises, angenehmes Rauschen verursachen. Die Betroffenen sind begeistert von den Resultaten, die sich je nach chronischem Verlauf des Tinnitus schon in wenigen Wochen zeigen. Es ist der erste medizinische Durchbruch überhaupt seit es die Diagnose "Tinnitus" gibt.
Da Vata lokal im Gehörbereich gestört ist, kann es auch lokal reduziert werden. Sanftes, wohliges, warmes, entspannendes Rauschen im mittleren und unteren Frequenzbereich direkt am Ohr, das eventuell Meeresrauschen simuliert oder an das angenehme Rauschen im Mutterleib erinnert, ist hier die mit Abstand effektivste Anti-Vata-Therapie überhaupt. Hätte sich die Wissenschaft eher mit Vata auseinandergesetzt, hätte tausenden von Leidenden längst geholfen werden können.

Was dem Westen aber immer noch fehlt, ist das ganzheitliche Denken. Nun mögen die Betroffenen zwar von Tinnitus befreit sein, aber solange ihr Vata "im roten Bereich" bleibt, wird es anderenorts Schaden anrichten. Die Umstellung der Ernährung oder Anpassung der Lebensweise fällt wieder mal unter den Tisch und wäre gerade hier besonders notwendig, statt sich auf ein einziges technisches Gerät zu verlassen.

Die ganz großen Mediziner der Menschheitsgeschichte, von Hippokrates angefangen bis Paracelsus, Kneipp oder Hahnemann beschäftigten sich stets mit der Frage nach dem Warum. Dieses "warum" ist es, was aus Wissenschaftlern Helden macht. Eine Vata-Störung hat immer einen Grund, einen Anfang, einen Sinn. Diesen gilt es herauszufinden. Sobald Sie im Verhalten oder Auftreten Ihres Gegenübers ein Vata-Syndrom erkennen, dürfen Sie die Frage nach dem Warum niemals fallen lassen. Setzen Sie sich so lange mit der Person auseinander bis Sie erkennen, von wem oder was es ausgelöst wird. Ob Sie helfen können, sei hier sekundär, denn das hängt ja auch von der Einsicht und der Bereitschaft des Betroffenen ab. Das Erkennen allein, dass es einen Vata-Auslöser im Umfeld des Patienten geben muss, verschafft Ihnen einen enormen Vorsprung, den andere Psychologen nicht haben.

16 Die seelische DNA: unser Ur-Muster

Fassen wir kurz zusammen: Durch das Erkennen vata-erhöhender Faktoren im Umfeld des Patienten, beziehungsweise derer krank machenden Auswirkungen, lassen sich gezielte Gegenmaßnahmen ergreifen. Vereinfacht wird das ganzheitliche Diagnostizieren durch den Umstand, dass Vata-Störungen identische Eigenschaften aufweisen wie die Auslösefaktoren (unruhig, bewegend, kalt usw.). Es gilt, alle vata-provozierenden Einflüsse zu meiden, was bei der Ernährung, der Sportwahl, im Tagesablauf und so weiter zu berücksichtigen ist. Streng genommen sind alle antagonistischen Eigenschaften, (langsam, warm, regelmäßig, ruhig usw.), bereits ein Anti-Vata-Programm, da sie der Bioenergie entgegen wirken und sie damit reduzieren. Gleichzeitig wird abgefragt, ob die Lebenslage des Betroffenen ausreichend Halt, Stabilität und Erdung aufweist. So weit, so gut.

Was bislang nicht geklärt ist, ist das WARUM. Wenn der Mensch gemäß aller östlichen und westlichen Philosophie- und Medizinlehren ein perfektes Abbild des Universums ist, wie kommt es dann zu dieser Unvollkommenheit? Warum verschiebt sich eine lebenswichtige Bioenergie bis hin zu fatalen Auswirkungen? Eine eindeutig ungesunde Lebens- und Ernährungsweise liegt schließlich nicht jedem Fall zugrunde, und nicht alle psychosomatisch Gestörten leiden unter Traumata oder Stress, oder schauen sich bis Mitternacht schlechte Filme an. Es muss also noch andere Gründe geben, warum Störungen wie Lebenskrisen und Orientierungsverlust in solch astronomischem Maße zunehmen, dass die medizinische Fachwelt nebst Psychologie überfordert ist. Ist die menschliche Natur fehlerhaft? Freilebende Tiere erleiden schließlich kein Vata-Syndrom (solange man sie nicht in einen Zoo sperrt).

Oder haben wir uns von uns selbst, von unserer wahren Natur entfernt? Doch was ist unsere Natur? Die Psychologie mag diese als eingebettetes inneres Ich definieren oder als *inneres* Kind bezeichnen. Im Buddhistischen gibt es den Begriff *Boddhi* (innere Intelligenz). Quantenphysiker und Filmproduzenten bedienen sich des Ausdrucks *Matrix*, und im alten Indien sprach man von *Prakruti* (Idealzustand bei Geburt). Die berühmte thailändische Heilerin Samantha Bee wählt den Begriff *seelische* DNA. Gemeint ist ein uns zugrunde liegendes *Ur-Muster*, das laut fernöstlichen Lehren schon vor Geburt festliegt. Es enthält unseren Lebensplan, unsere Aufgaben, unsere Persönlichkeitsstruktur, Veranlagung, Stärken und Schwächen. Es handelt sich um ein Energiepotential, ein energetisches Muster, welches uns in die Wiege gelegt wurde. Dies mag für wissenschaftlich orientierte Europäer esoterisch und unwirklich klingen, doch die Entdeckung der physischen DNA liegt nur wenige Jahrzehnte zurück und verwarf vorigeThesen ebenso.

Die Weisen im Orient sagten anhand der Sternenkonstellation schon vor Geburt von Jesus voraus, dass dieser ein revolutionärer Heilsprediger werden würde, falls die biblische Überlieferung stimmt. Unabhängig von Astrologie oder Religion kommen immer mehr Menschen zu der Erkenntnis, dass unsere Hauptlebensziele vorgegeben sind. Das hieße aber auch, dass es ein gravierender Fehler wäre, falls wir uns von unserer Berufung oder Bestimmung distanzieren. Hierüber zu spekulieren, soll nicht Teil eines Fachbuches über den Zusammenhang von Psyche und Krankheit sein. Fakt jedoch ist, dass Menschen unterschiedlichster Kulturen und Gesellschaftskreise immer wieder behaupten, sie hätten erst dann ihr wahres Glück gefunden, als sie zu ihrer Bestimmung und Aufgabe (zurück) fanden, während solche, die ständig auf der Suche sind nach ihrem Platz und ihrer Erfüllung, innerlich zerrissen und unzufrieden sind, was nicht gerade zur psychischen Stabilität, geschweige denn Gesundheit beiträgt.

Es gibt Menschen, denen sieht man förmlich an, dass sie "es" gefunden haben. Damit meine ich nicht die Lotto-Gewinner oder machthungrige Politiker an der Spitze ihrer Ego-Laufbahn, sondern Männer und Frauen unterschiedlicher Nationalitäten, die rundum glücklich und zufrieden sind, ungeachtet ihrer finanziellen Lage. Einige gehen darin auf, stolze Mutter von zwei wunderbaren Kindern zu sein. Ich kenne Bauern, die rund um die Uhr ihr Vieh und ihre Weiden versorgen, kaum etwas von der Welt gesehen haben aber vor Lebensfreude sprühen. Ich lernte zwei indische Krankenschwestern kennen, die noch mit 72, bzw. 74 Jahren acht Stunden täglich im Spital arbeiteten, nie verheiratet waren, und doch um alles Geld der Welt mit niemandem in der Welt ihre Lage tauschen wollten. Wann immer ich sie antraf waren sie freundlich gestimmt und guter Dinge.
Eine thailändische Klavierlehrerin und gute Bekannte von mir musste 15 Jahre lang ihre kranke Mutter versorgen und lernte deswegen keinen Mann kennen. Egal wann ich sie antraf, zu Hause oder in der Musikschule, vor, während oder nach dem Unterricht, kein einziges Mal war sie schlecht gelaunt oder jammerte. Als ich sie fragte, ob es nicht weh täte, tagtäglich die Mutter zu versorgen statt das Leben zu genießen, Reisen zu machen und dergleichen, sagte sie mit

innerster Überzeugung, dass sie ihre Lage nie als Zwang oder schweres Los betrachtet habe, sondern sich freue, dem Menschen etwas zurück geben zu dürfen, der sie ernährt und aufgezogen habe. Sie täte es mit Liebe. Und dieser Satz kam von Herzen.

Derartige Begegnungen fanden auch in Sri Lanka, Japan, Nepal und Indien statt. Natürlich haben all diese Personen auch hin und wieder Probleme. Wo gibt es die nicht? Das änderte aber nichts an ihrer generellen positiven Einstellung und der Zuversicht, ihre Bestimmung gefunden zu haben. Sie waren, wortwörtlich, in ihrem Element.
In meinen 25 Jahren in Asien fragte ich mich oft, warum das so ist. All diese Menschen, darunter auch einige Europäer, hatten eines gemeinsam: Man ließ sie wie sie sind. Weder ihre Freunde, Arbeitskollegen noch die Familie versuchten sie umzustimmen, zu kritisieren, zu ändern oder gesellschaftskonform umzuprogrammieren. So konnten sie ihr Leben gemäß ihrer Natur frei gestalten. In Ländern, in denen man verstärkt von der Gesellschaft, dem System oder von der Erziehung her in eine bestimmte Richtung gelenkt wird (was mir in den deutsch-sprachigen Ländern besonders auffiel), leiden die Bürger in erhöhtem Maße an inneren Konflikten, Unzufriedenheit, Orientierungsverlust und Zerrissenheit. Mit anderen Worten: Man darf sich der Erwartungshaltung anderer nicht anpassen, wenn man seiner Natur getreu leben will.

Unserer inneren Natur liegt ein Muster zugrunde, das in den vedischen Lehren Prakruti genannt wird. Ich nenne es **seelische DNA** oder **Urmuster**. Unser Anteil an Wirkkräften ist hierin genauestens festgelegt. Ob wir in unserem Urmuster 30 oder 50 Anteile Vata haben, 40 oder 20 Anteile Kapha oder Pitta, ist in dieser seelischen DNA implantiert und fest verankert, sogar schon vor Geburt. Laut orientalischer Lehren ist dieses Muster unlöschbar, unverhandelbar, unveränderbar. Und das ist gut so, denn es enthält das für unser Leben optimale bioenergetische Muster, so wie es für uns ideal ist. Dieses Ur-Muster ist eine individuell festgelegte, perfekte Dosierung an Wirkkräften, wie sie der kosmische Plan für unser Lebenswerk vorgesehen hat. Dies ist der einzige Aspekt im Buch, der sich naturwissenschaftlich nicht untermauern oder beweisen lässt, sodass dem Leser die Annahme dieser Theorie überlassen ist.

Das Ur-Muster ist als „Programm" bis an unser Lebensende gespeichert, so wie die DNA oder unsere Gene, und manifestierst sich in Form einer elementaren Komposition zuvor beschriebener Kräfte. Je mehr wir dieses fertig komponierte Ausgangsmuster mitsamt seelischer und persönlicher Aspekte beibehalten, desto mehr sind wir wir selbst – desto gesünder, freudiger und erfüllter gestaltet sich unser Leben.

Eine Abweichung von unserem inneren Selbst geht meist einher mit einem Gefühl innerer Unzufriedenheit, Unstimmigkeit, Energie- und Freudlosigkeit. Zumindest habe ich das an unzähligen Ratsuchenden beobachtet, egal ob es Asiaten oder Westler waren, sowie phasenweise an mir selbst. Wenn wir uns von unserem Grund- oder Urmuster entfernen, fühlt sich unser Leben nicht mehr stimmig an. Ab diesem Punkt fängt Vata an zu expandieren und stiftet Unruhe. Eine Psychoanalyse nach diesem Prinzip ist einzigartig auf der ganzen Welt und deckt nicht nur innere Konflikte auf, sondern kann Millionen helfen, zu sich selbst zu finden. Psychosomatische Erkrankungen gehen laut meinen Observationen immer einher mit einer Diskrepanz zu unserer seelischen DNA.

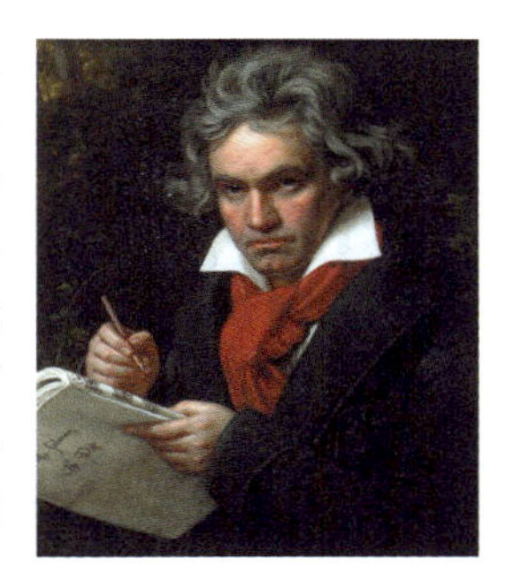

Elementar ausgedrückt: Falls es Ihre Bestimmung in diesem Leben ist, LKW-Fahrer oder Verwaltungsbeamter zu werden, haben Sie bereits in Ihrem Ur-Muster eine gehörige Portion Kapha (Erd-Element), ohne dessen Sie derartige Berufe gar nicht ausüben könnten. Hat der kosmische Plan vor, einen großartigen Musiker oder Komponisten aus Ihnen zu machen, so gab er Ihnen bereits reichlich Vata mit in die Wiege, denn nur Vata hat die Veranlagung zu geistigen Kreationen.

Man könnte eine Gleichung hieraus ziehen: Je großartiger die Musik, desto mehr Vata war in Aktion. Großartige Werke, wie sie von Bach oder Beethoven entstanden, gelangen nur, weil von vornherein im Ur-Muster ein hoher Vata-Anteil enthalten war. Dass Letzterer auf der Höhe seines Tuns unter Hörverlust litt und jämmerlich daran zugrunde ging, ist ein weiterer Beweis für die Existenz von Vata, das an der Entstehung von Hörproblemen beteiligt ist.

Eine Diskrepanz entsteht, wenn wir uns von unserem Ur-Muster entfernen.

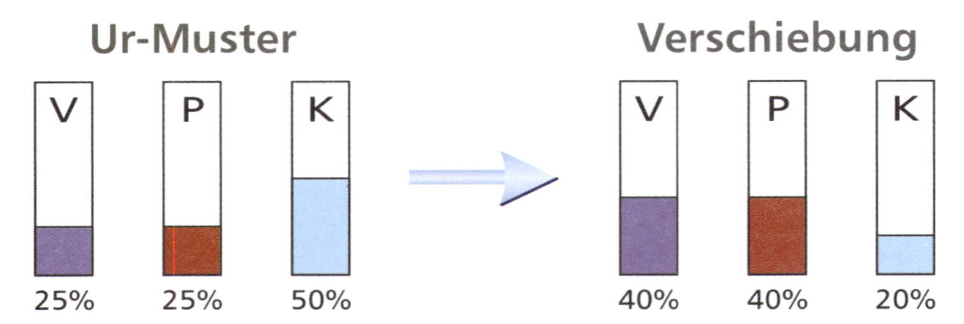

Hier war im Ur-Muster viel Erdung (Kapha) vorhanden, was sich u. a. durch gezieltes Fragen feststellen lässt. Dieses wurde im Laufe des Lebens verdrängt durch Feuer (Pitta) und Vata. Gründe können unverarbeitete Ärgernisse oder sonstige Lebensumstände sein.

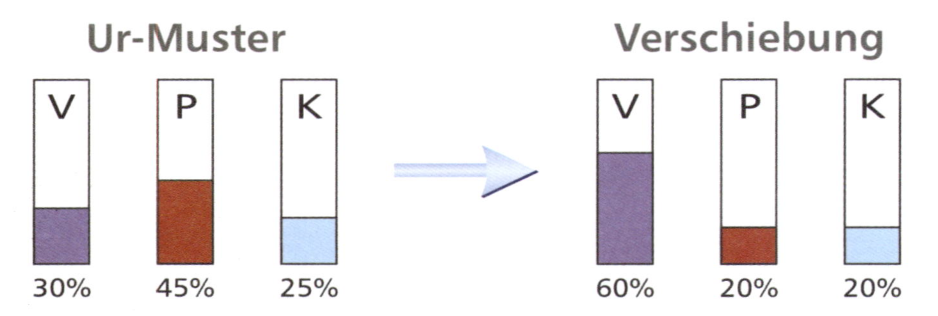

Hier ist viel Feuer vorhanden, was, wie auch alle anderen Beispiele, weder ungesund noch nachteilig ist. Die Person könnte ein Mann der Tat gewesen sein. Doch es wurde verdrängt und Vata gefährlich verstärkt.

Wenn es Ihre Bestimmung war, Künstler oder Therapeut zu werden, und Sie dies schon immer verspürten, dann wäre es falsch, dem Wunsch des Vaters nachzugehen und seine Brauerei zu übernehmen, nur damit sein Name und sein Lebenswerk Fortbestand haben. Die Verlockung ins „gemachte Bett“ zu steigen ist groß, und der Vater mag es ja nur gut meinen, aber das Ignorieren der inneren Stimme führt zu einer Verschiebung im feinstofflichen, bioenergetischen Kräftehaushalt und damit zu Chaos. Es kommt nicht selten vor, dass der Nachfolger den Betrieb herunter wirtschaftet, weil er für den Job nicht geeignet ist.

Viele Menschen fangen einen Beruf fern abseits ihrer Bestimmung an, nur weil die Karriere- und Verdienstaussichten verlockend waren, oder weil der Job zu Status und Ansehen verhelfen sollte. Derartiges trifft nicht nur auf Berufe zu, ein faszinierendes Wort, das nicht umsonst von Berufung abstammt. Gleiches trifft auf die Partnerwahl zu. Nicht wenige Zeitgenossen lassen sich vom Aussehen, Ansehen oder Reichtum ihres Liebsten täuschen und hören nicht auf die innere Stimme. Die äußeren Einflüsse übertönen dann die innere Stimme, die längst warnte doch ignoriert wurde. Statt auf die Signale der Seele zu hören schreitet man, überrumpelt von süßen Erwartungen, zum Traualtar. Sind dann erst mal Kinder auf der Welt, ist es für einen Rückzug zu spät. Vata erhöht sich, es kommt gegebenenfalls noch Wut dazu (Feuer), und die ersten psychosomatischen Störungen manifestieren sich, deren Ausgang individuell verschieden ist, von Resignation bis Depression, oder gar Krebs; und das ist keine These mehr.

Nicht wenige Frauen, die in meinen damaligen Kurbetrieben zu einer Krebsnachbehandlung kamen, verrieten mir, dass ihr frustriertes Ehedasein nur den Kindern diente, während sie innerlich kochten vor Wut (gegen sich selbst und ihre damalige Dummheit). Ihre „eheliche Pflicht“ erfüllten sie, damit er Ruhe gab. Es wunderte mich nicht, dass der Krebs ausgerechnet ihre weiblichsten Körperteile befiel, nämlich Brüste und Gebärmutter, weil sie diese mitsamt ihrer Weiblichkeit verneinten. Einige von ihnen änderten nach gelungener Operation radikal ihr Leben, sodass Körper, Geist und Seele wieder im Einklang (1 Klang) waren – noch so ein tolles deutsches Wort.
Selbst hart gesottene Psychologen der alten Schule stimmen überein, dass eine Diskrepanz zwischen innerer und äußerer Welt zu Konflikten führt, die sich in Form von Psychosen zeigen kann. Es prallen hier zwei Welten zusammen, die einfach nicht zusammen passen. Diese Diskrepanz auf eine Entfernung von unserem Ur-Muster zurück zu führen (was anhand einer Vata-Verschiebung diagnostiziert werden kann), wurde im Westen bislang nicht erforscht und verdient zumindest einer Beachtung.
“Krankheit” bedeutet somit nicht nur eine gesundheitliche Störung aufgrund von provoziertem Vata, sondern auch die Abweichung von unserem Urmusters. Wer in seiner seelischen DNA 40 Anteile Vata hat (= Soll-Zustand), aber zu einem Typen mutierte, der nur 20 Vata-Anteile hat (Ist-Zustand), kann mit seinem Leben unmöglich zufrieden sein. Er muss zu seinem Urmuster zurück finden. Denn nur eine Übereinstimmung mit unserem Seelenprogramm führt zu Selbstfindung, Selbstachtung, Selbstbestimmung und Selbstliebe im Leben. Alles andere ist eine Scheinwelt, eine Illusion.
Für den psychologischen Berater bedeutet dies, nach dem Auslöser zu fragen, der zu der energetischen Verschiebung, beziehungsweise zu einem unnatürlich hohen Vata-Anstieg führte. Welches Schlüssel-Erlebnis in der Kindheit oder welche fatale Entscheidung löste die Misere aus? Ich hatte Fälle in meiner Be-

ratungspraxis, wo allein das Bewusstwerden der Auslösemechanismen die Kettenreaktion sofort stoppte.

Ich erinnere mich noch gut an die junge Frau K. (28), die stark an Übergewicht litt. Nichts half, sie war völlig aus dem Lot. Dabei war sie früher in der Schule sehr schlank gewesen, wie sie mir anhand eines Fotos zeigte. Ich vermutete auch hier ein Schlüssel-Erlebnis und hinterfragte so lange bis sie sich selbst die Antwort gab: Bis zum 16. Lebensjahr wuchs sie in der Natur auf, von Wiesen, Wäldern und lieben Tieren umgeben. Doch dann zogen die Eltern in die Stadt, wo alles anders war. Die alten Freunde fehlten ihr, ebenso die friedliche, üppige Natur, die ihrem Herzen so gut tat. Ein extremer Vata-Schock also (Verluste, Trennung, Umzug, soziale Kälte der Stadt, Veränderung, fehlende Wärme usw.). Durch übermäßiges Essen suchte sich das seelische Loch selbst zu stopfen; Vata wollte sich durch Masse und Fettzunahme Erdung verschaffen, im elementaren Sinne also ein Gegengewicht. Diese automatisierte Vata-Kompensation findet man häufig bei Übergewichtigen.

Als ich mich weiter mit ihrer Biografie befasste, fiel mir auf, dass sie in der Großstadt einiges erlernt hatte, womit sie sich eigentlich selbstständig machen könnte. Ich entdeckte verschiedene Möglichkeiten und machte ihr klar, dass sie mit etwas Glück und ein paar guten Beziehungen (hatte sie) schon bald wieder aufs Land ziehen könne, denn die Natur fehlte ihr tatsächlich. Ohne die Lernprozesse sowie die Ausbildung in der Stadt wäre sie nie in der Lage gewesen, sich alleine auf dem Lande zu ernähren. Der liebe Gott habe sie wohl absichtlich auf einen Umweg geschickt. Als sie das erkannte, brach sie in Tränen aus. Die Ess-Störung war von nun an nicht mehr nötig. Ich gab ihr noch eine Liste mit Ernährungstipps und dergleichen, um die körperliche Problematik gänzlich aus dem Weg zu räumen, aber der Fall war gelöst.

Durch richtiges Deuten, Einschätzen und Kombinieren von Vata-Störungen konnte ich bislang sehr vielen Ratsuchenden helfen, wobei jener Fall eher für Fortgeschrittene ist. Ich wollte dadurch zeigen, dass Frau K. nicht bloß massive Vata-Störungen hatte, sie hatte sich zudem von ihrem inneren Kern entfernt. Als sie begann, von ihrer glücklichen Jugend zu erzählen, änderte sich ihre Aura unmittelbar und sie schien wie verwandelt. Diese Glückseligkeit, dieser psychische Zustand ist das einzig verlässliche Barometer unserer Innenwelt! Eine Entfernung oder Entfremdung hiervon löst Diskrepanz, Leid und bioenergetische Verschiebungen aus. Kapha (Erd-Element) vermehrte sich im Falle von Frau K. und formte ein neues Muster, das weder äußerlich noch innerlich zu ihr passte. Das ist der Punkt, von wo an seelisches Leid und Krankheiten entstehen.

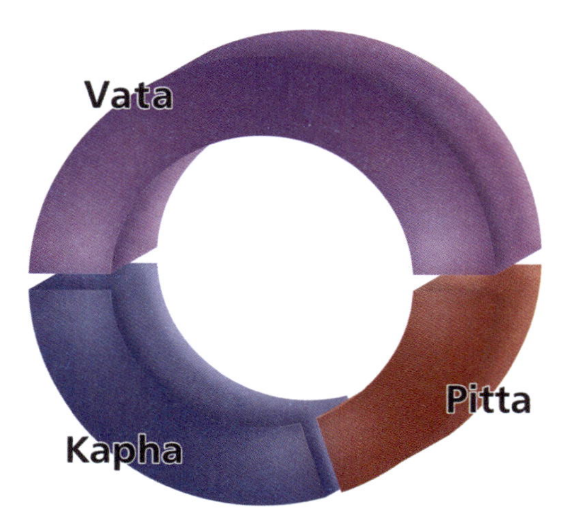

Das Ur-Muster enthält alle Talente, Fähigkeiten und „Schwächen", die wir für unser Leben brauchen. Eine Abweichung davon macht krank.

Natürlich gibt es auch in der schulmedizinischen Psychologie die Erkenntnis, dass Magersucht oder plötzliches Übergewicht durch seelisches Leid ausgelöst werden kann, aber der Zusammenhang zwischen Ess-/Verhaltensstörungen und einer entgleisten Bioenergie fehlt gänzlich. Ohne dieses fehlende Puzzlestück kann ein Therapie- oder Lösungsansatz nicht ganzheitlich sein. Es führen ja nicht nur äußere Einflüsse, schlechte Angewohnheiten oder fehlender familiärer Halt zum Vata-Chaos, sondern – bei vielen vielleicht sogar vordergründig – eine Abweichung von ihrem Lebensplan, ihrer Matrix.
Es gibt eine Methode herauszufinden, ob wir getreu unserer Ur-Natur leben. Zufriedenheit ist das beste Barometer, oder im Optimalzustand: Glückseligkeit. Wenn es nicht mehr stimmig ist im Leben, wir kraftlos von einem Tag zum nächsten (über)leben, keine rechte Freude mehr aufkommt, haben wir uns von uns selbst, von unserem innersten Muster (englisch: matrix) entfernt. Zeitgleich läuft alles schief im Leben, Stress und Ärger nehmen zu, Vata gerät aus dem Lot und will dadurch auf die Abweichung aufmerksam machen. (Also er-

gibt die Vata-Verschiebung doch einen Sinn.) Spätestens jetzt sollte eine Innenschau oder ein Gespräch bei einem Berater erfolgen. Chronischer Stress ist oft Ausdruck seelischer Unzufriedenheit, besonders wenn wir Arbeiten erledigen müssen, die nicht unserer inneren Überzeugung entsprechen. Ein guter Berater sollte in der Lage sein, derartiges in seinem Gegenüber zu erkennen oder, was genauso gut ist, an jemand verweisen, der diese Fähigkeit besitzt.

Im Kleinen bedeutet dies, dass wir unseren Kindern weitgehenst gestatten sollten ihrer Natur gemäß zu handeln, zu leben und zu lernen, damit sie später ihrer Berufung gemäß eine Arbeit finden, die sie glücklich macht. Das ist leichter gesagt als getan, aber wir müssen die Fehler unserer Vorgeneration nicht wiederholen, oder?

Abweichungen entstehen auch, wenn wir essen was andere vorgeben statt auf die innere Stimme zu hören, oder Denkweisen und Meinungen übernehmen, die uns die Gesellschaft eintrichtert. Jede Manipulation (Abweichung) von unserem Wesenskern führt im Laufe des Lebens dazu, dass wir uns von uns selbst entfernen, beziehungsweise entfremden. An diesem Punkt angelangt ist nichts mehr stimmig im Leben, wir kommen mit den falschen Leuten in Kontakt, machen erst kleine dann immer größere Fehler, Konfliktsituationen nehmen zu, wir bekommen Stress, schlafen schlecht und nähern uns an einen Punkt, an dem Vata auf allen drei Ebenen zunimmt, besonders jedoch im seelischen Bereich. All diese Missstände und Probleme verfolgen ein einziges Ziel: Uns darauf aufmerksam zu machen, dass wir uns von uns selbst, von unserem Ziel entfernt haben. Vata-Störungen sind letzten Endes ein Signal, eine Warnung, ein Aufruf zur Änderung, bevor es zu spät ist. Dies wäre die höchste Form einer Psycho-Analyse. An anderen wie an uns selbst.

Wenn das innere Kind um Hilfe ruft

(Die Folgen einer Abweichung vom Urmuster)

Bislang haben wir uns auf Vata-Störungen im psychischen und somatischen Bereich konzentriert, der relativ einfach zu veranschaulichen ist. Lassen Sie uns nun einen Blick in den geistig-seelischen Bereich werfen. Wie im vorangegangenen Kapitel beschrieben, führt eine Abweichung von unserem Seelenplan, von unserer Bestimmung im Leben, zu einer Vata-Verschiebung im geistig-seelischen Bereich, parallel zu inneren Konflikten, da die äußere Realität nicht mehr mit der inneren übereinstimmt.

Da sich in den "entwickelten" Ländern verstärkt eine gestresste, gefühlskalte, profitorientierte Gesellschaft herauskristallisiert, leiden besonders die sensibleren Vatas hierunter, womit nicht nur die klassischen von Geburt an geprägten Vata-Typen gemeint sind, sondern insbesonders diejenigen, die kurz vor einem Vata-Syndrom stehen oder bereits eins haben. Diese Gruppe, so scheint es mir, vermehrt sich wie Pilze, genährt durch die Umstände unserer hochtechnisierten, künstlichen Umwelt, die schon längst nicht mehr den Schwingungen der Natur entspricht, geschweige denn ihren eigenen. In den meisten europäischen Sprachen gibt es Websites, Foren, Diskussions- und Hilfeplattformen im Internet für hoch- oder übersensible Menschen wie auch eine Fülle an entsprechenden Buchtiteln und Ratgebern. Diese Gruppe ist predestiniert für Vata-Störungen.

Über Orientierungslosigkeit und innere Unzufriedenheit kann ein noch so verlockender Konsumrausch nicht mehr hinwegtrösten, geschweige denn hinweghelfen. Die Frustration über den inneren Konflikt baut sich mit den Jahren auf, allein schon weil man sich selten mit anderen austauschen kann, was das Gefühl des Alleinseins und der Ausweglosigkeit verstärkt. Ist Vata im seelischen Bereich erst mal "aus dem Häuschen" (Kapha), beginnt es sich auf autonome Weise zu verstärken. Diese Eigendynamik kennen wir aus den vorigen Kapiteln. Depressionen, Energielosigkeit und Orientierungsverlust sind nur einige ihrer Gesichter. In der weiteren Entwicklung kann es zum doppelten Identifikationsproblem kommen; einmal in Bezug auf die Persönlichkeit, die nur noch funktioniert, um in der Gesellschaft den Schein zu wahren, dann ein seelischer Identifikationsverlust, weil wir uns von unserem innersten Selbst entfernt haben, was je nach Veranlagung unterbewusst in Form von Ängsten und Albträumen zum Ausdruck kommen kann. Es wäre wünschenswert wenn die moderne Psychologie das Dilemma ganzheitlich anginge. Insgesamt wird dem geistig-seelischen Aspekt zu wenig Gewicht verliehen in der Medizin. Wie gravierend der Leidensdruck in der Gesellschaft tatsächlich ist, zeigen uns die Verkaufszahlen sogenannter Psychopharmaka sowie Beiträge und Blogs in Internet-Foren. Unter einer Fülle von SOS-Rufen, hier einen repräsentativen:

Ich lebe nicht...
von sternenfaengerin2007 am 12.06.2011 um 11:18 (48 Hits)

"ich lebe nicht, ich funktioniere nur... und selbst das schaffe ich derzeit nur mit höchster Kraftanstrengung und das selbst nicht mehr gut genug. Die Fassade bröckelt, ich kann nicht mehr ganz das Bild der starken Persönlichkeit ohne Probleme in der Öffentlichkeit aufrechterhalten. Immer mehr passieren mir Patzer. Ich bin zu müde, zu erschöpft, zu fertig, um freundlich, offen, tolerant und hilfsbereit zu sein. Jetzt ist Pfingsten. 3 Tage wo ich einfach zusammenbrechen kann, mich wegschließen kann von den Verpflichtungen und Erwartungen anderer.

Es ist manchmal doch gut einsam zu sein, denn es gibt niemanden, dem man zur Last fallen könnte. Ich strenge mich an, ich stehe auf und ich versuche etwas zu machen, um nicht noch tiefer in die negativen Gedanken abzurutschen. Es ist ein Kampf, aber ich frage mich warum? Für wen? Für mich? Was soll ich mit mir? Ich bin ein Wrack. Niemand will mich haben. Ich mich selber nicht. Im Moment stehe ich auf, um den Schein zu wahren, um nicht tiefer abzurutschen, um am Dienstag wieder funktionieren zu können. Für nicht mehr und nicht weniger".

Dieser Text wurde unter einem Pseudonym gesendet (www.Hilferuf.de). In anderen Einträgen ist die Rede von starken Depressionen und Suizidabsichten. Ein wahres Chaos scheint hier in unserer Gesellschaft zu brodeln und ich vermute, dass die Gesamtzahl in die Millionen geht, leichtere Fälle mitbedacht, wobei die Hilferufe im Internet nur die Spitze des Eisberges sind. Spitzt sich die Lage weiter zu, wird es zum Problem für alle. Einmal, weil die positive Grundstimmung der Gesellschaft gedrückt wird. Dann, weil Arbeitsausfälle durch Krankheit die Produktivität hemmen und die Ausgaben der Krankenkassen explosionsartig nach oben treiben. Leider kann man nicht millionen durch eine beratungsintensive Lebensanalyse helfen, weil es hierzu an geschultem Personal wie auch an der Einsicht der Betroffenen fehlt. Hinzu kommt, dass die meisten erst dann zum Umdenken bereit sind, wenn der Leidensdruck nicht mehr auszuhalten ist.

Vata reagiert bei extremer Störung im seelischen Bereich auf zwei unterschiedliche Arten. Entweder extrovertiert in Form emotionaler Ausbrüche und geistiger Hyperaktivität, oder introvertiert in Form von Depressionen. Liegt starkes Feuer vor, oder ist eine Tendenz zu Aggression und anderen „explosiven“ Stimmungen gegeben, kann der innere Konflikt in Hass umschlagen auf die Gesellschaft, die einfach keine Hilfe anbietet, oder auf die Person, die etwas mit der Misere zu tun hat, oder auf das Leben selbst. Bei Vata- und gleichzeitiger Pitta-Provokation haben wir es auch hier mit einem doppelten Desaster zu tun. Die angestauten Emotionen suchen ein Ventil. Manch einer gibt sein Psycho-Chaos mitsamt Konflikten an die Kollegen, den Lieferanten oder die Untergebenen weiter. Die innere Unzufriedenheit sucht “Opfer”.

Beim kleinsten Disput werden Rechtsanwälte eingeschaltet. Die Opfer, nun gleichfalls verärgert, übernehmen das Muster und tun es dem nächsten gleich: Ein Domino-Effekt. Es zankt und kracht an allen Ecken. Die robusten Kaphas leiden weniger hierunter. Es sind die Vatas, die Druck und Chaos nicht stand halten und besonders leiden; eine schnell wachsende Gruppe, die – unbeabsichtigt – regelrecht gezüchtet wird. Langjähriges konzentriertes Lernen um einen gut bezahlten Job zu bekommen, dieser meist eine Bürotätigkeit beziehungsweise geistige Tätigkeit, sowie eine starke Verintellektualisierung nahezu aller Themen unserer Gesellschaft, verlagert das Bewusstsein vom Herzen in den Kopf.

Rationales Denken erhöht an sich schon Vata, sodass die Menschen im Westen kaum noch in der Lage sind, vom Bauch heraus zu agieren oder ihrer inneren Stimme zu folgen, ungeachtet der vielen äußeren Einflüsse, die Vata provozieren. Man schaue sich die deutsche Rechtschreibung an, die alle vier Jahre geändert wird und dadurch ein ständiges Umlernen und Nachdenken erfordert. So etwas ist auf der ganzen Welt einmalig.
Das, was ich an individuellen Fällen beobachtete, trat längst in der Gesellschaft ein: Vata`s Eigendynamik ist kaum noch zu bremsen. Ich befürchte, dass der Zeitpunkt zur Rückkehr überschritten wurde. Durch das Bewusstwerden dieser Entwicklung im Großen gelingt es uns vielleicht, im Kleinen etwas zu bewirken und einigen zu helfen. Mit anderen Worten: Das klare Erkennen dieser Vata-Entwicklung auf allen Ebenen wird Sie zu einem besseren Berater machen.

Die Zahl der auffällig Verhaltensgestörten nimmt gemäß Internet- und Medienberichten drastisch zu. Laut SPIEGEL Online vom 1.7.2011 sind mehr als 300 verschiedene Psychopräparate in deutschen Apotheken vorrätig und zählen zu den meist verordneten Arzneien. Jeder Deutsche kauft sich laut Statistik pro Jahr eine Packung Psychodrogen für die Seele. Alle Deutschen zusammen schlucken im Jahr 1 Milliarde Tagesdosen Antidepressiva, Tranquilizer und Neuroleptika, so der Bericht. Wenn das so weitergeht, dann können wir bald ein Lied singen von „Lieb Vata-Land ..."
Der Wohlstand fordert seinen Tribut, und ich behaupte mal, dass sich Stress wohl nie ganz vermeiden lässt, aber wir können

- **für einen optimalen Ausgleich sorgen**
- **alle anderen Vata-Faktoren weitestgehend ausschalten, um wenigstens eine Halbierung der Folgeschäden zu erzielen und**
- **erneut lernen, unserer inneren Stimme zu folgen, damit wir im Einklang mit uns selbst bleiben.**

Ansonsten läuft die Mehrheit Gefahr, zum Psycho-Wrack zu werden. Vor allen Dingen muss wieder Wert auf eine intakte Familie gelegt werden, die am ehesten für Erdung und Stabilität im Leben sorgt. Hier ist jede nur denkbare Hilfe notwendig. Gemessen an den statistischen Zahlen kann das Problem von Ärzten und Psychologen alleine gar nicht bewältigt werden. Alle Berufsgruppen, die sich mit der geistigen und seelischen Gesundheit befassen, sollten das Problem gemeinsam angehen. Jeder auf seine Art und Berufung.

Leider sieht die Schulmedizin die anfängliche Entwicklung psychisch-seelischer Leiden nicht als Krankheit an, geschweige denn ist ihrer Erkennung fähig. Erst im weiteren Verlauf, wenn sich gravierende, endlich sichtbare und messbare Begleiterscheinungen und Symptome entwickelt haben, und mit viel Druck von der leidenden Gesellschaft, werden sie zur Krankheit deklariert. Das ganze akademische Prozedere ist eigentlich ein Armutszeugnis für den Stand der Wissenschaft und die Volksgesundheit schlechthin. Die Menschen brauchen dringend eine Lösung. Der Zeitpunkt für die Entwicklung eines neuen Beraterberufes war nie günstiger.

Vollkommenes Glück durch sexuelle Erfüllung und einen „perfekten" Partner, so wie es von der Konsumindustrie in Bezug auf ihre Produkte suggeriert wird, funktioniert nicht ohne positive Verbindung auf Herzensebene. Unterbewusst wissen die meisten das, handeln aber konträr hierzu, weil sie durch die bioener-

getische Verschiebung ihre Mitte verloren haben. Dadurch sind sie leichter zu manipulieren. Ein Mensch mit viel Vata lässt sich schneller beeinflussen als jemand der geerdet ist. Warum sonst wohl haben ehemalige Regierungen bewusst Angst in der Bevölkerung geschürt? Angst entwurzelt die Menschen und macht sie gefügig.
Wirtschaftliches Chaos, wie es die Bankenkrise auslöste, oder permanente Angst um den Arbeitsplatz, die Gesundheit, die Zukunft und so weiter verstärken Vata nicht minder. Wir leben in einer Vata-Gesellschaft und wundern uns über den kollossalen Anstieg psychosomatischer Erkrankungen.

Selbst bei den Kleinsten entsteht ein Nährboden für spätere Vata-Krankheiten. Kaum ist die süße Zeit des Kindergartens vorbei, geraten sie in die Mühlen der gesellschaftlichen Strukturen mit all ihren Anforderungen, dem Leistungs- und Notendruck, der doch konträr zu ihrer zarten Kinderseele steht. Bei fehlender emotionaler Rückendeckung zu Hause, die doch für Kinder so wichtig wäre, oder Zank unter den Eltern, die ihrerseits lange und hart arbeiten um finanziell unabhängig zu stehen, und denen nicht immer der Sinn nach Kinderbetreuung steht, flüchten die Kids in die Fantasiewelten von Büchern, Trick- oder Abenteuerfilmen. Allzugerne identifizieren sie sich mit Figuren wie Harry Potter, der den Erwachsenen dank magischer Kräfte eine Lektion erteilt und nicht der Gesellschaft hilflos ausgeliefert ist. Filme wie Narnia, "der goldene Kompass" oder Spider Man (in der ersten Folge noch ein Teenie) sind von Hollywood strategisch durchdachte Kassenschlager, die weltweit Milliarden einspielen. Hier haben Kinder Superkräfte und zeigen den Erwachsenen so richtig wo es lang geht. Doch am eigentlichen Problem ändert sich nichts. Eine traurige Welt.

Zurück zur Realität. Bei einer massiven Vata-Verschiebung im seelischen Bereich ist es schwierig, aus eigener Kraft zur inneren Mitte zurück zu finden, die Irr- und Umwege im Leben als solche zu erkennen, die Hauptstraße des Lebens als solche wieder zu erkennen, von wo die Abweichung einst ausging. Ich traf Menschen, die es aus eigener Kraft schafften, andere, die erst durch schwere Krankheit auf die innere Diskrepanz aufmerksam wurden. Wenige fanden eine ganzheitliche therapeutische Hilfe. Woran es mangelt sind Berater und Therapeuten, die das Problem nicht rein psychologisch angehen, sondern personenzentriert und ganzheitlich. Das jedoch gelingt nur bei reichlich Lebenserfahrung und Einfühlungsvermögen. Insofern kann ein geduldiger, mitfühlender Zuhörer hilfreicher sein als ein frisch gebackener Psychologe, ohne dieser Berufsgruppe mangelnde Fähigkeiten zu unterstellen. Aber ich glaube, Sie wissen was ich meine.

Oft sind radikale lebensverändernde Maßnahmen notwendig, sei es Berufswechsel, Ortswechsel, Versöhnung mit den Eltern, Scheidung oder dergleichen mehr. Doch jede radikale, bewusste Kursänderung im Leben ist mit einem erheblichen Kraftakt verbunden, besonders im fortgeschrittenen Alter. Das hierfür notwendige Energiepotential fehlt oft wenn man es am meisten braucht, denn Frustration und depressive Stimmung zehren an den Kraftreserven. Nebst Vata-Ausgleich, Ursachenfindung und individueller Analyse der Lage brauchen diese Menschen also gleichzeitig einen Energieschub. Dieser ist erst möglich durch Abschirmung, besser noch Abstand vom eigentlichen Problem und Alltag.
Eine Kur oder eine Reise an einen ruhigen Ort wäre hier ideal. Vielfach kommen dank der Innenschau, der Ruhe und der gewonnenen Energie und Lebensfreude am Kur- oder Urlaubsort die notwendigen Einsichten und Entschlüsse für eine Lebensveränderung. Ich durfte einige dieser Menschen begleiten und war stets darüber erstaunt, was ein Aufladen der Batterien und ein kleiner Anschubser bewirken können. Kaum ist die Verbindung zum inneren Kind geglückt, reduziert sich Vata wie von selbst. Die richtigen Einsichten, Entscheidungen, Berufs- und Partnerwahl funktionieren wieder. Die Vata-Verschiebung hat ihr Ziel erreicht: Aus Chaos wurde Ordnung.

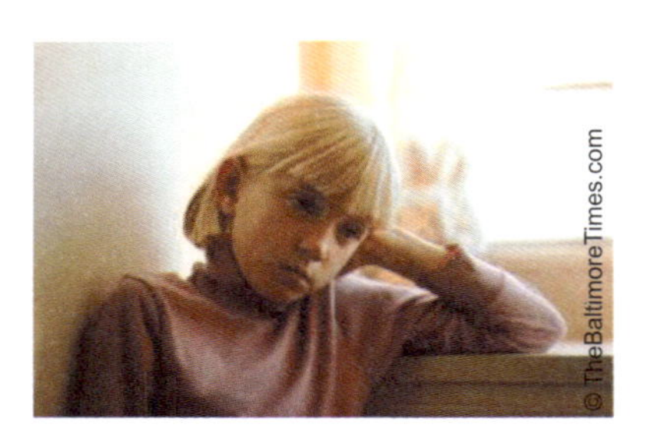

Einsamkeit und Depressionen unter Kindern und Jugendlichen nehmen im Westen dramatisch zu und bedürfen einer personenzentrierten, familienorientierten Lösung.

18 Wenn Vata das Weite sucht

Wer kennt es nicht; wir hatten einen verrückten Tag, wo wir einfach nur abschalten und fernsehen wollten, um die stressige Zeit der letzten Woche zu vergessen oder aus welchem Grund auch immer. Zuerst kam ein interessanter Spielfilm, dann lief kurz darauf ein tolles Programm im Nachbarsender, und als das zu Ende war, zappten wir zur nächsten TV-Droge durch, bis nachts zum erotischen Highlight der Fernsehbranche, bestens ausgestattet mit Salzstangen, Chips oder Schokolade. Müde und irritiert schauten wir bei Anbruch des neuen Tages auf die Uhr und fragten uns, wie das möglich sein konnte. Hatte der Fernseher unseren Willen ausgeschaltet?

Innerlich aufgewühlt und zerknirscht wachen wir auf und fühlen uns sich so richtig daneben vom langen fernsehen des Vortages. Vata noch immer auf 180. Doch dann geschieht das Paradoxe: Man greift zur Fernbedienung und drückt einen verhängnisvollen Knopf ...

Nicht, dass derartiges Grund zur Sorge gäbe oder in eine Psychose ausarten könnte – solange es nur ein bis zwei mal im Jahr vorkommt – aber man erkennt daran die "Eigensinnigkeit" von Vata. Sobald dieses über ein bestimmtes Pensum hinaus provoziert wird, übernimmt es die Kontrolle und fängt an zu expandieren. Das trifft auch auf die Nutzung von Internet zu, das von kritischen Psychologen schon als Suchtmittel eingestuft wird, insbesonders wenn es um erotische Inhalte geht. Es handelt sich in der Tat um ein ernst zu nehmendes gesellschaftliches Problem, vor dem die psychologische Fachwelt wiederholt warnt – aber leider auch kapituliert. Laut einer britischen Studie schaffen zwei Drittel aller Engländer es nicht, sich abends zum Dinner in die Küche aufzuraffen, weil sie nicht von ihrem Bildschirm loskommen. Statt dessen wird glotzend ein Snack gekaut.

Was genau passiert? Wie vorangehend erläutert, erhöht sich Vata besonders bei Reiz-, Informationsflut, Stress und dergleichen. Funktioniert die mentale Gegenwehr nicht, übernimmt Vata die Führung. Das liegt am Element Äther, welches zur Unendlichkeit neigt. Wenn Vata anfängt, ohne Einhalt ins Unermessliche zu expandieren, wird es ab einem bestimmten Punkt nahezu unbeeinflussbar. Dieser Mechanismus ist es, der den Konsum von Drogen, beziehungsweise Rauschmitteln so gefährlich macht. Bevor es zu einer organischen Verarbeitung oder Zersetzung im Körper kommt, geht das Rauschmittel eine direkte Verbindung mit Vata ein, da beide Komponenten ähnlich sind (feinstofflich, subtil, psycho-energetisch usw.). Zwei „geistige Welten“ ziehen sich quasi an und erhöhen sich gegenseitig. Hat sich die Vata-Energie erst mal an diese Verbindung gewöhnt, will sie die ätherisch-geistige Zufuhr unter keinen Umständen missen, egal ob diese destruktiver, negativer Natur ist. Die geistige Umnebelung (im wahrsten Sinne des Wortes) vermindert Kapha zunächst im mentalen Bereich. Antriebslosigkeit, Desinteresse, Appetitmangel, Apathie, Lethargie, Resignation oder ähnliches sind die Folgen. Sekundär greift der Kapha-Verlust auf den physischen Bereich über. Falsche Ernährung, Gewichtsverlust, Knochenschwund, Kalziummangel und dergleichen folgen, was wiederum Vata verstärkt. Dieses gewinnt allmählich die Kontrolle und verlangt nach weiterer Expansion. Ein wahrer Teufelskreislauf. Drogensüchtige werden in Sri Lanka mit einer speziell entwickelten Anti-Vata-Therapie erfolgreich behandelt. Die Zahl der Rückfälle ist laut Dr. Upali Pilapitiya, dem ehemaligen Direktor der dortigen staatlichen Forschungsanstalt, wesentlich geringer als bei schulmedizinischem Vorgehen im Westen. Die Einzelheiten hebe ich mir für mein nächstes Buch auf, wenn Sie gestatten. Wichtig erscheint mir zunächst das Erkennen dieses Selbsterhöhungsmechanismus.

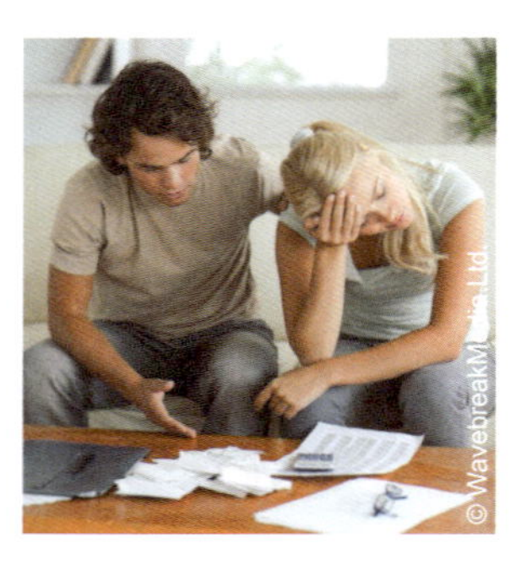

Doch es muss nicht erst zum exzessiven Drogenkonsum kommen, um Vata so weit aus dem Lot zu bringen. Internet, starke sexuelle Fantasien sowie entsprechendes Begehren, wie auch das Wälzen von Problemen oder übertrieben starkes Nachdenken (Grübeln) können genauso Vata provozieren und sind für Psychologen wie auch für die Betroffenen eine echte Herausforderung. Statt einer natürlichen Selbstregulierung tritt eine Erhöhung inkraft, deren sich der Betroffene nicht bewusst ist. Oft begehen die Gestörten infolge der energetischen Verschiebung weitere vata-typische Fehler. Falsche Ernährung, chaotischer Tagesablauf, Entscheidungsfehler und dergleichen sind die Folge. Erhöhtes Vata hat längst die Führung übernommen. Der sogenannte Vata-Typ ist hierfür besonders anfällig und sollte durch eine gesunde, geregelte Lebensweise gezielt eine Provokation vermeiden sobald sich die ersten Störungen zeigen.

Selbst wenn diese Entwicklung nicht gleich fatale Folgen hat, sie ist insgesamt gesehen gesundheitsgefährdend. Ein typischer Fall ist meine Bekannte Anastasia (39) russischer Abstammung. Sie hat noch nie in einer Partnerschaft gelebt, der einzige Bruder wohnt im Ausland, beide Eltern verstorben, sonst keine Familie, und ihr Freundeskreis ist eher bescheiden, da nicht jeder ihre alternativen Ansichten teilt. Vom Grundtyp ist Anastasia Vata, was sich körperlich durch eine kleingestaltige, flachbrüstige, feingliedrige Figur und ein geringes Körpergewicht zeigt. Sie verbringt am Tag drei bis fünf Stunden am Computer, wo sie mit der ganzen Welt Meinungen austauscht aber auch flirtet. Sie lebt in einer virtuellen Welt. Überzeugt von der Idee, Obst sei gesund, ernährt sie sich auch in der kalten Jahreszeit von rohen Äpfeln (besonders vataerhöhend), Wassermelonen und Pfirsichen, sowohl morgens, mittags als auch abends. Nur hin und wieder löst sie diese Diät ab durch ein warmes Mittagessen in der Stadt oder Kuchen zu Hause. Sie hat so sehr an Erdung verloren, dass das oben geschilderte Vata-Selbstzerstörungsprogramm bereits von ihr Besitz ergriffen hat. Ich lud sie öfters zu einer warmen Mahlzeit ein, die ihr auch sichtlich gut tat, aber sie weigert sich von der Obst-Diät abzulassen, die, rein vom Kopf her, für sie gesund sei. Sie nimmt kein Gramm Fleisch zu sich, isst keinen Fisch und lässt auch die Hühnerbrühe stehen. Grund: Ihr indischer Guru meint, man solle sich streng vegetarisch ernähren. Anastasia befasst sich gerne mit esoterischen und spirituellen Themen und landet auch hier schnell ins Uferlose; im wahrsten Sinne ein Fass ohne Boden – eine Redewendung, die Vata mit mangelndem Kapha-Anteil nicht besser beschreiben könnte.

Anastasia ist kein Einzelfall. Solange dieser Menschentyp einer halbwegs geregelten Arbeit nachgeht, wenn nette Kollegen etwas Halt und Erdung verschaffen, sonst keine gesundheitsschädigenden Einflüsse ins Spiel kommen und das Immunsystem funktioniert, richtet Vata nur minimalen Schaden an. Es braucht jedoch nicht viel, um hier das Fass zum Überlaufen zu bringen, sei es ein schockierendes Erlebnis, den Verlust eines lieben Menschen oder was auch immer. Die Vata-Erhöhung nimmt dann keine Rücksicht auf Verluste. Dies kann urplötzlich geschehen, also akut, oder langsam schleichend, beziehungsweise chronisch verlaufen wie in zuvor genannten Beispielen. Die Betroffenen merken das selbst nicht und tendieren zu weiteren Neigungen und Gewohnheiten, die explizit Vata erhöhen; eine Entwicklung, die ich an unzähligen Menschen beobachtete und die lange Zeit keinen Sinn ergab. Doch die Natur macht keine Fehler. Dieser Selbstzerstörungsmechanismus verfolgt ein bestimmtes Ziel: Chaos. Denn nach Chaos folgt Ordnung.
Dieses universelle Gesetz trifft besonders auf Vata-Krankheiten zu. Apathisches Verhalten, völlige Orientierungslosigkeit und geistige Verwirrung führen genauso zum Stillstand wie es Depressionen tun. Hier ist man endlich am Boden (Erde) angekommen, wenn auch zerstört. Die Unfähigkeit, am gesellschaftlichen Treiben, am Leben selbst teilzunehmen, zwingt zur Ruhe, zur absoluten Ruhe. Jetzt kann sich Vata wieder ausgleichen und regenerieren. Jetzt

kommt der Betroffene (wenn er viel Glück und Hilfe hat) zur Einsicht, zur lebensrettenden Erkenntnis, die ihn dazu zwingt, sein Leben radikal zu ändern. Bleibt diese Hilfe aus, ist der letzte Ausweg oft der Tod, wie es bei suizidalen Depressionen der Fall ist. Hier möchte Vata sich ganz auflösen. Die Seele will zu ihrem Ursprung zurück. So hilft die Natur sich selbst. Dieser Mechanismus wurde von der westlichen Psychologie bislang nicht entdeckt, würde aber Türen zu alternativen Therapien öffnen.
Es ist an der Zeit, dass die Wissenschaft im Westen vom krampfhaften Schematisieren und Kategorisieren von Krankheitsbildern und deren Behandlung loskommt und erkennt, dass sich die Psyche nicht in ein beschriftbares Kästchen zwängen lässt, das man im Labor weiterreichen kann. Wer starren Prinzipien oder konventionellen Studien treu bleibt, kommt hier nicht weiter. Einstein hatte Recht wenn er sagt, man sollte nie ein Problem mit der gleichen Denkweise angehen, die es einst verursachte. Die Frage ist nur, ob Therapeuten und Ärzte von ihren alten Denkstrukturen loslassen und das Vata-Syndrom als solches annehmen können.

Um auf Anastasia zurück zu kommen; ihre innere Unzufriedenheit schob Vata so weit nach oben, dass sie ihren Arbeitsplatz sowie eine Beziehung verlor, mehrmals weinerlich zusammenbrach und am Ende erkannte, dass sie in ihrer langweiligen, kalten Heimatstadt niemals glücklich werden wird. Sie gab alles auf und zog nach China, wo sie nach nur drei Monaten einen gut bezahlten Job in einem internationalen Hotel fand und einen tollen Tai-Chi Lehrer dazu. Auf einem Foto, das sie mir mailte, strahlt sie über das ganze Gesicht. Ihre absolut positive Grundstimmung zeigte mir in aller Deutlichkeit, dass sie nun in ihrem Element war. Welch toller deutscher Ausdruck.

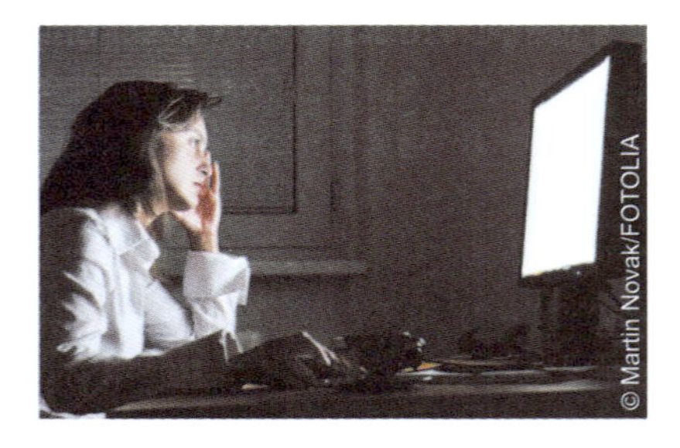

Stressiger Alltag, ein böser Brief vom Anwalt oder Vorgesetzten, mangelnder Schlaf und reichlich Kaffee sowie unregelmäßige Ernährung verursachen chronische Vata-Zunahme. Das Vata- Syndrom ist in Industrieländern der Krankmacher Nr. 1.

19 Vata unser ... Der Zustand im Westen

Deutschland steht laut eigener Recherchen in Europa so ziemlich an erster Stelle wenn es um ADS und psychische Störungen von Kindern und Jugendlichen geht. Die Abteilungsleiterin eines Jugendamtes bei Karlsruhe gestand mir, dass die Zahl gestörter Kinder so hoch sei, dass mit Wartezeiten auf einen Termin beim Berater, Coach oder Psychologen von drei bis fünf Monaten zu rechnen sei, obwohl es in der Stadt in der sie arbeitet keineswegs an Beratungsstellen und Praxen mangelt. Doch alle seien restlos überlaufen. Die erschreckend hohen Abgabemengen an Psychopharmaka für Kinder in Deutschland bestätigen die Lage auf ihre Art.

In Indien habe ich vielerorts berufstätige Personen kennengelernt, die solch massiven Stress- und Vata-Einflüssen ausgesetzt waren, dass ein Europäer bei gleicher Belastung schon längst in die Psychiatrie eingeliefert worden wäre. Doch die negativen Auswirkungen hielten sich erstaunlich in Grenzen, denn zu Hause wartete jeweils eine äußerst liebevolle Familie auf sie, die durch ihre Warmherzigkeit sowie eine regelmäßige zauberhafte Kochkunst in kurzer Zeit alles wieder ausglich. Frau oder Mutter oder Kinder oder alle zusammen empfingen den „Vata-Gestörten“ mit offenen Armen und Freude im Herzen. Das Vata-Syndrom im Westen dagegen gleicht einer Seuche, einem Virus mit eigener Intelligenz, weil Gegenmaßnahmen fehlen. Es hat freien Lauf und mutiert zu einer psychologischen Pest.

Selbst Thailand, ein Land, dem weltweit eine unsichere, korrupte Regierung sowie gravierende Menschenrechtsverletzungen nachgesagt wird, hat erkannt, dass Kinder und Jugendliche zu lange vor der Flimmerkiste hocken und dadurch jedem Mist ausgeliefert sind. Vor sechs Jahren wurde ohne Gegenstimmen ein Gesetz verabschiedet, das es allen Fernsehsendern zur staatlich kontrollierten Auflage machte, mindestens fünf Stunden am Tag ein pädagogisch wertvolles Programm mit Lerninhalten auszusenden. Daran hält man sich bis heute. Wenn die EU es schafft, seinen Bürgern vorzuschreiben welche Glühbirnen sie verwenden dürfen, warum dann keine Regelung, die Kindern zugute kommt?

Eine Psychologin, die sich in den Vereinigten Staaten gut auskennt, berichtete mir jüngst, dass die Menschen dort Psychopharmaka en masse schlucken als seien es Bonbons oder Vitamintabletten. Manche seien regelrecht abhängig davon. Sie legten ein abnormales, unnatürliches Verhalten an den Tag, dass von den Wirkungen und Nebenwirkungen solcher Präparate gesteuert werde. Eine Vielzahl nähme die Tabletten als Ersatz für Drogen, nur um zu funktionieren. Pharmakonzerne verdienten Milliarden hieran, und die Ärzte und Psychiater hätten weder Bedenken noch Skrupel, die verlockenden, bunten Pillen zu verschreiben, weil sie indirekt daran mitverdienten. Eine Ursachenforschung, geschweige denn -behebung fiele fast vollständig unter den Tisch. Es ginge einzig um schnelle „Erfolge" gegen Bezahlung.

Soll diese amerikanische Form Vorbild sein für ein Land, das einst weltführend war auf den Gebieten der Philosophie, Psychologie und ganzheitlichen Gesundheit und Kapazitäten hervorbrachte wie Kneipp, Nietzsche, Freud, Kant, Goethe und Einstein? Ich spreche hiermit natürlich die Schweiz und Österreich mit an. Die deutschsprachigen Länder haben, oder sollte ich sagen „hatten", eine uralte gesundheitsbezogene Kultur mit dem Kern der ganzheitlichen Regeneration von Leib und Seele. Diese Länder hatten ein Konzept von mehrwöchigen Kuren, von Sanatorien, Luftkurorten, medizinischen Bädern und von ganzheitlichen Anwendungen etc. zu einer Zeit als Amerika noch nicht von Christopher Columbus entdeckt wurde.

Dass es auch anders geht, zeigte mir Lettland, nördlich von Polen gelegen, welches ich seit zwei Jahren regelmäßig bereise. Durch Beobachtungen der Gesellschaft, aber auch durch Diskussionen mit dortigen Bürgern, wurde mir bewusst, dass es dort fast keine hyperaktiven, verhaltensgestörten Kinder gibt. Mein dortiger Freundeskreis erklärte sich das dadurch, dass die Kinder sowohl in intakten Familien aufwachsen, als auch viel draußen spielen, statt zu Hause am PC sitzen oder vor der Flimmerkiste. Gleichzeitig sei der Lerndruck seitens der staatlichen Schulen geringer, wobei einige nur mit Holland und England vergleichen konnten, wo es ähnliche Störfälle gibt wie in Deutschland. Die Familie habe in Lettland schon immer einen hohen Stellenwert gehabt und man wolle dieses alte Bild nicht austauschen gegen andere Werte. Die Regierung sei sich dessen bewusst.

Etwas sonderbares ereignete sich in Lettland. Viele staatliche Schulen hatten vor etwa vier Jahren flächendeckend Automaten aufgestellt, die mit Dosen und Snacks gefüllt waren, für die Schüler zum preisgünstigen Kauf und Verzehr während der Pausen. Das löste vielerorts Empörung seitens der Eltern aus, da sie nicht wollten dass ihre Sprösslinge Cola, Sprite und Potato Chips gemäß eines ungesunden amerikanischen Fast-Food-Vorbildes zu sich nähmen. Das Schulministerium wollte die recht teure Automatenanschaffung aber nicht zum Fenster hinaus werfen und entwickelte in Zusammenarbeit mit Elternverbänden ein Konzept, das weltweit einzigartig ist: Die Schulen füllen seit zwei Jahren alle Automaten mit biologischen Äpfeln, Birnen, Mineralwasser und sogar mit geschälten verzehrfertigen Möhren. Die Kids rebellierten nicht, sondern fanden die Idee großartig. Hier wurde eine Vata-Erhöhung durch falsche Ernährung im Keim erstickt. Das krasse Gegenteil in Deutschland, wo der Schulsenat in Hamburg die Schreibschrift an Grundschulen abschaffen wollte. Weiterer Kommentar erübrigt sich.

Ich finde, dass die europäischen Länder viel mehr von einander lernen und sich wieder auf ihre eigenen Werte besinnen sollten, die immerhin einst Vorbild für die ganze Welt waren, statt alles aus Amerika zu übernehmen. Der wertvollste Schatz eines Landes sind seine Kinder, denn das sind die Mütter, Firmenleiter und Politiker der Zukunft. Wenn diese schon im zarten Alter in Zwangsjacken gesteckt werden, sei es in Form von Notendruck und Lernstress in der Schule oder mangelndem Spielraum wo sie sich kindgerecht austoben können, beginnt ihre innere Natur zu rebellieren. Kommt dann noch Lieblosigkeit oder Zuneigungsmangel seitens Erwachsener hinzu, erhöht sich Vata rapide und der Nährboden für ADS & Co. ist geboren. Gefördert wird diese Entwicklung durch den Konsum massenhergestellter, chemiebelasteter Nahrung, die dank bestimmter Zusatzstoffe Kinder noch sensibler macht. So mancher zynische Kritiker fragt berechtigt, ob dies denn so von der Industrie gewollt sei, da es wiederum den Verkauf von Psychopharmaka anregt. Man kann schlecht alle Probleme mit der Chemiekeule beheben, sei dies nun die Ruhigstellung, Angstbekämpfung oder, später im Studentenalter, die künstliche Leistungssteigerung. In der Schweiz wurde man ebenfalls hellhörig, wie ich jüngst einem Internet-Artikel entnahm. Ich hätte das Dilemma nicht besser darstellen können. Mein Kompliment an den Verfasser und an die Schweiz.

Zitat:

„Die Kinder- und Jugendlichenpsychiatrie im Kanton Zürich befindet sich in einem Paradigmenwechsel. Ein biologisches Menschenbild löst das humanistische und sozialwissenschaftliche ab und mit diesem verändern sich die Behandlungsweisen von Entwicklungsstörungen, Krankheiten und Verhaltensauffälligkeiten. Psychische Störungen werden vermehrt als bio-

chemische Störungen im Hirn verstanden und die Behandlung erfolgt zunehmend mit der Gabe von chemischen Substanzen, welche die neurobiologischen Hirnfunktionen so beeinflussen sollen, dass das unerwünschte Verhalten verschwindet. Nach psychosozialen Ursachen und Umweltbedingungen, welche das Auftreten bestimmter Verhaltensauffälligkeiten und psychischer Störungen begünstigen, wird immer weniger gefragt. Diese Entwicklung verlangt die Aufmerksamkeit der Politik. Es kann und darf uns nicht egal sein, wenn eine ganzheitliche Menschensicht verschwindet, nicht mehr nach sozialen und gesellschaftlichen Ursachen von Krankheitsbildern gefragt wird und medikamentöse Behandlungen propagiert und bevorzugt werden, weil hier die Pharmawirtschaft besonders gut verdienen kann und dabei Nebenwirkungen durch langfristige Einnahme von dem Betäubungsmittelgesetz unterstehenden Medikamenten durch Kinder in Kauf genommen werden, die noch nicht mal richtig erforscht sind. Psychopharmaka können eine große Hilfe in der Psychotherapie darstellen, sie aber nicht ersetzen.
Am Beispiel der Behandlung von ADHS/ADS ist bekannt, dass sich die Abgabe des Amphetamins Ritalin (oder analoger Medikamente) von 1996-2000 versiebenfacht hat. Die Verkaufszahlen sind seither weiter stark am Steigen, mit ihnen die Gewinne. Neue Anwendungsfelder werden gesucht und erschlossen. Unter Studierenden ist es hoch verbreitet, diese Medikamente zum Zwecke besserer Studienleistungen und zur Steigerung der Konzentrationsfähigkeit zu verwenden.
Erwachsene jeden Alters gehören mittlerweile zu der anvisierten Zielgruppe, die es mit diesen Medikamenten zu behandeln gilt. Wir erleben einen eigentlichen Hype einer Amphetaminkultur. Gepaart mit sozialen und psychotherapeutischen Maßnahmen kann die Abgabe von Ritalin bei Kindern die richtige Therapie sein, für sich alleine ist sie jedoch falsch und als Kunstfehler zu bezeichnen. Doch auch andere Psychopharmaka bei der Behandlung anderer psychischer Störungen im Kindes- und Jugendlichenalter verdienen das öffentliche Augenmerk.
Um allenfalls korrigierende gesundheitspolitische Weichen stellen zu können, ist es für den Gesetzgeber wichtig, durch eine systematische Beobachtung öffentlich zu machen, wie heute therapiert wird und in welchem Ausmaß die Psychopharmaka-Therapie verbreitet ist und womit sie kombiniert wird. Im Bedarfsfall ist die Entwicklung weiter zu beobachten und es sind geeignete Maßnahmen zu treffen ... es zeigt, dass in der Tat fehlbehandelt wird, eine therapeutische Praxis sich durchsetzt, welche Kunstfehler zur neuen Therapiekultur etabliert, etwa in dem das von der Swissmedic an Ritalin verschreibende

ÄrztInnen versandte Empfehlungsschreiben, welches die Notwendigkeit einer **ganzheitlichen Behandlung** statt bloss einer medikamentösen, zunehmend missachtet werden sollte...
Ich bitte Sie, das Postulat zu überweisen, um nicht stillschweigend hinzunehmen, dass allenfalls immer grössere Teile unserer Jugend unkontrolliert und ärztlich verordnet zu Lasten der Krankenkassen von Betäubungsmitteln abhängig gemacht werden und ihnen andere Therapiemöglichkeiten vorenthalten werden."

In einer Zeit, in der die schulischen und beruflichen Anforderungen ständig steigen und in der schon in jungen Jahren massiv Druck auf uns ausgeübt wird, lässt sich der insgesamte Einfluss und Anstieg von Vata wohl kaum ganz vermeiden, doch die Auswirkungen können in Grenzen gehalten werden. Gerade in einer Zeit, in der familiärer und gesellschaftlicher Halt rapide schrumpft, sind entsprechende Gegenmaßnahmen erforderlich, sei dies durch eine vata-regulierende Diät, einen vata-reduzierenden Tagesablauf, bestimmte Übungen, medizinische Bäder und vieles mehr, und natürlich, an erster Stelle, durch konkretes Erkennen der Auslösefaktoren.

Wichtig ist, dass wir uns der Vata-Erhöhung zunächst bewusst werden.

Dies alleine macht schon viel aus. Eine Wirkkraft, die als solche nicht erkannt und wahrgenommen wird, macht was sie will. Doch sie kann willentlich kontrolliert und beeinflusst werden. Darüber haben sich die Gelehrten vor zweitausend Jahren schon den Kopf zerbrochen und in medizinischen Lehrbüchern niedergeschrieben. Das Rad muss nicht zwei mal erfunden werden. Die östliche Lehre muss lediglich auf westliche Verhältnisse angepasst werden, was Ayurveda-Ärzte jedoch verweigern, und weswegen ich dieser Szene den Rücken kehrte. Der Westen muss lernen, unabhängig von kulturell bedingten fernöstlichen Lehren, sein Vata-Problem in den Griff zu bekommen, und zwar auf westliche Art und mit westlichen Mitteln. Dazu mehr in den Folgekapiteln.

„Nachdem ich 10 Jahre lang hunderten von Patienten habe helfen können, die an Vata-Krankheiten litten, gebe ich hiermit zu Papier, dass das Vata-Syndrom ohne Zweifel Realität ist. Gemäß meiner Erfahrungen ist ein gestörtes Vata nahezu für sämtliche psychosomatischen und psychischen Leiden verantwortlich. Anders als die meisten Krankheitsauslöser lässt sich Vata (noch) nicht sichtbar machen, doch bestimmte Symptome weisen eindeutig auf erhöhtes Vata hin. Es ist ferner möglich, Vata durch Pulsfühlen und gezielte Befragungen am Patienten sowie durch Beobachtungen zu lokalisieren. Ich bin sicher, dass es vielen Therapeuten und Beratern gleichfalls gelingen wird, psychosomatische Störungen restlos zu kurieren, wenn sie das Vata-Syndrom in ihren Patienten erst mal erkennen."

Dr. med. Ilona Abele
Praktizierende Ärztin und Beraterin des Gesundheitsministeriums, Lettland

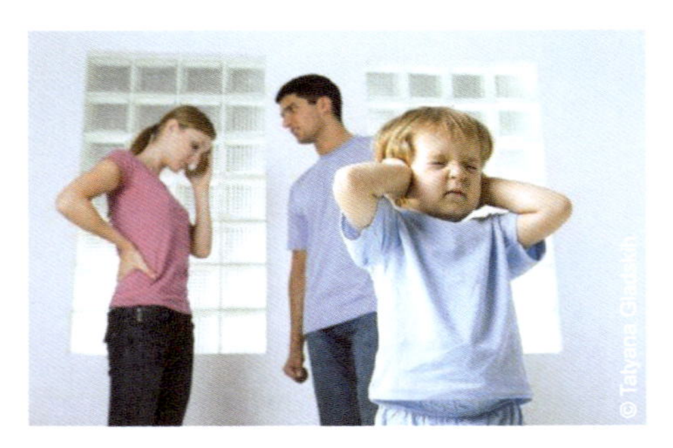

Bei extremer Nervosität oder Verhaltensstörungen von Kindern liegt die Ursache fast immer im häuslichen Umfeld.

Am Rande bemerkt:
Was genau hat denn die europäischen Banken geschwächt und den Euro fast zu Fall gebracht? Nichts anderes als Kurzsichtigkeit. Nichts anderes als das verlockende amerikanische Vorbild der schnellen Gewinnerzielung, dazu noch auf Kosten anderer. „To make money" ist ein Paradoxon, denn man kann Geld nicht machen, sondern man muss es sich verdienen. Die britische Variante „to earn money" passt schon eher ins europäische Bild. Ich habe weder etwas gegen die USA noch gegen ihre Bürger. Im Gegenteil. Aber seit Europa sich verstärkt die USA zum Vorbild nimmt und kurzfristige gewinnversprechende Praktiken einfach übernimmt, geht es uns schlechter. Das ist nun mal ein Fakt.

20 Vata around the clock

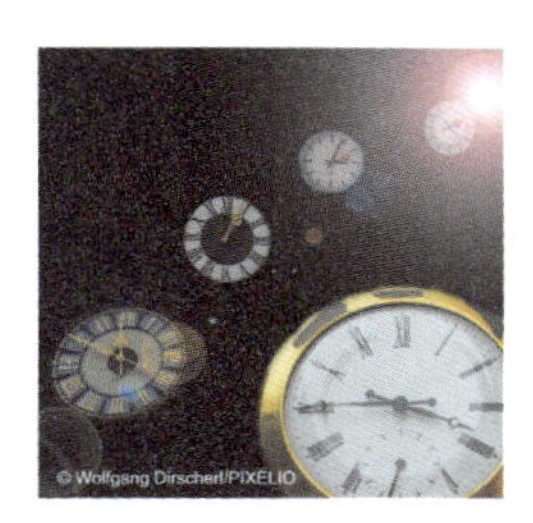

Bevor wir zu den ausgleichenden Faktoren übergehen, lassen Sie uns einen letzten Blick in die Gesellschaft im Westen werfen, und wie sie die psychische Gesundheit beeinflusst. Der sozialkritische Aspekt dieses Kapitels ist zweitrangig. Auch hat nicht jede Depression, Magersucht oder andere Psychose ihre Ursache in einem stressigen Umfeld. Wohl aber begünstigt die drastische Vata-Zunahme in der Gesellschaft das Entstehen entsprechender Erkrankungen. Doch darum geht es jetzt nicht, sondern einzig um das Herauslesen vata-provozierender Faktoren im modernen Leben. Schon früh beginnt sich das Vata-Karussell zu drehen.

Das Kleinkind

Eine mir befreundete Grundschullehrerin und andere Bekannte die sich beruflich mit Schulkindern befassen behaupten, dass sich die Zahl an ADHS/ADS-Fällen in den letzten zehn Jahren verdreifacht habe. Wen wundert's. Oft sieht man Mütter, die ihren Kinderwagen durch überfüllte Kaufhäuser schieben; von oben strahlt grelles Neonlicht direkt in die Augen der Kleinsten, vom Geräuschpegel und anderen Einflüssen ganz zu schweigen. Kleinkinder gehören auch nicht auf den Rummelplatz, und für einen Vierjährigen ist Coca-Cola pures Gift. Zanken die Eltern abends noch oder läuft bis spät der Fernseher laut, ist der Vata- wie auch der Stresspegel des Kindes vorprogrammiert. Wenn Kinder ab ihrem fünften Lebensjahr Psychopharmaka bekommen, weil sie sonst keine Ruhe geben, dann sehe ich Schwarz.

Auch wenn manche Eltern stolz darauf sind, dass ihr Sprössling schon mit fünf Jahren tüchtig Fleisch und Wurst isst „wie ein Großer“ (ab sechs gibt's dann die Cola dazu), muss vor Fleischkonsum gewarnt werden, da hier regelmäßig hohe Anteile von Angst- und Stresshormonen entdeckt werden. Diese schütten Tiere in hohen Dosen aus, wenn sie zum Schlachthof gebracht werden, was noch vor dem Tod in das Fleisch übergeht und auf dem Teller landet. Vergleichsstudien haben gezeigt, dass Kinder, die sich vegetarisch ernähren, weniger aggressiv sind als solche, die Fleisch konsumieren. Fleisch an sich ist nicht ungesund, und der Vata-Dominante braucht es sogar, aber Psychopharmaka und

Anti-Stress-Hormone wie sie Tierhalter einsetzen, werden von sensiblen Menschen aufgenommen. Kaufen Sie daher für sich und Ihre Kinder, gerade wenn sie im Wachstum sind, Bio-Fleisch oder Fisch. Werden Kinder dann auch noch vor den Fernseher gesetzt, weil sie dabei am ehesten Ruhe geben oder dies den teuren Babysitter ersetzt, wird eine zukünftige Vata-Verschiebung regelrecht implantiert.

Das Schulkind

Lesen, Hören und Lernen sind Vata-Bereiche, da es sich um die Aufnahme und Weiterleitung (Bewegung) von Wissen handelt, also „Transport“ im weitesten Sinne. Wehe dem Lehrer, der ein ADS-Kind in der Klasse hat. Es kann Lehrer und Mitschüler gleichermaßen an ihre Grenzen bringen. Und dann gibt es Fälle, wo Zehnjährige von der Schule nach Hause kommen und ihre Tiefkühl-Pizza in die Mikrowelle schieben, weil Mutti, erst abends nach Hause kommt. Alleinsein erhöht Vata! Dieser fehlende soziale oder familiäre Halt ist es, der Vata grenzenlos expandieren lässt. Um das Warten auf Mutti zu verkürzen und den Schulstress zu vergessen, sitzen sie dann vor dem Fernseher oder spielen am Computer: Noch ein Vata-Schub.

Der Rest des Lebens

Haben die Teenies ihre schwierige Phase halbwegs überlebt und die Trennung ihrer Eltern verkraftet, wartet der erste Liebeskummer; denn häufiger und schneller Partnerwechsel (Vata-Erhöhung) sind „in“. Ans Heiraten denken sie erst gar nicht, waren doch die zankenden und versagenden Eltern schreckliches Beispiel genug. Also steht „Fit for Fun“ und sexuelle Befriedigung im Vordergrund. Das Single-Dasein garantiert nebst Spaß absolute, wenn auch nur illusorische, Freiheit. Um nicht zu vereinsamen, suchen die Menschen irgendwann Kontakt, denn ohne sozialen Umgang fühlt man sich verlassen und hilflos. So kommt es, dass so manche Jugendlichen und Erwachsenen stundenweise im Internet surfen (Single- und Sexclubs vermehren sich wie Pilze), über 20 SMS am Tag bekommen und ständig ihr Handy in der Hosentasche tragen, was durch die erhöhte Strahlenbelastung laut Experten ein Mitverursacher für Hodenkrebs und Unfruchtbarkeit ist; beides ebenfalls stark am Zunehmen.
Bei so viel Vata-Belastung und fehlender Erdung, vom Mangel an echter Liebe ganz zu schweigen, braucht Mann und Frau wenigstens eine kuschelige Verbindung (Kapha), die dann etwas erdet. Warum sonst zeigt die Handy-Industrie gerne „Verliebte“ in ihrer Werbung. Das nervöse, zappelige Herumtippen auf superkleinen Tasten auf Handys unzählige Male am Tag beim Einkaufen,

beim Auto fahren oder Arbeiten dank „Blue Tooth“-Technik artet schon zu einer Krankheit aus. Welcome to the world of Vata. Es ist ein Fass ohne Boden. Halt in der Familie (Erdung) wäre der beste Schutz, auch emotional, doch diese Zeiten sind vorbei. Nicht genug damit, dass für drei oder zwei Generationen kein Platz mehr ist in einer Wohnung, nein, Familienzwistigkeiten sind an der Tagesordnung. Die Gesellschaften aller Industrieländer entfernen sich vom Bild einer intakten Familie, welche doch eigentlich zum gesunden, natürlichen Umfeld eines jeden Menschen gehört, und wie es heute noch in Indien und einigen Ausnahmeländern der Fall ist. Der so wichtige Ausgleich, der einer Vata-Störung entgegen wirkt, fehlt im Westen komplett. Statt dessen kommen weitere Vata erhöhende Aspekte hinzu, sodass ein psychisch krankmachender Teufelskreislauf stattfindet, der sich früher oder später auch in körperlichen Krankheiten manifestiert.
Dieses Ausgleichen, also dem Vata ein „Gegengewicht“ zu verpassen, wäre bereits Therapie. Ist Vata erst mal unschädlich gemacht, kommen die Symptome nicht mehr zurück (das Eliminieren des Auslösers in zweiter Instanz vorausgesetzt). Dieser Zusammenhang wurde bislang im Westen kaum vermittelt. Im Gegenteil: In vielen Ayurveda-Fachbüchern steht, man dürfe keinesfalls Kapha (Erdung, Gegengewicht) erhöhen. Dies mag für gewisse physische Erkrankungen (Wasseransammlung, Ödembildung, extremes Übergewicht u. dgl.) zutreffen, nicht aber für die Psyche, beziehungsweise für unsere mentale Gesundheit. Verwurzelung, innere Ruhe, Stabilität und Erdung sind der wirksamste Schutz gegen Vata, das, sollte es mal provoziert werden, keine Angriffsflächen vorfindet. Die elementaren Kräfte von Kapha verhelfen allgemein zu einem harmonischen Leben und unterstützen das Immunsystem.

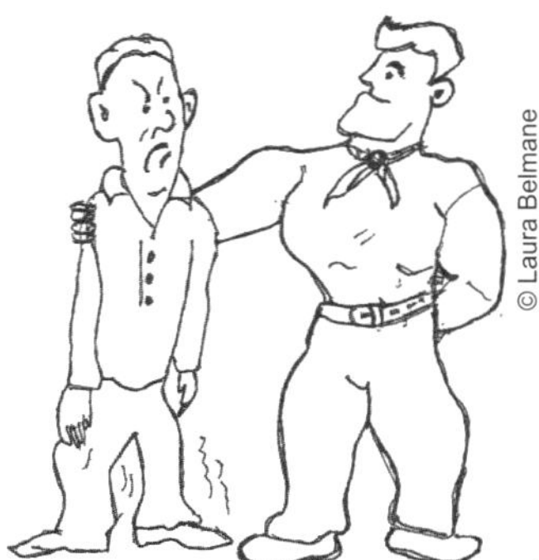

Der nervöse Vata braucht *stabiles Kapha zwecks Schutz.*

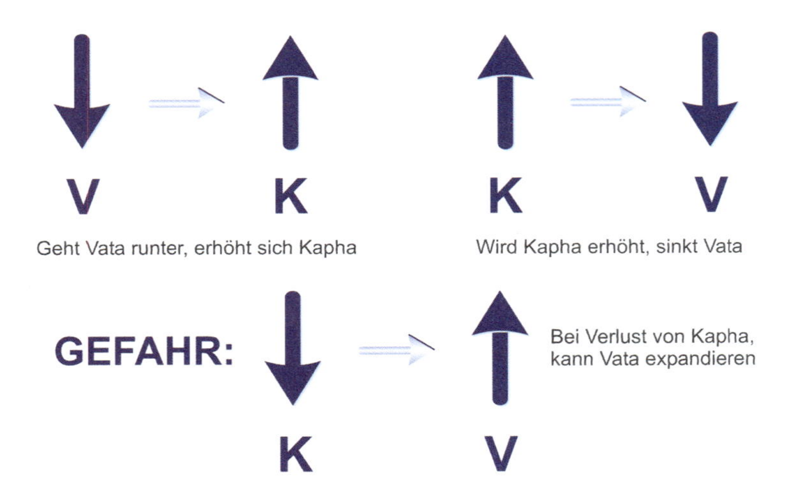

Vata und Kapha wirken dabei stets im Zusammenspiel! Doch das verkompliziert die Sache nicht, sondern vereinfacht den Therapie- bzw. Lösungsansatz: Dank Zunahme von Halt, Erdung und Struktur im Leben, also Kapha, sinkt Vata automatisch, während eine bewusste Reduktion von Vata Kapha verstärkt. Beide helfen sich im Idealfall.

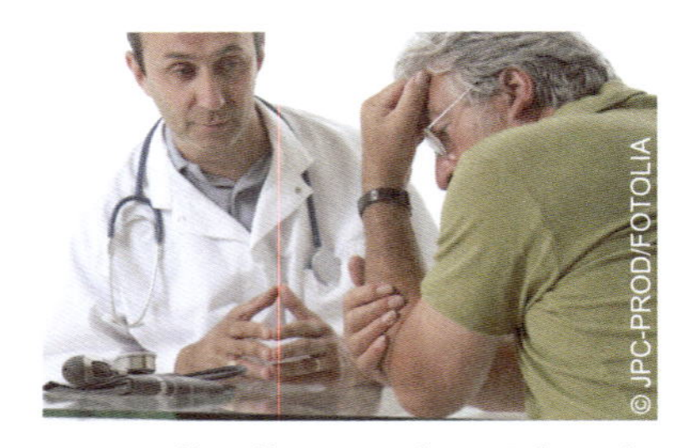

Der "Trick" einer erfolgreichen Behandlung von Vata-Störungen liegt darin, im Leben und Tagsablauf des Patienten **Kapha zu addieren** und **Vata zu subtrahieren**, und zwar möglichst breitgefächert und individuell. Dieses Vorgehen hat einen unmittelbaren Effekt auf die Psyche und die komplette Symptomatik, die von den Erkrankungen im Schlepptau geführt weden. Das folgende Kapitel befasst sich daher mit ausgleichenden Faktoren und Maßnahmen.

Am Rande bemerkt:

Es ist allgemein bekannt, dass die Pubertät bei den heutigen Kids um bis zu fünf Jahre früher einsetzt als bei den Vorgenerationen, doch selbst zwei Jahre Verfrühung ist eine enorme Belastung für ein Schulkind, da weder Körper noch Geist für diese verfrühte Umstellung bereit sind. In dieser Phase schüttet der Körper Wachstums- und Sexualhormone aus, was wiederum Kontrollbereich von Vata ist. Ist diese Kraft aber ohnehin schon stark erhöht, führt dies zu einer verfrühten hormonellen Kettenreaktion. Die Diskrepanz zwischen geistiger Reife und körperlicher Entwicklung wirft weitere Probleme nach sich, die Kinder nebst Schulstress zu bewältigen haben. Kommt zu allem Überdruss noch Streit in der Familie oder Trennung der Eltern dazu, ist im Prinzip der Reifeprozess aus dem Lot.
Doch damit nicht genug. Durch den frühen Kontakt mit erotischem Bildmaterial im Fernsehen oder Internet und eine dadurch ausgelöste verfrühte Fantasie- und Sinnesreizung kommt es zur sexuellen Selbstbefriedigung in einem Lebensalter, dass dafür noch nicht geschaffen ist. Der Verlust von Körperflüssigkeiten, die eigentlich zum Aufbau und Wachstum bestimmt sind (beiderlei Geschlechts) bewirkt ein Nachlassen der Bioenergie Kapha, die doch als Gegenpol zu Vata so wichtig wäre. Die Medien sprechen seit einigen Jahren belustigt von einer „Pornogeneration", was alles andere als witzig ist. Es sind ja gerade die Medien, die diese sogenannte Pornogeneration erschaffen.

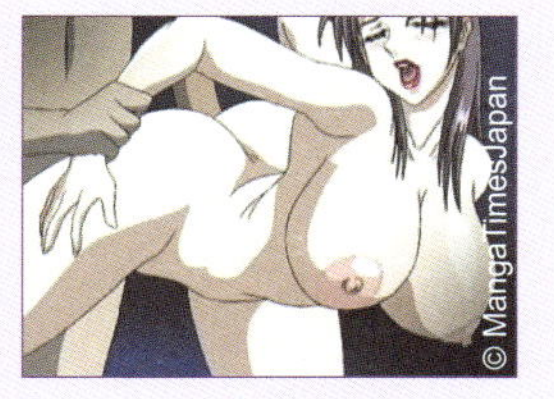

Eine „besorgte Mutter" fragte in einem Internet-Forum für psychologische Probleme an, ob sie es tolerieren soll, dass ihre 10-jährige Tochter anhand erotischer Mangas (japanische Comics) masturbiere. Sie bekam sieben oder acht anonyme Antworten, dass dies normal sei. Weiterer Kommentar erübrigt sich. Man kann eben nicht allen Menschen helfen.

 Prävention – Angriff ist die beste Verteidigung

„Seit mehr als 25 Jahren hilft mir und meinen Patienten das tiefere Verständnis der steuernden Vata-Wirkkräfte, um Störungen dauerhaft auszugleichen. Ein Patient mit ausgeprägten Vata-Störungen klagt in der Regel über eine Vielzahl verschiedener Symptome: Schlafstörungen, schlechteres Gedächtnis, mangelnde Konzentration, Erschöpfung bis hin zur Depression, körperliche Unruhe, Herzjagen, Ängste und Panikattacken, ebenso wie ständige Gedankenflut, Grübeln und Sorgen, das Leben mit all seinen Anforderungen nur schwer bewältigen zu können. Die Meisten denken dann, dass sie eine Vielzahl verschiedener Symptome haben, denen sie hilflos ausgeliefert sind, was sie verständlicherweise zusätzlich beängstigt. Erläutere ich ihnen, dass diese vielen Einzelstörungen nichts weiter als Ausprägungen einer gestörten Vata-Dynamik sind, die an der Wurzel miteinander verbunden sind, und dass sie nicht im eigentlichen Sinne krank sind, sondern nur ihr Gleichgewicht nachhaltig verloren haben, gibt das zunächst einen tiefen Aha-Effekt.

Der nächste Schritt ist, gemeinsam herauszufinden, durch welche immer wiederholten Fehler in der Lebensführung des einzelnen Menschen das Vata entgleist ist und damit zu helfen, nachzuvollziehen, welches die eigentlichen Ursachen ihrer Krankheit sind. Im dritten Schritt gilt es, eine Strategie zu erarbeiten, wie dieser Zustand nachhaltig wieder ausgeglichen werden kann. Immer wieder sehe ich, wie befreit ein Mensch ist, weil er diese Zusammenhänge unmittelbar nachvollziehen kann: Das Gefühl all seinen Störungen hilflos und passiv ausgeliefert zu sein, weicht einer großen Erleichterung, weil er jetzt selbst zu seiner Gesundung aktiv beitragen kann.
Es gibt nichts Schöneres, als ihn dabei zu begleiten, aus dieser Misere herauszufinden, mit all den Maßnahmen, die diese bewährte Lehre dafür nutzt, ein Leben mehr in Übereinstimmung mit den Naturgesetzen zu führen, die uns alle seit Jahrmillionen im Gleichgewicht halten.“

Dr. med. Karin Pirc, Ärztin und Diplom-Psychologin, Bad Ems

Folgende Maßnahmen kosten keinen Cent. Fertigen Sie eine Liste an mit allen Vata-Einflüssen, die zur Zeit auf Sie oder Ihre Kinder einwirken und erarbeiten Sie einen Plan, wie Sie diese verhindern oder zumindest reduzieren können.

❍ Beginne ich den Tag ruhig oder hektisch?

❍ Herrscht bei Einnahme der Mahlzeiten Ruhe und Entspannung?

❍ Nehme ich diese regelmäßig zur selben Zeit ein?

❍ Haben die Speisen vata-erhöhende Elemente (Koffein, chemische Zutaten, kalte Sachen)? Wo sind Kompromisse möglich?

❍ Kann ich mich 5 Min. früher ins Auto setzen und dadurch Zeitdruck vermeiden?

❍ Ist die Musik im Auto, im Büro, zu Hause entspannend oder vata-verstärkend? Welche Fernsehprogramme wirken sich positive, welche negativ auf Vata aus?

❍ Schaffe ich es, abends spätestens um 11 Uhr (ideal 10 Uhr) im Bett zu liegen? (Entspannungsmusik, Aromalampe, warmes Vollbad fördern den Schlaf)

❍ Habe ich die Gewohnheit, abends spät noch zu telefonieren, bzw. mir die Probleme anderer anzuhören? (verstärkt Vata sehr) Telefon abstellen!

❍ Wann ging ich das letzte Mal in der Natur spazieren oder wandern? Wäre das evtl. ein Programm für die ganze Familie?

❍ Sind die Kino- und TV-Filme meiner Kinder sowie deren Internetzugang stimulierend, gefährdend oder allgemein vata-erhöhend? Bekommen sie genug Zuwendung und Liebe?

❍ Kann ich meinem/r Partner/in eine liebevolle Massage beibringen oder in das Liebesspiel einfließen lassen? Sind intensiverer Ganzkörperkontakt und längere, bewusste Umarmungen möglich?

❍ Wie hoch ist mein Vata-Einfluss durch TV und Medien? Kann ich das umgehen? Herrscht Harmonie am Arbeitsplatz? Was kann ich dazu beitragen?

❍ Lasse ich mich von anderen Menschen schnell ärgern/provozieren? Woher kommt meine innere Unzufriedenheit? Was kann ich daran ändern, wen um Hilfe bitten?

❍ Wie ist das Verhältnis zu meinen Eltern? Liegt Unverarbeitetes offen? Wann wäre ein guter Zeitpunkt der Klärung/Aussprache? Wann habe ich mich zuletzt um sie gekümmert? Könnte ich jederzeit Abschied von ihnen nehmen? Kann ich ihnen verzeihen? (Anmerkung: Nichts erdet mehr als ein gutes Verhältnis zu den Eltern – sie sind unsere Herkunft und Wurzeln).

❍ Tue ich mir bewusst genug Gutes? Habe ich körperlichen Ausgleich? Reduziere ich ausreichend Stress? Wann bin alleine und ohne Störungen?

❍ Bin ich in meiner Mitte? Bin ich ausreichend geerdet? Weiß ich, was ich brauche im Leben, was mir gut tut, mich glücklich macht? Sollte ich in eine Beratung investieren?

❍ Wann in meinem Leben war ich total glücklich und zufrieden? Welche Art von Arbeit macht(e) mich besonders glückselig. Kann ich diese ausüben?

Die Liste kann man natürlich weiterführen. Jemand, der energetisch ausgelaugt ist, braucht Hilfe von außen und sollte in ein Beratungsgespräch investieren.

Zum Thema „Eltern“ sowie zu familiäre Beziehung und Partnerschaft sei anzumerken, dass man sich von Menschen fern halten sollte, die nur provozieren, streiten, manipulieren oder Energie abziehen. Man spürt es daran, dass es einem nach einer Weile des Zusammenseins schlechter geht als vorher. Die Grundstimmung, Laune, Freude und Energie sacken ab, man verliert an Elan, das Herz geht zu. Falls sich derartiges trotz bester Absichten und Entgegenkommen nicht bessert, ist sofortiger Abstand anzuraten, selbst wenn es die eigenen Eltern oder Geschwister betrifft. Mit dem gleichen Energie-, Zeit- und Liebesaufwand hat man statt dessen zehn andere Menschen glücklich gemacht.

Unser Stimmungsbarometer ist der Spiegel unserer Seele. Halten Sie Ihre tägliche Stimmung im Visier. Wenn keine rechte Freude bei der Arbeit aufkommt, wenn Sie wochenlang kraft- und antriebslos sind, schlecht gelaunt oder deprimiert sind, ist es an der Zeit Ihre gegenwärtige Lage zu überdenken und Änderungen in Angriff zu nehmen.

Meiden Sie Personen und Situationen, bei denen es sich nicht 100% stimmig anfühlt. Alles andere macht nur unglücklich. Bauen Sie sich reichlich Erdung auf im Leben. Ein paar Stunden Gartenarbeit, das stille Sitzen in der Natur, ein liebevolles Gespräch, ein Besuch im Thermalbad und dergleichen können schon viel ausmachen.

Dadurch, dass Vata an Auswirkung verliert, erhöht sich Kapha automatisch und baut wieder Schutz auf.

Ein gesunder Kompromiss ist besser als keiner. Falls es an Disziplin mangelt, gehen Sie den goldenen Mittelweg. Kleine Schritte führen auch zum Erfolg. Laut meinen Beobachtungen machen ein fester, gesunder Schlaf sowie eine richtige, regelmäßige Ernährung 60 - 70% vom Gesamtpaket aus.

Zur Vervollständigung noch einige Alltagsbelastungen, die Vata provozieren:

- **Lärm, harte synthetische Musik, permanente Geräuschkulisse**
- **Brutale, erschreckende, nervreibende Filmszenen**
- **Schockierende Nachrichten**
- **Das Anhören von Problemen**
- **Langes wie spätes Fernsehen**
- **Intensives Lernen und Lesen (ohne ausgiebige Pausen)**
- **langes geistiges Arbeiten, Unterrichten**
- **Künstliche Lichtquellen, grelles Licht, kalte Farbtöne,**
- **irritierende Muster und Bilder in der Umgebung**
- **Schnurloses Telefonieren, WLAN, langes Sitzen am PC**
- **Unregelmäßige Ess-, Schlaf- und Arbeitszeiten**
- **Hektik und Stress**

Am Rande bemerkt:

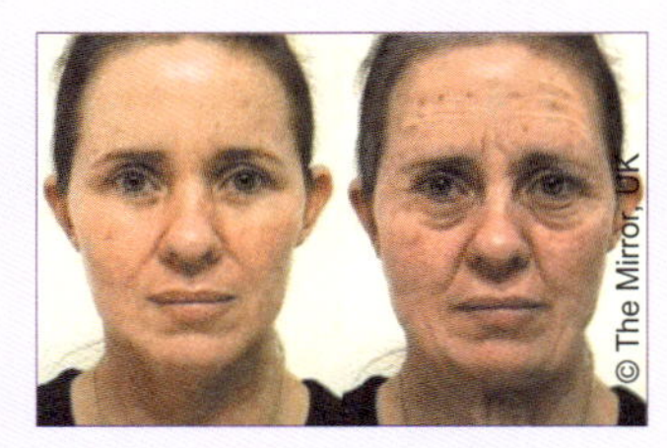

Für alle, denen ihre Gesundheit und selbst die ihrer Kinder nicht viel am Herzen liegt, soll folgender Umstand eine Motivation sein: Vata ist verantwortlich für sämtliche Alterungsprozesse; vom flachen schrumpeligen Hintern bis zum faltigen, leblosen Gesicht und Aussehen. Vergessen Sie, was Sie je über Anti-Aging gehört haben. In Indien gibt es seit hunderten von Jahren heiß begehrte Anti-Aging-Kuren, die früher von Maharadschas mit purem Gold und Diamanten bezahlt wurden, so sehr verjüngend und sexuell belebend waren sie. Viele Geheimrezepte gingen verloren, aber die Anwendungen werden heute noch an reichen Indern und Ausländern durchgeführt, die viel Geld dafür zahlen. Alle diese Kuren haben eines gemeinsam: Vata wird konsequent reduziert.

22 Ausgleichende Betätigungen

Ein Mann kam einst zu mir, der, so sagte er anfangs, einfach nur regenerieren wollte. Er sei beruflich stark eingespannt. Er habe wohl ein „Manager-Syndrom" meinte er scherzhaft. In Wirklichkeit war er völlig fertig. Sein Denken bestand aus Terminen, Gesprächsstrategien mit Kunden und Mitarbeitern, Vermarktungsideen , angetrieben von Erfolgswahn. Er mutierte zu einer arbeitenden Maschine. Der Anteil Mensch schrumpfte auf ein Minimum.
Da er kaum noch schlief, war er morgens entsprechend müde und, im Sinne von Vata, völlig durch den Wind. Das versuchte er durch Kaffee zu regulieren, dessen Tagesration auf zwanzig Tassen stieg. Der Coffein-Push machte ihn noch nervöser. Regelmäßige Mahlzeiten kannte er nicht. Seine Freundin habe sich von ihm getrennt. Wer konnte es ihr verübeln.
Als ich nach körperlichem Ausgleich fragte, gab er Squash an. Er fand es toll, sich zwei mal pro Woche so richtig auszupowern. Das gab mir zu bedenken. Squash enthält viele ruckartige, extrem schnelle Bewegungen, man muss blitzschnell reagieren. Dazu Knallgeräusche jedes mal wenn der Ball auf die Wand trifft. Andererseits musste ich akzeptieren, dass es diesem Mann gut tat. Vielleicht war es der Umstand, mal von der Arbeit weg zu kommen oder tüchtig zu schwitzen und anschließend mit dem Kumpel auf ein Bier zu gehen.

Er sei seit drei Monaten arbeitsunfähig. Also steckte doch mehr dahinter als nur ein Manager-Syndrom. Es war wohl eher ein Vata-Syndrom infolge eines Burnouts, und zwar von der gravierendsten Sorte die ich je vor mir hatte. Er bekam Valium und zig andere Arten von Beruhigungstabletten vom Arzt, der ihm letztendlich eine Erholungskur angeraten hatte. So fand er den Weg zu meinen damaligen Ayurveda-Center im Schwarzwald.

Das Programm bestand aus täglichen Anti-Vata-Massagen, ausgiebigen Sparziergängen in der Natur sowie Besuch der Thermalbäder vor Ort. Jeden zweiten Tag hatte ich ein Kontrollgespräch mit ihm. Bereits am vierten Tag konnte er abends vor elf Uhr einschlafen. Seinen Kaffeegenuss reduzierte er auf drei Tassen, Zigaretten von zwei Schachteln auf eine halbe, und nach weiteren acht Tagen konnte man ihn kaum wieder erkennen. Er strahlte förmlich, sah zehn Jahre jünger aus und hatte schon wieder Pläne für die Zukunft. Ich machte ihm klar, dass es bei wiederholten diagnostizierten Herzrhythmusstörungen diesmal nicht bleiben würde. Er dürfe froh sein, wenn er das nächste Mal mit einem Infarkt davon käme. Ich fragte ihn direkt und mit vollem Ernst, ob es das wert sei. Die Ermahnung saß. Es folgten weitere Gespräche, und er machte sich Vorsätze für die Zukunft die absolut vernünftig klangen. Mit voller Überzeugung hielt er sich an die Anti-Vata-Diät, hielt strikte Essens- und Schlafzeiten ein und nahm keinen Squash-Schläger mehr in die Hand, freiwillig, weil es nicht mehr zu ihm passte, wie er mir später mitteilte.

Ohne nun auf die Details seiner Umstände einzugehen, die Art und Fortsetzung seiner Arbeit und so weiter, liegt hier ein klassischer Fall vor, bei dem sich ein Geschädigter im Prinzip selbst geholfen hatte. Zudem wurde er unabhängig von Beruhigungsmitteln, löste sich zwangslos von Kaffee und Tabak, und kurierte sein Vata-Syndrom vollständig, welches für viele ähnliche Fälle das Aus bedeutet hätte.
Solchen Personen ins Gewissen zu reden, sie zu ermahnen oder eine gesündere Lebensweise nahe zu legen, bringt allein nicht viel. Solange die Bewegungsenergetik den Pegelhöchststand erreicht hat, wird sie die Kontrolle über Entscheidungen behalten wie auch über den Sympathikus mitsamt Nervenzentren. Es wird schwierig sein, überhaupt Zugang zum Kern des Menschen zu haben.

Durch konsequentes Reduzieren von Vata gewinnt die Vernunft erneut die Oberhand. Die Betroffenen gelangen wie von selbst zu Erkenntnissen und Einsichten die im günstigsten Falle radikale Veränderungen im Leben nach sich ziehen. Diese Vorgehensweise ist nicht nur plausibel sondern auch relativ leicht umsetzbar und würde den Krankenkassen jährlich Millionen einsparen. Hinzu kommt der wirtschaftliche Nutzen für personalintensive Unternehmen, deren Mitarbeiter seltener an Burnout und sonstigen psychosomatischen Störungen erkranken würden. Ein Arbeitsumfeld nach Anti-Vata-Gesichtspunkten würde zudem Kreativität und Produktivität steigern.

Falls das Kind schon in den Brunnen gefallen ist, wäre die Investition in ein Anti-Vata-Programm dennoch tragbar, auch ohne Kassenzuschuss. Man bedenke, dass Arbeitsausfall oder Arbeitsunfähigkeit infolge psychosomatischen Störungen weitaus dramatischere Folgen nach sich ziehen können. Sicher, eine Kur mit täglichen Massagen und persönlicher Betreuung ist im deutschsprachigen Raum nicht billig da personalintensiv; in Fällen wie des oben genannten Burnout-Patienten jedoch nicht anders zu bewerkstelligen. Bevor eine schleichende Vata-Verschiebung zu einem Vata-Syndrom mutiert, lässt sich mit einfacheren (und günstigeren) Maßnahmen viel erreichen.

Hier eine Liste mit Sportarten und Betätigungen, die sich ausgleichend oder provozierend auf Vata auswirken:

Ausgleichend:	Provozierend:
Spaziergänge in der Natur	Squash, Tischtennis, Tennis
Mäßige Wanderungen	Volleyball, Handball, Basketball
Bewegungen im nicht kalten Wasser	Kraulschwimmen im kalten Wasser
Tanzen zu mäßigen Rhythmen	Rock`n Roll oder Discotänze
Gleichmäßiges Rudern, Kanu fahren	Wildwasser-Kajak, Bootswettrennen
Gymnastik, Yoga, Dehnübungen	Aerobics, Trampolin und anderes Springen
Tai Chi, Chi Gong, sanftes Kung Fu	Aggressive Kampfkünste, Wettkampfsport
Betont langsames Radfahren bei schönem Wetter	Rennsport (Auto, Rad, Ski, Bobfahrt usw.)
Skiwandern	Abfahrtslauf, Snowboarden
Schnorcheln im (nicht kalten) Meer	Surfing, Segeln, Motorboot, Wasserski u. ä.
Kegeln (kein Wettkampf-Bowling)	Drachen fliegen, Fallschirmspringen
Bogenschießen	Jogging, Marrathonlauf
Angeln	Fechten, Turmspringen

Die Liste erhebt keinen Anspruch auf Vollständigkeit. Für die richtige Wahl muss man nur die Adjektivliste im Theorieteil anwenden: Alles schnelle, ruckartige, sprunghafte, wechselhafte, luftige, riskante, windige erhöht Vata. Alles gleichmäßige, regelmäßige, wärmende, Erd-verbundene und „befeuchtende" reguliert es. Bevor Sie nun die Vatas belächeln oder als Warmduscher bezeichnen, werfen Sie mal einen Blick auf die haarsträubenden Statistiken von Verletzungen im Bereich Leistungs- oder Wettkampfsport. Der moderne Sport ist alles andere als gesund. Wer Ausdauer, Herz und Lungen mäßig trainiert, lebt eindeutig länger und gesünder. Die Vatas mögen in der Badehose keine besonders gute Figur abgeben, aber hier handelt es sich um eine Ego-Falle, die von den Medien und der Sportindustrie gestrickt wird.

Es hätte wenig Sinn, Vatas zum Krafttraining zu schicken. Dieser Typ könnte von morgens bis abends Gewichte stemmen und Klimmzüge machen - sein Muskel-, bzw. Körpervolumen würde kaum wachsen. Dazu bedarf es Kapha, Element Erde. Nur eine ausreichende Portion dieser elementaren Kraft im Grundtyp erlaubt es seinem Träger Muskelmasse aufzubauen, so wie wir es von Tysson, Schwarzenegger oder Stalone kennen. Alle drei, wie auch japanische Sumo-Ringer, haben im Urmuster viel Kapha, was für den Aufbau und die Zunahme von Masse zuständig ist. Umgekehrterweise würde ein reiner Kapha-Typ tagelang vor einem weißen Blatt Papier sitzen, unfähig ein Gedicht oder eine musikalische Komposition zustande zu bringen. Hierfür nämlich bedarf es Vata – ungeachtet der Tatsache dass die meisten Menschen Mischtypen sind, beziehungsweise von allem etwas haben. Eine ideale Ausgleichsbetätigung berücksichtigt alle Bioenergien, was im persönlichen Gespräch individuell eruiert wird.

Ein kleiner Tipp für alle, ungeachtet ihrer Bioenergetik:

Nach je 25 Minuten, die Sie am PC oder sonst sitzend verbringen, stehen Sie auf und machen 5 Minuten lang Bewegungen an der frischen Luft oder vor offenem Fenster. Am besten, wenn die Augen dabei in die Ferne schweifen. Egal ob das Kniebeugen, Hüftkreisen, Dehnübungen oder sonstiges ist. Hauptsache es macht Spass. Halten Sie das rigoros ein und stellen Sie gegebenenfalls einen Wecker auf Ihren Schreibtisch. Das ist gut für die Augen, vermehrt Sauerstoff in den Zellen und beugt einer Vata-Erhöhung im geistigen Bereich vor.

23 Von fleischlichen Gelüsten

Allgemeines: Ich bin immer wieder überrascht, wie wenig Beachtung eine gesunde Kost in deutschen Kurzentren findet. In Bad Füssing, Bayern, gibt es eine Reha-Klinik mit Schwerpunkt Osteoporose, Schmerztherapie und Funktionsstörungen im Bewegungsapparat. Der 500 Betten-Bau verfügt über eine Thermalbadelandschaft und beschäftigt rund 40 Fachärzte. Der überwiegende Teil der Patienten bekommt sämtliche Kosten von der Krankenkasse erstattet. Es gibt dort zwei Cafès, mit einer Auswahl an 10 Kaffeespezialitäten, 9 Weinen und Snacks wie z.B. „Bayerische Bratwürste", die laut Menükarte folgende Inhaltsstoffe enthalten: **Nitropökelsalz, Farbstoffe, Monosodiumglutamat, Phosphat, Geschmacksverstärker, Stabilisatoren, Konservierungsstoffe** und dergleichen. Etwa ein Drittel der Besucher hatte ihre Krücken an ihren Tisch gelehnt und genoss Kaffee und Kuchen. Auch Rollstuhlfahrer waren dabei.
Auf dem Aushängeschild für das Abendessen stand „Heute: Currywurst mit Camembert und Salat", also hochfetter Käse, dazu Rohkost und eine scharfe Wurst aus Schweinefleisch, und all das am Abend, ist nicht nur vata-provozierend sondern erhöht den Säurehaushalt des Körpers um ein vielfaches und ist zudem schwer verdaulich. Und warum serviert man unter anderem Nitropökelsalz und Phosphat an Osteoporose-Patienten, wo doch bekannt ist, dass derartige Stoffe die Knochen angreifen?
Auf dem Wochenplan für das Mittagessen war kein einziges vegetarisches Menü gelistet, nur deftige, schwere Fleischgerichte. Nicht einmal Fisch. Auf dem Werbeprospekt der Klinik steht, man gehe ganzheitlich vor. Wahrscheinlich ist das betriebswirtschaftlich gemeint, in der Hoffnung, die schlemmenden Patienten kommen bald wieder. Ein anderes Kurhotel im Ort servierte den Patienten abends Hackfleisch mit Bohnengemüse. Der überwiegende Teil trank kaltes Bier dazu. Bei einer solch perversen Diät hätte selbst das beste Anti-Vata-Programm nur wenig Wirkung.

Kürzlich stieß ich auf "China Study", eine der bislang wohl umfangreichsten Ernährungsstudien je durchgeführt. Sie weist nach, dass tierisches Eiweiß ungesund ist. Chinesen, die sich überwiegend von Gemüse ernährten, litten weit weniger an koronaren und karzinogenen Erkrankungen als Amerikaner, deren Ernährungsrichtlinien nach wie vor von diversen Industriezweigen vorgegeben würden. Die Forscher scheuten weder aufwendige Tests, noch umfangreiche Studien oder Blutanalysen an tausenden von Chinesen, noch sonstige Mühen. Die schlechten Ernährungsgewohnheiten der Amerikaner, von denen jeder fünfte mittlerweile adipös sei, wurde aufs Schärfste kritisiert. Ich habe das Buch mit Begeisterung gelesen, doch die Forscher, beziehungsweise Autoren, erblickten meines Erachtens nur die halbe Wahrheit.

Japaner und Chinesen sind, abgesehen von der jetzigen Generation, die schwache Knochen und Haltungsschäden aufweist, nie große Fleischesser gewesen. Über tausende von Jahren haben sie Gene und Verdauungsenzyme entwickelt, ideal für die Verwertung von Reis und Gemüse. Ein japanischer Arzt erzählte mir, dass Japaner (bzw. alle Asiaten) einen längeren Darm haben als Westler. Durch diesen anatomischen Vorteil würden Ballast-/Zellstoffe und chlorophylhaltige Blätter und Gemüsesorten nicht nur restlos sondern auch besser verdaut als vergleichsweise in europäischen Mägen, die, genetisch und klimatisch bedingt, seit Urzeiten auf den Verzehr von Fleisch programmiert sind. Selbst ayurvedische Schriften sagen klipp und klar, dass der Vata-Dominante ruhig Fleisch essen soll, weil er es am ehesten braucht. Also konträr zur Meinung westlicher Ayurveda-Anhänger die aufgrund ideologischer Anschauung verbreiten, die Ayurveda-Küche müsse streng vegetarisch sein.

Verunsicherung entsteht dann, wenn wir auf andere hören statt auf unsere innere Stimme. Ein Bauarbeiter, der im Winter bei Minusgraden Straßen aufreißen muss, braucht einfach Fleisch, weil er sich sonst sein eigenes Grab schaufelt. Verbringen Sie einige Zeit auf einer tropischen Insel und Sie werden feststellen, dass der Körper entgegen sonstiger Gewohnheit nicht nach Fleisch verlangt, sondern frisches Obst bevorzugt und selbst nach Wochen keine Mangelerscheinungen zeigt. Man kann Ernährungsrichtlinien eben nicht pauschalisieren. Es gibt keine gesunde Diät für alle. Sie muss individuell den Arbeits- und Lebensgewohnheiten sowie dem bioenergetischen Grundtyp angepasst sein.

Die Autoren von China Study stellten ferner fest, dass Menschen der oberen Breitengrade (Norwegen, Schweden u. a.) mehr Fleisch essen als in den unteren. Sie brachten das mit einem Mangel an Sonnenlicht in Verbindung was wiederum, nebst Fleischkonsum, Autoimmunerkrankungen verstärke. Überlegen wir ein mal welche Faktoren und Eigenschaften in der Natur zunehmen wenn das Sonnenlicht abnimmt oder ganz ausbleibt. Dunkelheit, Kälte, deprimierende Stimmung . . . also Vata-Eigenschaften! Es ist somit nur indirekt die fehlende Sonne, die sich auf die Gemüter schlägt. Primär ist es stark zunehmendes Vata, welches die Speisewahl beeinflusst. Stellen Sie sich vor, es sei kalt, diesig, unheilvoll dunkel um Sie herum. Was würden Sie lieber essen, einen Hamburger mit Pommes oder einen gemischten Salat? Was erdet mehr, die vegetarische Kost oder ein herzhaftes Steak?

Das Alkoholproblem in den skandinavischen Ländern ist bekannt. Bliebe es beim Bier wäre das Übel ein geringeres, aber kaltes Bier schmeckt in den oberen Breitengraden scheinbar nicht. Wir lernten bereits im Theorieteil, dass Bier in den Vatabereich fällt, also erhöht sein Konsum Vata. Kein Wunder, dass es in Deutschland überwiegend im Sommer getrunken wird, was nur indirekt an der Hitze liegt. Bei Sonneneinwirkung, Wärme und entspannter Atmosphäre ist Vata unten. Der Körper spürt, dass ein vata-erhöhendes Getränkt jetzt kaum schadet, was im Winter anders wäre. Unter diesem Aspekt ist es "logisch", dass Norweger harte alkoholische Getränke bevorzugen, auf Englisch *heavy* drinks. Vodka und Whiskey erden mehr als Biere, Weine oder Sekt es tun, ganz einfach weil sie schwerer sind.
So ist das mit Fleisch, das dem Element Erde entstammt. In der Pflanzenwelt gäbe es zahlreiche Ersatzprodukte. Nüsse zum Beispiel, besonders Erdnüsse. Auch Kartoffeln und Linsen erden, ebenso eine heiße Schokolade mit Sahne. Man muss es nur wissen.
Mir fiel auf, dass Karrierefrauen die ein bis zwei mal am Tag viel Fleisch verzehren, ein Defizit an körperlicher Liebe haben. Die unausgelebten fleischlichen Gelüste kompensieren sie über den Verzehr toter Tiere. Das fehlende Kapha im Leben wird so über die Ernährung aufgenommen.

Dabei liegt es zum Großteil an der Tierhaltung und der Fleischverarbeitung, die den Fleischgenuß so ungesund machen. Zur Jugendzeit meiner Großeltern wurde auf dem Lande zwei mal im Jahr ein altes, glückliches Schwein geschlachtet. Heute werden Schweine und Rinder mit chemischem Futter und Hormonen gestopft. In modernen Schlachthäusern werden über 5000 Tiere am Tag brutal hingerichtet, ohne Pardon, ohne Mitgefühl. Die Tiere die dahin gezerrt werden spüren natürlich, dass etwas unheilvolles in der Luft liegt und schütten in Todesangst extrem hohe Dosen an Stresshormonen aus, die dann im Fleisch auf unserem Teller landen.

Wer wie in England vor 15 Jahren Tiere mit Knochenmehl ihrer eigenen Artgenossen füttert, darf sich nicht wundern, wenn die Natur in Form von BSE (oder Vogelgrippe) zurück schlägt. Die Meere tun es auf ihre Weise. Gegen Fleisch, Huhn oder Fisch ist generell nichts zu sagen. Es ist die Produktion, die es ungesund macht. Und natürlich die Dosis, die pauschal nicht vorgegeben werden kann.

Im Westen wird zu sehr gewertet WAS wir essen - das WIE fällt unter den Tisch, wortwörtlich. Die gesündeste, frisch zubereitete Kost verliert an Wert, wenn sie vor laufendem Fernseher herunter geschlungen wird, oder wenn beim Essen negative Emotionen herrschen oder dergleichen. Das Bewusstsein mit dem wir essen ist mindestens so wichtig wie der Inhalt. Wer jede Bratkartoffel umdreht um ein Stückchen Speck zu entfernen das an ihr haftet, oder bei jedem Bissen die Kalorien zählt, beißt unter Umständen eher ins Grab als sein Tischnachbar, der mit positiver Einstellung sein Essen genießt, im Bewusstsein, dass es ihm gut tut.
Das soll nicht heißen, dass wir ab heute unbekümmert drauf los essen sollen, aber ich glaube Sie verstehen die Botschaft. Unser Umfeld und das WIE des Essens sind an der Gesundheit beteiligt. Mitmenschen, die munter alles genießen, leben oft länger als die Vitaminzähler. Folgenden Beitrag entdeckte ich zufällig in der "Bild der Frau" (28/2011). Thema: *"Warum Italiener gesünder und glücklicher sind als Deutsche"*.
Es wurde festgestellt, dass die dort (Italien) noch relativ intakten Familienbande nicht nur Geborgenheit und Rückhalt böten, sondern auch blutdrucksenkend seien. Wer Menschen um sich hat die er liebt, schützt sich effektiv vor schädlichen Stresshormonen, so der Bericht. In Pennsylvania, USA, gibt es die Stadt Roseto, die von Süditalienern gegründet wurde, und wo traditionsgemäß drei Generationen unter einem Dach leben. Forschern der Universität von Texas fiel auf, dass hier kaum jemand an Herzinfarkt starb – ganz anders als in den Nachbarregionen. Und das, obwohl in Roseto fröhlich getrunken, geraucht und geschlemmt wurde. Als sich in den 70er Jahren die intensiven Familienbande lösten, stieg auch die Zahl der Herzleiden.

Einer englischen Zeitung zufolge, dessen Namen mir entfiel, beklagten schwedische Frauen, dass sie den sexuellen Wünschen ihrer Männer nicht mehr nach kämen. Einer Studie zufolge soll dieses Phänomen in über 60% der Ehekrisen und Scheidungen der Hauptgrund gewesen sein. Die Männer hätten durch das viele Anschauen "perfekter Körper" im Internet und geilen Sex in Pornofilmen dermaßen hohe Erwartungshaltungen entwickelt, dass ihre Frauen nicht mehr mithalten konnten, so die Studie.

Was hat das mit Vata zu tun? Alles! Extremes wie Überstimmulation erhöhen die Bewegungsenergetik auf geistiger Ebene. Ob und wie nun dem Einzelnen dadurch geholfen werden kann, sei hier sekundär. Wichtig ist, dass wir uns dieser Dynamik und ihren Auswirkungen erst einmal bewusst werden. Dieses Erkennen und Akzeptieren sind der wichtigste erste Schritt. Alles weitere ergibt sich nach etwas Übung wie von selbst.

Am Rande bemerkt:

Wenn's ausnahmsweise mal schnell gehen soll, ist ein warmes Fertiggericht besser für Vatas als eine kalte, trockene Mahlzeit. Rohkost am Abend erhöht Vata. Ein frisch gebackener Reibekuchen reduziert Vata um ein Vielfaches mehr als kalte, belegte Brote und dergleichen.

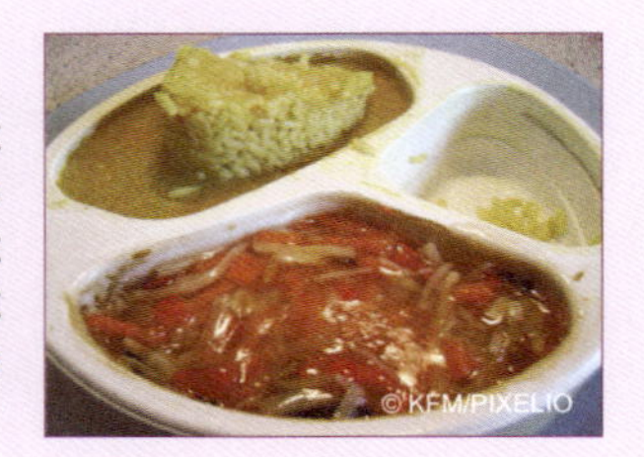

24 Die vata-reduzierende Ernährung

Ein speziell und individuell für den Patienten ausgearbeiteter Diätplan vom Fachberater, der sich eingehend mit dem Fall befasst und zusätzliche Ratschläge gibt, ist stets vorzuziehen. Eine Ernährungsumstellung allein hilft bei leichten Fällen oder hat präventiven sowie lindernden Charakter.

Der Berater analysiert, wie stark die Vata-Verschiebung ist, ob diese sich körperlich-psychisch oder seelisch manifestiert hat. Je nach Bereitschaft des Patienten/Klienten werden gegebenenfalls Kompromisslösungen erarbeitet, die es einzuhalten gilt. Ein zweites Kontrollgespräch gibt Aufschluss über die Besserung des bioenergetischen Zustandes. Mit anderen Worten: Nach zwei bis drei Sitzungen hat der Betroffene sein Problem selbst im Griff, was leichte bis mittelschwere Fälle betrifft. Derartige Hilfe zur Selbsthilfe, die den Patienten weitestgehend unabhängig macht von Therapien und Medikamenten, ist einzigartig.
Falls alle Ratschläge befolgt werden, reduziert sich die Symptomatik erfahrungsgemäß in weniger als zwei Wochen um die Hälfte. Nach weiteren zwei Wochen sollte der Betroffene deutlich mehr geerdet und in seiner Mitte sein. Analog sollten die Empfehlungen bezüglich Sportwahl, Tagesrhythmus, Entspannungsübungen und so weiter eingehalten werden UND die vata-auslösenden Faktoren müssen gemieden werden UND die Ursache für die Vata-Verschiebung (ggf. ein Schlüsselerlebnis) muss in analytischen Gesprächen gefunden, ausgearbeitet und dem Betroffenen bewusst gemacht werden.
All das zusammen führt zum gewünschten Erfolg, zur vollkommenen Gesundheit auf allen Ebenen. Ich habe deshalb hier keine detailierte Liste von vata-reduzierenden Lebensmitteln aufgeführt, da diese vom Berater oder Therapeuten unter Berücksichtigung anderer bioenergetischer Verschiebungen individuell ausgearbeitet werden muss. Bei gleichzeitiger Pitta-Provokation zum Beispiel sieht der Diätplan leicht differenziert zum reinen Vata-Fall aus.
In Härtefällen und da, wo der Auslöser tagtäglich in unmittelbarer Nähe ist (eine Person oder Situation), empfiehlt sich eine Kur abseits des Verursachers. Eine solche Kur beinhaltet Meditations-, Entspannungsübungen, verschiedene Anwendungen pro Tag sowie regelmäßigen Austausch mit einem Betreuer und natürlich eine Anti-Vata-Kost, was zusammen mit speziellen Nahrungsergänzungen, Kräutertees, Vitaminpräparaten und dergleichen ein ganzheitliches Programm ergibt.

Schrittweises Vorgehen hat zudem einen Motivierungseffekt weil die Betroffenen nach anfänglichen Erfolgen zu weiteren Kompromissen bereit sind. Jemand, der mittäglich seine „anständige" Portion Schweinefleisch gewohnt ist, wird das Gesicht verziehen wenn Sie ihm statt dessen zur Gemüsesuppe raten. Wenn er zwei mal die Woche einen Eintopf mit Würstchen wählt, ist schon viel erreicht. Der Plan muss sich individuell nach der Kooperationsbereitschaft und der intellektuellen Auffassungsgabe des Einzelnen richten. Ich hatte bislang keinen einzigen Fall, wo das nicht klappte. Im Gegenteil; alle waren nach der ersten Besserung zu weiteren Umstellungen bereit. Kleine Erfolge sind daher wichtig.
Ausnahmen sind Fälle extremer Vata-Störung, wo die Nerven regelrecht blank liegen oder die allgemeine Gesundheit durch andauernde Psychosen beeinträchtigt ist. Hier muss vom ersten Tage an eine strikte Anti-Vata-Diät eingehalten werden, ohne Wenn und Aber.

Allgemeines: Es geht hier weniger um Kalorien und Nährwerte, sondern welche bioenergetische Wirkung die Nahrung auf Vata hat. Wird Vata provoziert oder reduziert? Kennt man den Grundgeschmack eines Lebensmittels, gibt es eine einfache Faustregel:

süß, salzig und sauer reduzieren Vata ↓

Die Geschmäcker scharf, bitter und herb (zusammenziehend) erhöhen es ↑

Der Geschmack **süß** setzt sich aus den Elementen *Wasser* und *Erde* zusammen, genau was Vata fehlt, während **bitter** dem Element *Wind* und *Äther* entstammt, also bereits Vata-Qualitäten besitzt. **Salzig** und **sauer** nie in hohen Dosen einnehmen. Da beiden Element *Feuer* zugrunde liegt, ist bei gleichzeitiger Pitta-Störung Vorsicht angeraten. Allein dies verdeutlicht, dass einer allgemeinen Ernährungstabelle ein persönliches Beratungsgespräch vorzuziehen ist. Apropos, **scharf** entstand aus *Feuer* und *Wind*; **herb** aus *Wind* und *Erde* – also Qualitäten, die Vata-Elemente enthalten und es daher erhöhen würden.

Elemente	Geschmack	Wirkung auf Vata	
Wasser & Erde	süß	reduzierend	↓
Erde & Feuer	sauer*	leicht reduzierend	↓
Wind & Äther	bitter	erhöhend	↑
Feuer & Wind	scharf	erhöhend	↑
Wind & Erde	zusammenziehend	gering erhöhend / neutral	↑
Feuer & Wasser	salzig*	leicht reduzierend	↓

Alle wärmenden, gegarten, leicht verdaulichen Speisen wirken harmonisierend auf Vata.

Hat der Vata-Gestörte Heißhunger auf Chicoree-Salat (bitter = Vata ↑), so gebe er warmes Olivenöl und eine Prise Salz oder etwas Soja-Soße daran. Durch raffiniertes Ausbalancieren kann die negative Wirkung zum Teil neutralisiert werden. Erdbeeren sind vom Grundgeschmack sauer-saftig, leicht süßlich, also nicht ideal für Vata-Geschädigte. Eine Portion Schlagsahne darüber neutralisiert dieses Minus und verwandelt es in ein Plus. Also keine Askese für Vatas. Sämtliche Kombinationsmöglichkeiten aufzulisten würde jedoch den Rahmen des Buches sprengen.

Beispiele für ein Anti-Vata-Frühstück:

- Griesbrei oder Milchreis mit Honig, Zimt, Kardamon
- Haferflocken (empfehlenswert bei gleichzeitiger Pitta-Störung) mit Honig & Sahne
- Warmes, gut eingeweichtes Müsli (nicht klebrig/ pampig) mit Rosinen und Bananen
- Warmer Toast mit Butter, süßem Aufstrich (auch Schokolade) oder / und mit Wurst und Käse (falls niedrige Fettstufe und weich oder cremig)
- Obst, jedoch nicht in der kalten Jahreszeit (außer reifen Bananen), Äpfel und Birnen nur gedünstet / gebacken oder als Kompott

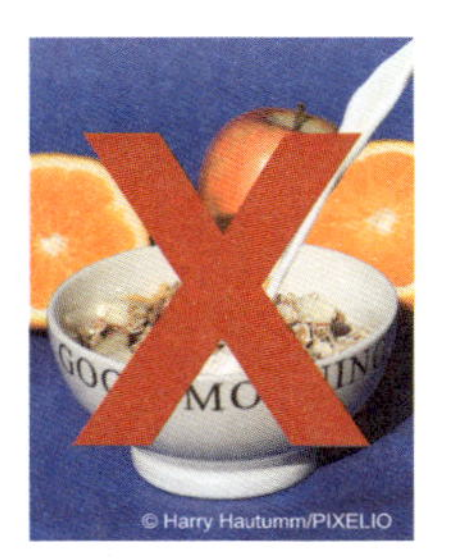

Instant Getreide-/Mais-Frühstück erhöht Vata.

Zwischenmahlzeiten, die Vata reduzieren:

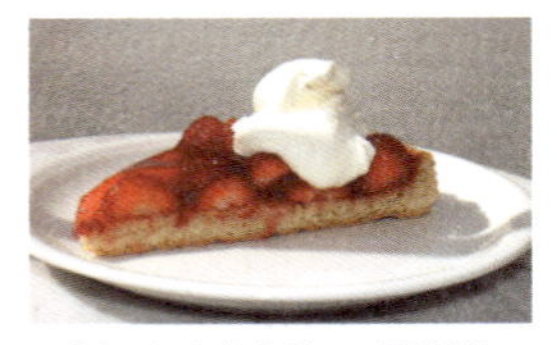
© Stephanie Hofschlaeger/PIXELIO

- Heiße Trinkschokolade mit süßer Sahne
- Backapfel oder Apfelkompott mit Zimt
- Heißer Apfelstrudel mit Zimt, warmer Vanille-Soße
- Vanille-Pudding, Gries-Pudding, Yoghurt mit Honig und Banane
- Ein Stück Kuchen mit Kräutertee

Der Mittagstisch für Vatas kann so aussehen:

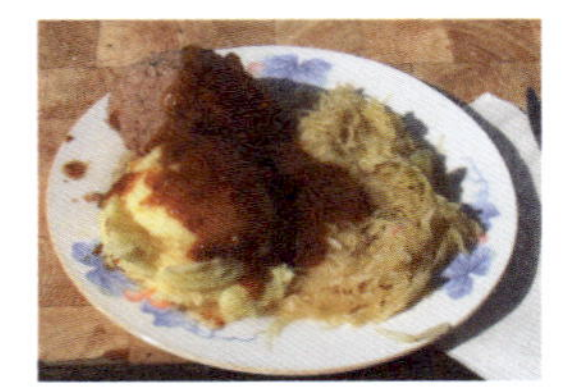
© Michael Baudy/PIXELIO

- Kartoffelpüree mit Sauerkraut und eine kleine Portion Kasseler
- Bratfisch mit Salzkartoffeln u. Möhrengemüse
- Spiegeleier mit gedünsteten Zuchini , Kartoffelbrei
- Kartoffelsalat (nicht kalt) mit Wiener Würstchen und Brötchen
- Gemüseeintopf mit Fleisch (Linsen lange kochen, bei Blähungsneigung meiden)
- Spaghetti Bolognese; bei Carbonara: mit extra Olivenöl; jeweils ohne Parmesan-Käse

Abends, mindestens 2 idealerweise 3 Std. vor dem Schlafen gehen:

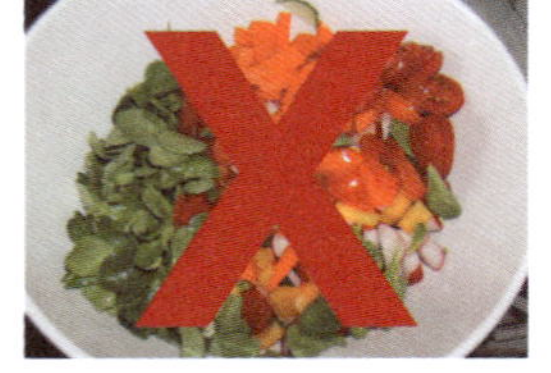
© zora120875/PIXELIO

- Hühnerfrikassé mit Reis und gedünstetem Gemüse
- Warmer Toast mit Wurst, dazu klare Gemüsesuppe oder mit Einlage
- Makkaroni-Auflauf oder Gratin mit Gemüse (geringer Käseanteil)
- Spiegeleier mit gedünsteten Zuchini und Kartoffelbrei
- Reis-Gemüse-Suppe mit etwas Fleisch, Huhn oder Ei darin

Die hier aufgeführten Beispiele mögen banal erscheinen, sind aber durchdacht und beruhen auf jahrelangen Erfahrungen mit Klienten. Die geplagten Vatas haben hier einen Vorteil: ihre Diät ist schmackhaft und gar nicht streng.

Vata braucht Fleisch. Es muss kein ganzes Steak sein, aber wenigstens etwas Huhn oder Rindfleisch in der Suppe oder unter das Gemüse gemischt tun ihm gut. Weizen- und Toastbrot ist mehr vata-besänftigend als Roggen-, Misch- oder Schwarzbrot. Letztere sind aufgrund ihres hohen Sauerteig- und Hefeanteils blähungsfördernd und zudem schwer verdaulich. (Anm.: Wer aus streng ethischen Gründen kein Fleisch verzehren will, sollte sich Ersatznahrung vom Berater empfehlen lassen.) Es kommt bei der Anti-Vata-Diät auf 2 Aspekte an:

Alles Vata erhöhende meiden / Alles Vata ausgleichende vorziehen.

Das fundierte Wissen im ersten Teil des Buches macht sich nun bezahlt. Die verstärkenden und reduzierenden Eigenschaften, beziehungsweise Adjektive, sind Grundlage bei Ernährung und Therapie. Beispiel: Da alles Trockene Vata verstärkt, sind trockenes Knabbergebäck, Knäckebrot, Zwieback und dergleichen nicht geeignet. Toastbrot dagegen wird überwiegend aus Weizen hergestellt, dessen Grundgeschmack süß ist. Also 1 Punkt für Anti-Vata. Durch das Toasten kommt Wärme hinzu, ein weiterer Pluspunkt. Streicht man Butter und Marmelade oder Honig drauf, erhöht sich die Punktezahl schon auf 3, da Fettes und Süßes ihrerseits Vata reduzieren.
Natürlich enthält Vollkornbrot oder Schwarzbrot mehr Vitamine und Mineralien als Weißbrot, aber es geht hier nicht um Nährwerte sondern um die bewusste Ausgleichung einer gestörten Bioenergie. Außerdem kann man Schwarzbrot nur dann restlos verwerten, wenn die Verdauung tadellos funktioniert, beziehungsweise wenn ein starkes Verdauungsfeuer vorhanden ist, was den meisten Vatas fehlt. Die hier „verlorenen“ Vitamine können durch andere nahrhafte Speisen ausgeglichen werden.
Bevor Sie nun das aufgeführte Spiegelei belächeln – es enthält Eiweiß und Vitamin B, was Vatas unbedingt brauchen, gerade solche, die nur selten Fleisch essen. Durch das Braten kommen 2 weitere Anti-Vata-Punkte hinzu: Öl +Wärme. Das wäre bei einem hart gekochten Ei nicht der Fall, da der trockene Dotter dem Körper bei der Verdauung Wasser entzieht und dabei verstopft.

Da dem Weizen der Grundgeschmack süß zugrunde liegt, sind Pasta ebenso vata-reduzierend. Eine Nudelsuppe mit Huhn oder Ei dran hat mindestens 3 Pluspunkte. Eine Spaghetti Bolognese reduziert Vata um ein vielfaches mehr als Pizza, bei der das Trockene des Teigs einen Minuspunkt enthält. Leicht süßliche Reissorten (z. B. Basmati-Reis) sind ebenfalls ideal für die Anti-Vata-Diät. Im Zweifelsfall geht man stets nach dem Grundgeschmack des Lebensmittels.

Die blähungsverursachende Wirkung von Kohl ist bei gekochtem Sauerkraut nur minimal, besonders wenn man Kreuzkümmel oder andere Gewürze daran gibt. Das gute alte Kochrezept aus Großmutters Zeiten hatte dies schon mit berücksichtigt. Außerdem enthält Sauerkraut Vitamin C, was bei Vatas manchmal

Mangelware ist, da sie Rohkost und Obst weniger vertragen. Deutsche Hausmannskost hat daher, je nach Zubereitungsart, mindestens 3 Punkte für den Vata-Ausgleich. Eine lecker zubereitete Schnittbohnen-Suppe mit Sahne daran ist ebenso ideal für Vatas, sollte jedoch wegen eventueller, wenn auch geringer, Blähungsgefahr lange gekocht und nicht am Abend verzehrt werden. Gemüsesuppen sind wahre Vata-Killer. Durch das lange Kochen gelangt die Energetik Feuer ins Essen. Die Flüssigkeit wirkt dem Trocken-Aspekt von Vata entgegen, und die gesunden Zutaten tun ihr übriges. Suppen sind leicht verdaulich und daher ideal am Abend. Falls Sie eine Beilage brauchen: Getoastetes Brot, oder geben Sie der Suppe von Anfang an etwas Reis bei, und schon haben Sie eine ideale Mahlzeit, der ich 4 Anti-Vata-Punkte geben würde. Sie sehen, ein Anti-Vata-Programm kann durchaus schmackhaft sein.

Spargel, so gesund er auch ist, verstärkt aufgrund seiner Bitterkeit Vata. Dies kann durch eine käse- und mehlhaltige Soße etwas ausgeglichen werden, sodass der Vata getrost am Spargelessen der Familie teilnehmen kann.

Rohes Obst, mit Ausnahme reifer Bananen, erhöhen Vata. In der heißen Jahreszeit sei es gestattet, doch außerhalb ist es weniger ratsam. Wählen Sie Obstsorten, die süß-saftig sind - das alleine reduziert Vata, also Pfirsische, Mangos, Trauben, reife Bananen, Pflaumen oder Melonen. Weniger gut sind rohe Birnen und besonders rohe Äpfel. Als Kompott sind sie besser geeignet, und in Form von Apfelkuchen oder gar Apfel-Strudel mit warmer Vanille-Soße sind sie regelrechte Medizin, der ich 4 Punkte gebe.

Da Vatas von Natur aus schlank sind und selten an Gewicht zunehmen, brauchen sie nicht an (gutem) Öl und tierischen Fetten zu sparen, ausreichend Bewegung vorausgesetzt. Das beste Fett ist Ghee (gespr. „Gieh"), also geklärte Butter, die es im Reformhaus oder über das Internet zu kaufen gibt. Alles cremige, soßige und nahrhaft breiige (Sahne, Yoghurt, Pudding und dergleichen, aber auch pürierte Suppen) wirkt Vata entgegen.

Falls Vata kurzfristig aus dem Lot ist weil der Tag hektisch verlief und die Einnahme einer warmen Mittagsmahlzeit ausfiel, ist ein Stück Torte in jedem Falle dem Hungern vorzuziehen, selbst wenn es Zucker und künstliche Zusatzstoffe enthielte. Das Warten bis zur nächsten Hauptmahlzeit bei gleichzeitiger Stressbelastung hätte gravierendere Folgen. Hier in Tabellenkurzform die Hauptkriterien anhand derer Sie die Punktezahl selbst bestimmen können:

ausgleichend	provozierend
warm	kalt
wärmend	kühlend
nährend, gehaltvoll	gehaltlos (0 Kalorien)
gegart	roh
fett, ölig, soßig	trocken
saftig, süß	herb, adstringierend, mehlig
frisch zubereitet	künstlich erhitzt, vorgekocht
sättigend (auch vom Essgefühl her)	leichte Kost, geringe Mengen

Gegart bedeutet, dass Element Feuer bereits durch die Zubereitung in die Speisen gelangt, während roh zur restlosen Verdauung mehr Energie vom Körper verbraucht, wovon Vatas nicht gerade im Übermaß besitzen. Trocken können auch Weine sein.Warm und wärmend sind zweierlei. Eine Scheibe Ingwer hat auch dann eine wärmende Wirkung wenn sie kalt verzehrt wird, während Grapefruchtsaft selbst bei Zimmertemperatur eine kühlende Wirkung entfaltet. Mit anderen Worten: „kalt" ist nicht eine Sache der Temperatur allein. Ein extremes Beispiel: Pfefferminztee hat auch heiß noch eine kühlende Wirkung und ist in den kalten Jahreszeiten nichts für Vata-Geschädigte. Kamillentee ist aufgrund des bitteren Geschmacks auch kein ideales Aufgussgetränk. Fencheltee dagegen fast schon Vata-Arznei. Hagebutten- oder Früchtetee sind leicht säuerlich und daher vata-reduzierend. Mit etwas Rohrzucker oder Honig daran sind sie ein ideales Getränk, das in Indien unbekannt ist und daher in deren medizinischer Literatur nicht vorkommt.

Europa bietet aufgrund seiner enormen Vielfalt an Gemüsesorten, Obst und Kräutern einen wahren Schatz an vata-reduzierenden Ingredienzien, sodass diese nicht aus Fernost importiert werden müssen, nur weil sie in deren Schulbüchern erwähnt sind.

Alle klassischen Ayurveda-Lehrbücher sagen übrigens: „Esset und konsumieret, was in der Heimat (nicht Inder-Heimat) sowie in der vorliegenden Jahreszeit wächst." Weiterer Kommentar erübrigt sich. Apropos, lieblos zubereitetes Essen kann auch „kalt" sein.

Hier ein radikales Beispiel: Wenn Vata im Winter die Wahl hat zwischen McDonalds und einem Sandwich mit viel Salat dran, sollte er ersteres wählen. Warum? Warme Pommes Frites erden, mit Salz erst recht. Dazu etwas Fleisch oder Huhn oder Fisch im warmen Sesambrötchen optimieren das Set. Die kalte Cola mit einem heißen Tee ausgetauscht, und schon ist das Anti-Vata-Snack fertig, was ein bis zwei mal wöchentlich durchaus in Ordnung ist und dem kalten Brot, egal was drauf ist, vorzuziehen ist.

Bei regelrechten Vata-Krankheiten wie ADS, ADHS, PMS, MS, Schlafstörung und Nervenleiden, sollten die Patienten unbedingt eine Anti-Vata-Diät einhalten. Ärzte, die ihren Patienten diese Diät nahelegen, sprechen eindeutig von schnelleren und besseren Heilquoten, selbst wenn die Haupttherapie schulmedizinsch (medikamentös) statt naturheilkundlich erfolgt. Da erhöhtes Vata das komplette Nervensystem strapaziert, empfiehlt sich gegebenenfalls die zusätzliche Einnahme von Vitamin B (die ganze Bandbreite), Zink und Selen. Die hier empfohlenen Ernährungsrichtlinien sind relativ leicht umzusetzen.

Mindestens genauso wichtig ist die regelmäßige Einnahme der Hauptmahlzeiten, und diese in ruhiger, ungestörter Atmosphäre, abseits von Ablenkung, Stress oder Fernseher. Aufregende oder problembehaftete Unterhaltungen während dem Essen sind für Vatas tabu.

Zusätzlich zu den vata-erhöhenden Geschmacksrichtungen und den bereits aufgeführten Empfehlungen, hier einige Beispiele besonders Vata erhöhender Nahrungsmittel:

- **Koffeinhaltige Getränke**
  Kaffee, Cola, Schwarztee
- **Bittere Gemüse und Blattsalate**
  Chicoree, Asparagus (Spargel), Rettich, Knoblauch, Sojasprossen, Petersilie, besonders Zwiebeln
- **Alle Kohlsorten**
  Rosenkohl, Rotkraut, Chinakohl, Sauerkraut (roh)
- **Die meisten Bohnensorten**
- **Rohes und halbrohes Gemüse**
  (außer Möhren), besonders am Abend
- **Chilli, Pfeffer, Ingwer**
  (außer gekocht, als Tee sowie in kl. Mengen)

- **Alles Scharfe**
  Senf, Wasabi, Meerrettich, Radieschen u.a.
- **Kalte Getränke, kalte Milch, leichtes Wasser, Tiefkühlkost**
- **Alles Trockene**
  Chips, Salzstangen, Knäckebrot, Nüsse, Getreideflocken, trockene Pizza, Hartkäse, hart gekochte Eier
- **Schweinefleisch, eingelegter Hering, halbgegartes Fleisch, viel Fleischkonsum**
- **Chemische, künstliche Stoffe und Beigaben im Essen**
- **Mikrowelle, Hefeprodukte**
- **Stachelbeeren, Preiselbeeren, saure Erdbeeren, Kirschen u.a. saures Obst sowie unreife Bananen**

Manches kann je nach Zubereitungsart sowie Beigabe von Kräutern und Gewürzen oder Zucker (bei Obst) vata-gerecht gemacht werden oder – je nach Störungsgrad – in kleinen Mengen mittags verzehrt werden. Dies muss individuell geklärt, gegebenenfallls ausprobiert werden.

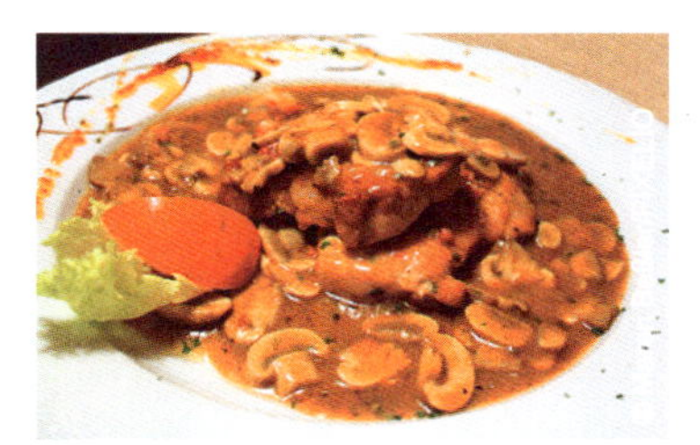

Unglaublich, aber deutsche Hausmannskost hat eine vata-reduzierende Wirkung. Ähnliche Gerichte gibt es natürlich auch in den Nachbarländern.

> Am Rande bemerkt:
>
> Alles Extreme erhöht Vata, somit auch extreme Umstellungen. Wer unbedingt einen verdünnten Kaffee braucht, dem sei er gegönnt. Ich machte in meiner Anfangszeit den Fehler, einer vata-gestörten Frau ihren morgendlichen Kaffee auszureden wovon sie jahrelang zum Frühstück drei Tassen trank. Sie erlitt am ersten Tag des radikalen Weglassens einen Kreislaufkollaps und musste ihre geplante Behandlung absagen. Wenn sich der Körper über viele Jahre an eine ungünstige Substanz gewöhnt hat, entwickelt der Stoffwechsel einen Kompensierungsmechanismus. Sie nahm von da an nur zwei Tassen zu sich, was einen Monat später auf eine reduziert wurde, und selbst die wurde als Milchkaffee genossen, was ein gelungener Kompromiss war.

25 Tina

„ ... das Vata-Syndrom ist keine Theorie sondern Realität. So was brauchen wir unbedingt, weil unsere Gesellschaft Ursachenbehandlung verlangt. Es werden leider mehr und mehr betroffene Menschen mit seelischen Problemen zum Arzt kommen: mit Burnout-Syndrom, Psychosen jeder Art, depressiven Episoden und unklaren seelischen Leiden... Es besteht leider selten eine rasche professionelle Hilfemöglichkeit. Auf die wenigen guten Psychologen muss man fast 6 Monate warten, weil sie überlaufen sind! Die Vata-Reduzierung ist eine hilfreiche und einfache therapeutische Gegenmaßnahme und kann fallbezogen als selbstständige Anwendung zu Hause durchgeführt werden, was Zeit und Geld erspart.

Dr. med. G. Alieva Johannesbad-Klinik, Bad Füssing

Hier ein ADS-Fall aus meiner damaligen Beratungspraxis, der zeigt, wie viel die Ernährung im Alltag einer Vata-Geschädigten ausmachen kann:

Tina L. (10) hatte erhebliche Konzentrationsschwierigkeiten, sowohl in der Schule als auch zu Hause bei den Hausaufgaben, die sie nach spätestens fünf Minuten erbost vom Tisch fegte. Im Unterricht war sie zappelig, ständig gereizt, wurde lästig und ging Mitschülern wie Lehrern gleichermaßen auf die Nerven. Sie konnte schlecht einschlafen und tanzte stundenlang im Bett herum, was die Geschwistern so sehr störte, dass Tina auf der Couch im Wohnzimmer schlafen musste. Morgens war sie schlecht gelaunt und unausgeruht. Am Essen nörgelte sie ständig was herum. Die Mutter war geschieden und alleinerziehend. Kam Besuch, fiel sie ständig ins Wort und lenkte auf die einfallsreichste und störendste Art die Aufmerksamkeit auf sich, obwohl ihr gesagt wurde im Kinderzimmer zu bleiben. Auf die ihr gesetzten Grenzen reagierte sie erst gar nicht oder nur nach höllischem Geschimpfe der Mutter und drastischen Maßnahmen wie Spielverbot und Klapse auf den Hintern, was wohl niemand der Mutter verübeln konnte. Zumindest auf den ersten Blick.

Erstkontakt:

Ohne Vorkenntnisse sah ich sofort, dass im Vata-Bereich was nicht stimmte. Extrem unruhige Pupillen, Herumrutschen auf dem Stuhl, abgekaute Nägeln sowie leicht aggressiver Blick in den Augen; Vata hatte den „Feuer-Bereich" erreicht. Sie hatte schmale Lippen und sehr dünnes, blondes Haar, was auf einen relativ hohen Vata-Anteil im Grund-Typ hindeutete. Körperlich war sie dünn. Auf Fragen reagierte sie gereizt, schnippisch oder sehr langsam und unsicher. Ihr Verhalten war in jedem Fall extrem, und das alleine deutet schon auf eine Vata-Störung hin. Trotz diesem provokativen und gereizten Verhalten spürte ich dahinter auch eine gewisse Traurigkeit. Sie war sich ihrer unglücklichen Lage bewusst und verstand nicht, wie das alles so kommen konnte. Sie brauchte Hilfe.

Diese genauen Beobachtungen im Erstkontakt machten bereits die Hälfte der Diagnose aus, denn die massive Vata-Störung hätte sich nicht deutlicher zeigen können. Der Form halber, auch um eine simple Gesprächsbasis zu schaffen, fragte ich nach Appetit und Verdauung, doch diese waren, wie hätte es anders sein sollen, unregelmäßig und stark wechselhaft, mit Tendenz zu Verstopfung. Laut Mutter war Tina schon immer ein unruhiges Kind, doch verschlimmert hätte sich das seit sie in die Schule kam. Sie war verärgert über die Klassenlehrerin, die Tina nicht versetzt hatte und jetzt zur Sonderschule anriet. Dabei ginge sie doch schon ein Jahr später zur Schule. Tina war erst in der zweiten Klasse und sollte nun wieder nicht versetzt werden.

Durch einen zwanglosen, kumpelhaften Umgang erreichte ich, dass sie ein Stück ihrer Innenwelt preisgab. Sie mochte die Schule, weil es dort nette Spielkameradinnen gab. Fächer wie Musik, Kunst und Heimatkunde fand sie interessant, aber das artige Sitzen und lange Zuhören fielen ihr schwer. Die meisten Schwierigkeiten hatte sie im Rechnen, weil sie sich das „doofe 1 x 1" nicht merken konnte. Bildhaftes Vorstellen und Behalten machten ihr weniger Schwierigkeiten. Als ich ihr sagte, sie solle beim Zählen an leckere Äpfel denken die vor ihr lägen, war sie nach fünf Minuten Übung in der Lage, Aufgaben wie 4 x 4 oder 3 x 10 sofort zu lösen.

Ich erfuhr von Tina, dass ihr Vater ins Ausland auswanderte als sie sieben war. „Das war saublöde", meinte sie. Sie hing sehr an ihrem Vater und er fehlte ihr sehr. Dieser seelenberührende Einschnitt war fast zeitgleich mit ihrer Einschulung, sodass nicht unbedingt die Schule für das abnormale Verhalten verantwortlich war, sondern ihr seelisches Leid, welches nur indirekt durch die Schule verstärkt wurde, da sie dort mit glücklichen Kindern in Kontakt kam, die Vater und Mutter zu Hause hatten. Zu derartigen Einsichten, die Teil einer ganzheitlichen Anamnese sind, gelangt man wenn man sich mit dem Menschen in seiner Gesamtheit befasst und alle Aspekte durchleuchtet, die auf eine mögliche Ursache hindeuten.

Die weitere Analyse des Falles ergab, dass Tina Angst vor Spinnen und anderem Kleingetier sowie vor dunklen Orten hatte. Nachts sah sie Gespenster und schreckte durch das kleinste Geräusch auf. Ob diese Symptome Teil einer insgesamten, verselbstständigten Vata-Störung waren oder noch andere Einwirkungen im Spiel waren musste ich erst klären. Zu meiner völligen Überraschung erfuhr ich, dass die zwei älteren Geschwister sich gerne Gruselfilme im Fernsehen anschauten, nachmittags wie abends. Der ältere von ihnen schaute sich ausgeliehene Horrorfilme auf DVD an, die selbst mir einen schlechten Schlaf beschert hätten. Die Mutter bekam das alles nicht mit, weil sie entweder tagsüber auf der Arbeit war, oder die Abende und Nächte bei ihrem Freund verbrachte in der leichtsinnigen Annahme, die Größeren passen schon auf die Kleinste auf.
Wie wir aus den vorigen Kapiteln lernten, brauchen gerade Vatas menschliche Nähe und Wärme, selbst wenn keine gravierende Störung vorliegt. Der Wegfall des Vaters, dazu die häufige Abwesenheit der Mutter, die nur an zwei bis drei Abenden mal kurz zu Hause war, kann selbst bei psychisch stabilen Kindern eine Vata-Erhöhung auslösen. Demzufolge bekam das Mädchen auch selten eine warme, liebevoll gekochte Mahlzeit serviert, wie sie doch gerade für junge Schülerinnen und Schüler so wichtig wäre.
Mittags nach der Schule gab es belegte Brote oder Pizza aus der Mikrowelle. Tina, die sich mir gegenüber immer weiter öffnete, verriet mir, dass sie unheimlich gerne Süßigkeiten mag. Und weil sie mich so nett fand, streckte sie mir eine geleeartige Zuckerstange entgegen mit den Worten „Und die mag ich am liebsten." (Die Inhaltsangabe bestand aus Chemikalien und Zucker). Daneben gehörten Schokolade, Brausepulver, Chips und Salzstangen zu ihrem täglichen Konsum. Hier musste nicht das Kind, sondern die Mutter gleich mit „behandelt" werden. Hinzu kam, dass sie am liebsten süße, kohlensäurehaltige Limonaden trank sowie Coca-Cola, was ihr zwar nicht besonders schmeckte, aber weil die Großen das tranken, machte sie einfach mit. Wäre sie sechs Jahre älter gewesen, hätte sie wahrscheinlich, weil sie Gruppenzugehörigkeit suchte, Zigaretten oder Haschisch mit geraucht, oder schlimmeres. Alleinsein bekommt Vatas nicht!

Die Therapie:

Hier musste ich viergleisig vorgehen: a) die unbekümmerte Mutter aufklären und einbeziehen b) den Tagesablauf und die Ernährung ändern c) alle vata-erhöhenden Faktoren eliminieren, inklusive Horrorfilme d) den Verursacher beseitigen.

Den Papa konnte ich weder zurück holen noch ersetzen, aber ihr klar machen, dass der sie bestimmt lieb hat und sicher jeden Tag an die kleine Tina denkt. Sie solle ihn einfach jeden Abend in ihr Nachtgebet einschließen. Mehr konnte ich diesbezüglich nicht tun, doch an allen anderen Faktoren - angefangen bei der Mutter. Ich erklärte ihr in aller Deutlichkeit, dass Tina mit drastisch zunehmenden psychosomatischen Störungen rechnen muss und sicher in die Sonderschule käme, wenn nicht sofortige Gegenmaßnahmen ergriffen würden. Sie war einigermaßen einsichtig, doch das eigene Liebesleben war ihr genauso wichtig. Da half nur eines: Kompromisse finden. Ob sie es denn schaffe, statt drei mal nur ein mal die Woche abends weg zu bleiben, und ab und zu mal ein Wochenende mit den Kindern zu verbringen. Sie könne ihren Lover ungeniert vorstellen und gemeinsam etwas unternehmen; vielleicht mochte er die Kinder ja. Sie willigte ein.
Ernährungsmäßig konnten ebenfalls Kompromisse gefunden werden. Der Tochter das Naschen gänzlich zu verbieten hätte einen Zank ohne Ende ausgelöst. Also wurde die Tagesration und die Qualität festgelegt, beziehungsweise Naschereien aus dem Bio- Laden. Die haben oft Sonderangebote von Produkten deren Haltbarkeitsdatum gerade mal überschritten ist, und damit günstiger sind als das Gift aus dem Tante Emma Laden.
Extra Schokolade gäbe es zur Belohnung, wenn sie gute Noten nach Hause brächte. Statt Pizza und trocken Brot, sollte es drei mal die Woche eine warme Suppe geben, die sie entweder abends vorkochen oder in Dosenform darreichen könne. Sie solle dem Ältesten zeigen wie sie warm gemacht werden. Im Topf, nicht in der Mikrowelle. Der Bruder dürfe sich im Beisein der Kleinen nie wieder Filme anschauen, die im Kino erst ab 16 erlaubt sind. Das Kinderprogramm solle auf zwei Stunden am Tag limitiert werden, was bei bislang vier Stunden Fernsehen einen Riesenerfolg darstellte.

Nach drei Wochen stellten sich die ersten Besserungen ein. Tina konnte länger still sitzen und zuhören. Sie wirkte insgesamt ausgeglichener. Eine hundertprozentige Besserung gab es nicht, da die Mutter nur zu gewissen Kompromissen bereit war. Mir persönlich tat das in der Seele weh, da es sich um ein wirklich süßes Kind handelte. Aber eine hälftige Besserung ist besser als keine. Diese Besserung reichte aus, dass Tina nach wenigen Monaten keine Psychopharmaka mehr brauchte und – wenn auch mit erheblichem Kraftaufwand – gerade so in die nächste Klasse versetzt wurde. Ich gab noch ein paar Tipps zur allabendlichen Entspannungsmusik (sanftes Meeresrauschen auf CD, was sie sehr mochte), sowie einige Entspannungsübungen.

Ein Kinderpsychologe mag nun einwenden, dass er ebenfalls detailliert auf das Leben seiner jungen Patientinnen eingehe und keineswegs, wie oft vorgeworfen, schematisch oder oberflächlich vorgehe. Der Unterschied in meiner Methodik liegt darin, dass ich (schon bei der ersten Begegnung) bewusst auf eventuelle Vata-Störungen achte, also diese herauslese, notiere und dann ganz gezielt das Leben nach den Auslösefaktoren durchleuchte. Ich „scanne" quasi jeden Winkel des Alltags und der Biografie, um die Ursachen der Vata-Verschiebung zu finden. Es gab noch keinen Fall, wo mir das nicht gelang. Ich gehe erst gar nicht auf ADS oder dergleichen ein – denn derartiges ist ja auch nur ein Symptom, beziehungsweise Ausdruck der gestörten Wirkkraft.

Meine Beratung bestand im wesentlichen aus zwei Komponenten: Vata erkennen – Vata reduzieren. Das sich dabei sämtliche ADS-Symptome halbierten war ein „zufälliger" Nebenerfolg, da ADS nichts weiter ist als das Resultat einer Vata-Provokation. Selbst wenn ich eine Wunderpille gegen ADS gehabt hätte, ich hätte sie ihr nicht gegeben, weil sich die gestörte Wirkkraft binnen weniger Wochen eine andere Schwachstelle in Tinas Körper-Geist-Einheit gesucht hätte. Ich hätte also jede Woche ein anderes Problem vor mir gehabt. Selbst Albträume wären verschwunden, da eine Vata-Reduzierung den Schlaf verbessert. Ja selbst die Ess- und Naschgewohnheiten habe ich gezielt nach Vata-Faktoren durchsucht und bin fündig geworden. Derartiges müsste allen Psychologen bei ihrer Ausbildung vermittelt werden, denn die Ernährung hat einen sofortigen und direkten Einfluss auf bioenergetische Verschiebungen und damit auf unser psychisches Wohl.

Es gibt Mediziner, die behaupten, ADS sei das Resultat biochemischer Prozesse im Gehirn oder würde von neurologischen Fehlfunktionen ausgelöst, die zum Teil vererbt würden. Zusammen mit Forschern aus Pharmakonzernen entwickeln sie Arzneien, die diese chemisch-neurologische Reaktion im Gehirn unterbinden – so wie man einen defekten Schaltkreis im Computer überbrückt. Wo bleibt der Mensch?

Von dem anderen Extrem, nämlich ADS/ADHS als schlimme Krankheit zu betrachten und unter allen Umständen rigoros zu behandeln, halte ich ebenso wenig. Ein gesunder Kompromiss wäre anzuraten. Wenn alle Vata-Faktoren im Umfeld, in der Ernährung und in der Tagesroutine des Kindes ausgeschaltet sind, aber es bliebe ein Rest überdurchschnittlicher Aktivität und Sensibilität übrig, wäre das durchaus in Ordnung.

26 Anti-Vata-Therapien

Leser, die dem verführerischen Irrtum verfallen, eine spezielle Therapie sei die Lösung aller Probleme, muss ich hier desillusionieren. Es gibt weder magische Pillen noch verzaubernde Behandlungen, die Glück und Gesundheit verheißen, genauso wenig wie es eine bestimmte Diät gibt, die gut für alles und alle ist. Erst die individuelle Ausarbeitung verschiedener Gegenmaßnahmen für jeden einzelnen Fall, und diese im Gesamtspiel, erzeugt die gewünschte Heilung, wobei analog der Verursacher, beziehungsweise Krankheitsherd, gefunden und beseitigt werden muss. Eine Schlankheitsdiät bringt rein gar nichts, wenn die Auslösefaktoren unentdeckt oder unbehandelt bleiben.

Ohne Ursachenfindung und -behebung kehrt das Problem nach einiger Zeit zurück. Es ist so, als schliefe man im Winter nackt ohne Zudecke und ließe sich alle 14 Tage gegen Erkältungen behandeln. Man besorge sich eine warme Decke, und das Problem ist gelöst. Bei psychosomatischen Störungen ist es etwas schwieriger die „fehlende Decke" zu finden, doch das ist Aufgabe des Arztes oder ganzheitlichen Beraters.
Segensreich sind Kompromisslösungen, bei denen die Störfaktoren zumindest reduziert werden. Die hälftige Behebung der Probleme ist besser als gar keine. Entscheidend ist, dass – in welchem Umfang auch immer – an den Auslösefaktoren gearbeitet wird, und dass möglichst viele Ratschläge im täglichen Alltag integriert und umgesetzt werden. Mit anderen Worten, der Patient muss kooperieren. Dann, und nur dann, wirken die zusätzlichen Ernährungsempfehlungen wie auch die nachfolgend beschriebenen Anwendungen wie kleine Wunder, die den Stein der mentalen Gesundheit ins Rollen bringen.

Bei den vata-ausgleichenden Therapien ist es das selbe Prinzip wie bei der Diät. Man setzt je nach Grad der Problematik solche ein, die möglichst viele vatareduzierende Aspekte enthalten, nachfolgend mit „Punkten" ausgewiesen.
Als Beispiel: Vata fehlt Erdung, beziehungsweise Element Erde. Was könnte mehr davon enthalten als Erde selbst? Anwendungen mit Fango oder Moorpackungen sind daher ideal, weil hier noch Wärme hinzugeführt wird. Somit 2 dicke Pluspunkte für diese uralte europäische Anwendungsform, die in Indien oder China nahezu unbekannt ist und deshalb auch nicht in deren medizinischen Werken erscheint. Noch mal: Bioenergetische Wirkkräfte werden erhöht durch gleiche, ähnliche Qualitäten, aber durch antagonistische reduziert.

Eine ideale Anti-Vata-Therapie ist jede Therapieform, die aus möglichst vielen Elementen (Qualitäten) besteht, die denen von Vata entgegengesetzt sind, und die der Betroffene ohne großen Aufwand umsetzen kann.

Eine Ganzkörper-Fangoanwendung zum Beispiel enthält folgende Anti-Vata-Punkte:

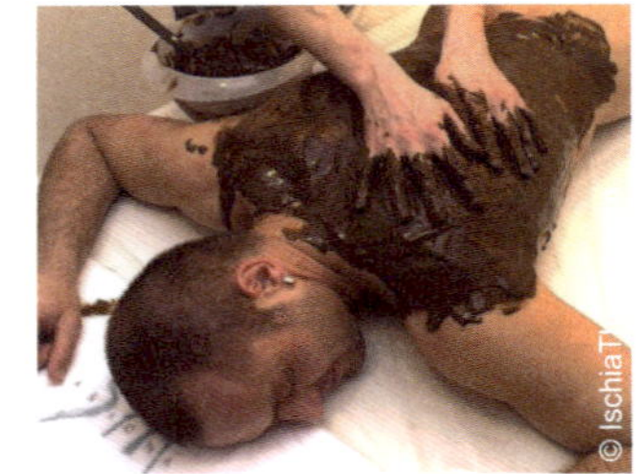
© IschiaT

- **Erde**
- **Wärme**
- **Entspannung**
- **Ggf. liebevolle Zuwendung der Therapeuten**

Das sind **3 - 4 Pluspunkte**.

Schwimmen im Thermalwasser

- **Wasser (wirkt dem Luft- und Trockenanteil von Vata entgegen)**
- **Wärme**
- **Langsame, koordinierte Bewegungen aufgrund des Wasserwiderstandes**
- **Ggf. noch die Heilkräfte des Thermalwassers, die sich günstig auf Vata aus wirken**

Sagen wir mal **3 dicke Pluspunkte**.

Autogenes Training

- **Entspannung**

Allerdings wird diese „künstlich" herbeigeführt durch Selbstsuggestion. Man muss seine eigenen Gedanken benutzen um innere Aufregung, Angst oder generelle unruhige Gedankengänge zu harmonisieren. Eine Art geistige Masturbation. Vorteil: Man kann sie überall anwenden wo ein Sessel und ein ruhiger Ort zur Verfügung stehen.

Tai Chi Chuan / Chi-Gong

- **Langsamkeit durch bewusste, körperliche Übungen**
- **Beruhigung durch anmutige, sanfte Bewegungen inkl. Atmung**
- **Ggf. zusätzliche Entspannung bei gleichzeitiger sanfter Musik**

Also auf jeden Fall **2 dicke Pluspunkte**.

Medizinische Bäder

- **Wasser**
- **Wärme**
- **Zusatzstoffe mit vata-reduzierender Wirkung**
- **Zusätzlicher Effekt bei entspannender Musik und Aromen**

Auch hier **3 dicke Anti-Vata-Punkte**.

Begrüßenswert wäre in dem Zusammenhang, wenn Therapeuten, Berater oder Psychologen mit Badeärzten oder med. Bademeistern kooperierten, ähnlich wie Orthopäden mit Krankengymnasten zusammenarbeiten, oder Allgemeinmediziner mit Masseuren und dergleichen, insbesonders an Kurorten. Bei Selbstanwendung zu Hause handelt es sich hier wohl um die effektivste und zugleich kostenniedrigste Anwendung überhaupt.

Klassische Massage

Diese ist aufgrund weniger sanfter Elemente nicht unbedingt förderlich für Vata-Gestörte. Das Kneten, Zupfen, schnelle Reiben, Ziehen, Drücken und dergleichen, eventuell noch Klopfen, kann sogar vata-erhöhend sein. Hinzu kommt, dass standardmäßig eine medizinische Massage in Deutschland nur 20 Minuten dauert. Kaum hat man sich hingelegt und auf die Entspannung eingestellt, muss man sich schon wieder anziehen. Eine weitere Vata-Erhöhung. Falls die Massage liebevoll, etwas langsamer und wenigstens über 40 Minuten geht, gebe ich ihr **1 Punkt**.

Musik

Um Musik gezielt als Therapie einsetzen zu können, bedarf es einer guten Kenntnis darüber, wie der Klient/Patient veranlagt ist, auch interessenmäßig. Man sollte sich im Bereich Musik auskennen und Zugriff haben zu Melodien, die entspannend wirken. Eine extreme Vata-Störung kann nicht durch extrem sanfte Musik (extrem langsame Rhythmen) reguliert werden! Im Gegenteil, Vata würde sich steigern, selbst wenn das nun paradox erscheint, aber hier prallen zwei Extreme aufeinander.

Manche esoterischen Klänge werden synthetisch hergestellt, also am Computer, was Vatas sofort spüren und sie nervös werden lässt. Auch darf Musik nicht nachdenklich oder melancholisch stimmen, was bei Depressionen fatale Auswirkungen hätte. Bei entsprechendem Fingerspitzengefühl und guter intuitiver Eingabe, lässt sich Musik durchaus therapeutisch einsetzen, und zwar sehr erfolgreich. Denn Musik (die richtigen Klänge vorausgesetzt) wirkt

- **sehr entspannend und beruhigend**
- **gehört dem Äther-Bereich an (Schallwellen)**

Gerade Vatas reagieren stark auf akustische Wellen, beziehungsweise Klang. Überdies kann sie gar am Arbeitsplatz oder im Schlafzimmer abgespielt werden und wirkt oft im Unterbewusstein noch nach. Auch Kinder nehmen diese Idee dankbar an. Deswegen **2 Punkte**.

Homöopathie

Diejenigen, die zuvor bei meinen Ausführungen über seelische DNA, Wasseradern und falsch positionierte Schlafrichtung die Stirne runzelten, werden bei dem Thema Ho- möopathie erst recht zusammenzucken, eine Therapieform, die erzkonservativen Schulmedizinern schon immer ein Dorn im Auge war ... und dennoch funktioniert. Was im Westen keiner weiß: es ist die am meisten angewandte alternative Medizin in Indien, noch vor Ayurveda. Diese Aussage beruht auf einer offiziellen Studie des indischen Gesundheitsministeriums vor sechs Jahren.
Auf was beruht diese in Deutschland entwickelte Heilmethode denn? Auf der Tatsache, dass sich Informationen auf die Körper-Geist-Einheit übertragen lassen, egal wie schwach oder verdünnt sie sind. Dies ist nur dank Vata möglich. Die von Natur aus (oder krankheitsbedingten) hoch empfindlichen Vatas, die ohnehin auf alle feinstofflichen Umwelteinflüsse stark reagieren, können ihr Manko also durchaus zu einem therapeutischen Nutzen machen. Dank dem dominanten Äther-Anteil in ihnen reagieren sie nicht nur intensiv auf akustische Wellen, also heilsame Klänge und Musik, sondern auch auf subtile Schwingungen, die in Arzneien eingebettet sind, sei dies die Pythotherapie oder Homöopathie. Zwar gibt es (noch) kein homöopathisches Mittel explizit gegen Vata, aber gegen deren Symptomatik und Begleiterkrankungen dagegen sehr viele; sei dies Tinnitus, Angstzustände, Schlafstörungen oder „eingebildete“ Schmerzen. Als Begleittherapie bei chronischen Vata-Zuständen also durchaus zu empfehlen.

Anti-Vata-Öl-Massage

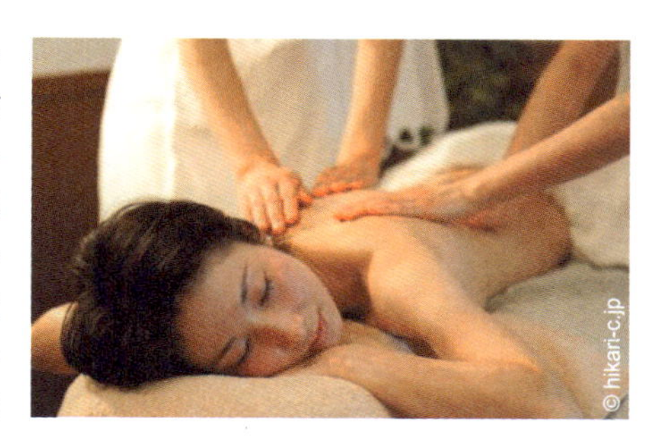

Hierbei handelt es sich um eine spezielle Ölmassage, die nur wenig mit der indischen traditionellen Ayurveda-Massage (Abyangha) zu tun hat. Sie wird prinzipiell von zwei Masseurinnen/Masseuren durchgeführt, wobei in einem ganz bestimmten Rhythmus verschwenderisch viel warmes Öl auf den ganzen Körper des Patienten aufgetragen wird. Die sehr langsamen, wellenartigen Streichbewegungen dabei sind betont harmonisch, beruhigend, sanft und gleichen einem Massage-Ballet. Idealerweise sollte danach ein sanftes Schwitzen erfolgen, in Form einer Kräuter- oder Biosauna.

- **betont liebevolle Berührung mit vier Händen (große Kontaktfläche)**
- **viel warmes Öl auf ganzem Körper (Haut ist Vata-Bereich)**
- **vata-reduzierende Substanzen im Öl wirken ihrerseits**
- **spezielle vata-reduzierende Rhythmen und Impulse bei der Massage**
- **gleichzeitig Anti-Vata-Musik sowie ausgewählte Aromen in Duftlampe**
- **es findet ein sanftes Entgiften statt, das im mentalen Bereich ebenso wirkt und das Anti-Vata-Programm insgesamt positiv unterstützt.**

Es ist die einzige Therapieform, der ich **5 Punkte** gebe, da Vatas zudem sehr positiv auf liebevolle menschliche Berührung reagieren. Der Nachteil liegt im Preis, da sie personal- wie zeitintensiv ist (mind. 1,5 Std.). Die überwältigenden Resultate an vielen Menschen, die diese regelmäßig in internationalen Kur- und Gesundheitszentren bekamen, überzeugten beide Seiten ausnahmslos.

Hot-Stone Anwendung

Steine gehören zum Element Erde. Hinzu kommt die Wärme, also **2 Punkte**. Allerdings ist der Einwirkkontakt nur punktuell, was bei Fango dagegen regelrecht flächendeckend ist. Bei Patienten, die körperkontaktscheu sind oder aufgrund psychischer Störungen Berührungsängste haben, ist diese Form ideal. Nach wiederholten positiven Erfahrungen sinkt die Hemmschwelle, sodass dann schrittweise ganzkörperbezogen therapiert werden kann. Dieses Beispiel

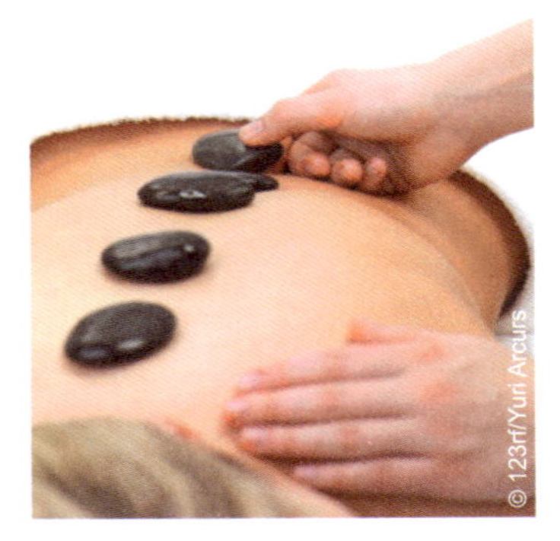

zeigt umso deutlicher, dass die Durchführung oder Empfehlung einer Anti-Vata-Therapie sich nach den individuellen Besonderheiten richten muss, und nach dem Grad der Störung (s. Tabelle S.56) Doch selbst dann wird das gewünschte Resultat nur erreicht bei gründlicher Ursachenforschung (im Sinne einer ganzheitlichen Diagnose), bei der auch Ernährungsfehler und andere Auslösefaktoren entlarvt werden.

Meditation

Meditieren an sich erzeugt innere Ruhe und Harmonie, allein schon durch die körperliche Stille – ist aber nicht jedem sein Ding. Menschen mit starkem Bewegungsdrang (Element Feuer) werden oft nach 10 Minuten stillem Sitzen so unruhig, dass sich Vata dadurch erhöhen kann. (Außerdem sollte man extrem hohes Vata niemals mit extremen Gegenmaßnahmen bekämpfen.) Dieser Menschentyp entspannt durch meditative Bewegungen viel leichter. Ob dies nun Tai Chi sein soll, oder Chi-Gong oder Yoga oder eine westliche Übungsform, muss individuell herausgefunden werden und berücksichtigt auch die Interessen und finanziellen Möglichkeiten der Betroffenen. Der Berater muss in der Lage sein, aus einer Bandbreite therapeutischer Maßnahmen heraus die für seinen Klienten idealste Form zu empfehlen, ferner Häufigkeit und Dosis; allein schon deswegen, damit die Umsetzung nicht zum Zwang sondern zur Freude wird, der beste Garant für eine Kontinuität.
Hat sich Vata wieder normalisiert, was sich unter anderem durch ein Nachlassen der Symptome zeigt, bleibt es dem Patienten frei, die Anwendungen oder Übungen – eventuell in geringerer Dosis – fortzusetzen, quasi als Präventivmaßnahme, oder einfach nur nach Lust und Laune das zu tun, was ihm seine innere Stimme vorgibt. Denn auf die kann er sich, bei ausgeglichenem Vata, immer verlassen.

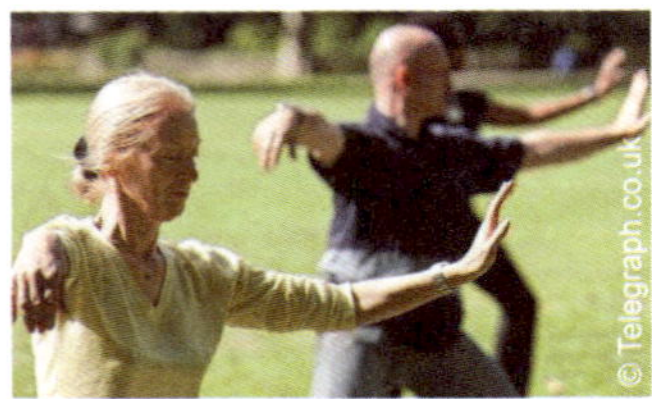

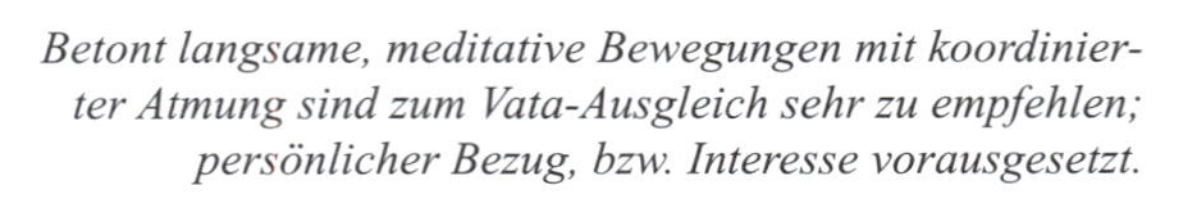
Betont langsame, meditative Bewegungen mit koordinierter Atmung sind zum Vata-Ausgleich sehr zu empfehlen; persönlicher Bezug, bzw. Interesse vorausgesetzt.

Aroma-/Farbtherapie

Diese zeigten sich als Begleittherapie sinnvoll, also zeitgleich zu den oben aufgeführten Anwendungsvorschlägen, da sie als eigenständige Maßnahme nur bei leichten Vata-Störungen helfen. Hier gilt das gleiche Prinzip: Die Inhalte müssen konträr zur **Vata-Qualität** gewählt werden. Das Gegenteil von kalt ist warm, also warme Farben (ocker-gelb, warmes Orange u. dgl.) und alles kalte und extreme (rot, Signalfarben usw.) meiden. Öle für die Duftlampe u. dgl. sollen warm, schwer und erdend sein: Zimt, Fichtenextrakt, Zeder, Nelken usw. eventuell, falls Aggressivität oder Wut (Feuer) im Spiel ist, eine Spur Lieblichkeit (Vanille, Lavendel, Grapefruit u.a.) jedoch nicht kühlend wie Minze, Flieder, Zitrone u.a.). Vorsicht auch mit Rosenduft, der je nach Veranlagung melancholisch oder depressiv stimmen kann. Sie heißen nicht umsonst **ätherische Öle** und sprechen besonders den Vata-Bereich wie auch den Vata-Typen sowie Vata-Gestörten an, der nun mal sehr sensibel auf ätherische und feinstoffliche Einflüsse reagiert.

Für den Therapeuten oder Berater ist es von entscheidender Wichtigkeit, wie weit er mit praktischen Ratschlägen auf den individuellen Alltag des Patienten eingeht. Jemand, der verstanden hat, dass schnelle Bewegungen Vata erhöhen, braucht keine Auflistung sämtlicher Sportarten, bei denen es auf Schnelligkeit ankommt, weil er diese intuitiv erkennt. Meine Methodik der Fragestrategie, beziehungsweise Auflistung von vata-erhöhenden /-reduzierenden Qualitäten im Theorieteil des Buches, macht weitestgehend unabhängig von schematischen Vorgaben.

Am Rande bemerkt:

Auch die perfekte Akupunktursitzung vom Meister persönlich bringt höchstens eine kurzfristige Linderung, sofern die bioenergetischen Verschiebungen nicht mitbehoben werden, in der traditionellen chinesischen Medizin als Yin-/Yang-Zustand der 5 Elemente bezeichnet. Ich hatte das Glück, an einer Tokioter Privatschule die TCM zu erlernen.

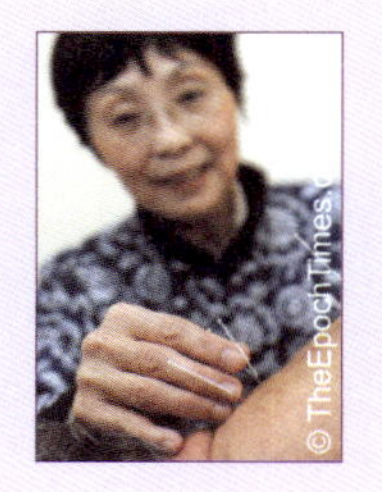

Angesichts der vielen miterlebten Heilerfolge, die Patienten im In- und Ausland durch Anti-Vata-Programme erlebten, wäre es mein größter Wunsch, wenn die hier beschriebenen Gegenmaßnahmen wenigstens als Begleittherapie verordnet würden. Der zeitliche Mehraufwand für einen Heilpraktiker oder Arzt, seinem Patienten einige Ernährungstipps zu geben oder eine Übung oder ein medizinisches Bad anzuraten, ist minimal. Entsprechende Badezusätze sind in Apotheken und Drogeriemärkten erhältlich und bei Selbstanwendung gar nicht teuer. Selbst Fangopackungen kann die Mutter an ihrem ADS-Kind selbst durchführen, falls der Gang zum Therapeuten zu umständlich oder teuer sein sollte. Dazu noch eine CD mit Entspannungsmusik aufgelegt, anschließend einen Anti-Vata-Tee, und schon ist die günstige Heimanwendung fertig. Natürlich ist all dies kein Ersatz für eine tiefgreifende Kur, aber zumindest ein gelungener Kompromiss, der, wenn auch etwas langsamer, zum gleichen Erfolg führt.

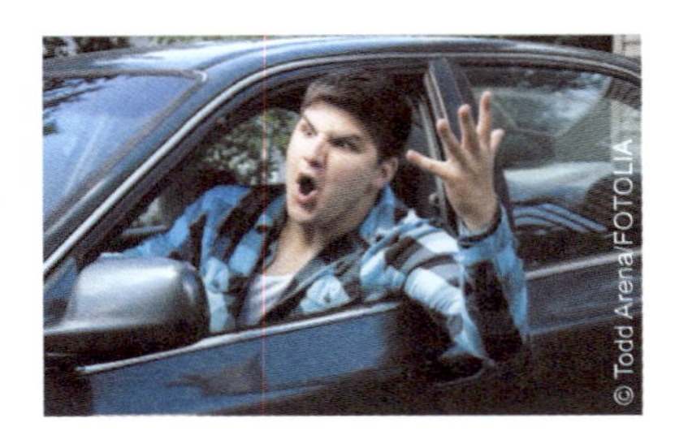

„Ich bin ruhig, gelassen und entspannt. Nichts regt mich heute auf ...“ wäre eine typische Formel im autogenen Training.

27 Vata & Ayurveda

Die Ayurveda-Lehre stützt sich, wenn auch nicht alleinig, auf die Regulierung der hier beschriebenen elementaren Wirkkräfte. Ursprünglich kommt Ayurveda nicht aus (dem heutigen politischen) Indien, sondern aus einer Region nördlich davon, genauer gesagt aus der Himalaya-Region, die Tibet und Nepal mit umfasst. In dieser überwältigenden Bergwelt, die schon viele Yogis, Rishis und Buddhas hervorbrachte und Heimat des Dalai-Lama ist, war es möglich, in Stille und Versenkung hinter die Geheimnisse der Natur zu blicken. Die Himalayas strahlen eine subtile, positiv aufgeladene Kraft aus, die man nicht in Worte fassen kann. Wie sagte ein deutscher Reiseleiter den ich in Nepal traf so schön: „Es ist, als würden die Berge sprechen. Wer diese faszinierende Energie mal gespürt hat, will immer wieder in diese kraftvolle Stille zurück." In dem wohl am meist zitierten klassischen Lehrbuch, dem Caraka Samhita, steht im Teil Sutrasthana, Kapitel 1, Vers 3, folgender Text zur Entstehung von Ayurveda: *"Eine große Anzahl Gelehrter versammelte sich einst in einem Tal im Himalaya-Gebirge. Sie tauschten sich darüber aus, wie sie das Leiden der Menschheit reduzieren könnten. Nach tiefer Meditation wählten sie einen Vertreter aus, der in dieses Wissen eingeweiht werden solle ... zurück in den Himalayas führte Bharadvaja alle Weisen in Ayurveda ein, die dieses Wissen sofort umsetzten ..."*

Ungestört und unberührt von der Welten Lauf entstanden hier vor tausenden von Jahren unterschiedliche Heilkünste und Heilslehren, die in alle Nachbarregionen vordrangen, ja bis in das acht Flugstunden entfernte Bali, wo die Vedas (Heilslehren) seit Generationen ein fester Begriff sind.
Prof. Dr. Subash Ranade, indischer Autor von 40 Ayurveda-Büchern und einer meiner pesönlichen Kontakte, geht davon aus, dass sich ein wichtiger Teil der Caraka Samhita sowie andere Lehrtexte im heutigen Tibet befinden, doch leider wisse keiner den genauen Ort.
Ein Beamter des nepalesischen Argrarministeriums teile mit einst mit, dass regelmäßig LKW-Ladungen mit Kräutern und anderem nach Indien führen, obwohl eigentlich ein Exportverbot bestünde. Doch keiner traue sich, dem mächtigen Nachbarn ins Handwerk zu pfuschen. Außerdem zahle man gut. Ich wollte wissen, warum Indien nicht selbst diese Pflanzen anbaut und bekam zu hören, dass viele Heilpflanzen klimabedingt nur in Nepal wüchsen. Da diese in uralten vedischen Lehrbüchern erwähnt seien, blieben sie unersetzbar.

Aber wir wollen uns an solchen Kleinigkeiten nicht aufhalten. Selbst wenn mir der Beweis gelänge, dass Ayurveda außerhalb Indiens entstand, so hat doch die Regierung (des heutigen politischen) Indiens erheblich zu seinem Fortbestand beigetragen. Im krassen Gegensatz zur heutigen Lage wäre es den Weisen und Gelehrten im damaligen Himalaya völlig egal gewesen, ob Ruhm und Anerkennung ihrer Lehre Nepal zugute kommt oder Tibel oder Indien oder Pakistan. Ihre Denkweise war universell und kannte keine Grenzen.

Doch wie kam es zu dieser Verbreitung unter den Völkern Asiens, zu einer Zeit, als es weder Internet noch Postwesen gab? Die Lösung: Mönche, Priester, Asketen und Heilige trugen es mit sich auf ihren Wanderungen. Die Buddhisten verbreiteten Ansätze in Tibet, China und Indien, zum Teil über die Seidenstraße, bis es über die Gewürzstraße Ägypten und Griechenland erreichte und die dortige Philosophie- und Medizinlehre prägte. (Interessant ist in diesem Zusammenhang die Wortähnlichkeit von *Thera*vada und *Ther*apie.)

Allerdings hatten sich die Heilslehren zur Erlangung körperlicher und seelischer Gesundheit mit den religiösen, ethnisch-kulturellen Traditionen des Ankunftslandes vermischt. So entstand die Lehre von Yin und Yang durch Taoisten, die Ayurveda-Lehre mitsamt Götterglauben wurde von den Hinduisten geprägt, und im Westen von griechischen Gelehrten übernommen. So hatte sich alles etwas vom Ursprung entfernt. Man könnte meinen, das Ur-Muster der eigenen Lehre wurde verschoben.
Dr. Vasant Lad, einer der Ayurveda-Verbreiter in Amerika, den ich auf einer Konferenz in Toronto traf, gab zu, dass Ayurveda Teil der hinduistischen Weltanschauung sei. Er plante den Bau einer großen Schule in Pune, Indien, die er „Ganesha Center for Ayurveda" taufen will, eine Ode an die beliebte Gottheit. David Frawley, der gleichfalls Ayurveda in Amerika verbreitet, begründet in seinen Büchern den wertvollen Gehalt der Milch und dessen arzneiliche Verwendung damit, dass sie „von Krishna abgesegnet" sei.

Auch finden Shiva und andere Gottheiten oft ihren Weg in die Ayurveda-Literatur, in der sogar Yoga als zweites Standbein dieser Lehre popularisiert wird. Noch bis vor wenigen Jahrzehnten kannten die Menschen in Indien außer Yoga keine Übungen. Was hätten sie sonst empfehlen können? Das Anbieten von Yoga-Kursen gehört mittlerweile nebst Ayurveda zum dritttgrößten Touris-

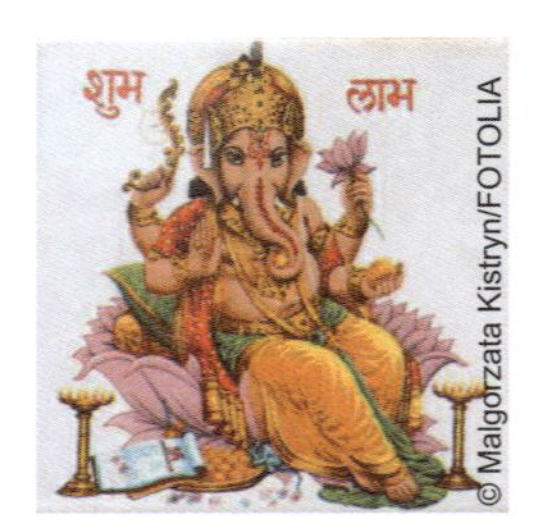

© Malgorzata Kistryn/FOTOLIA

mus-Sektor in Indien. Überall gibt es Schulen und Ashrams mit den verschiedensten Angeboten für Ausländer. Ich finde Yoga großartig, aber es ist nicht jedem seines. Viele meiner Klienten fühlten sich zu Tai Chi oder Chi-Gong hingezogen. Gegen Tanzen und andere rythmische Übungen zwecks Vata-Reduzierung oder allgemeiner Gesunderhaltung ist ebenfalls nichts einzuwenden, solange es Spaß macht. Die indische Tradition des Yoga als „Teil von Ayurveda" zu verkaufen, rührt von Geschäftssinn und übertriebenem Patriotismus.

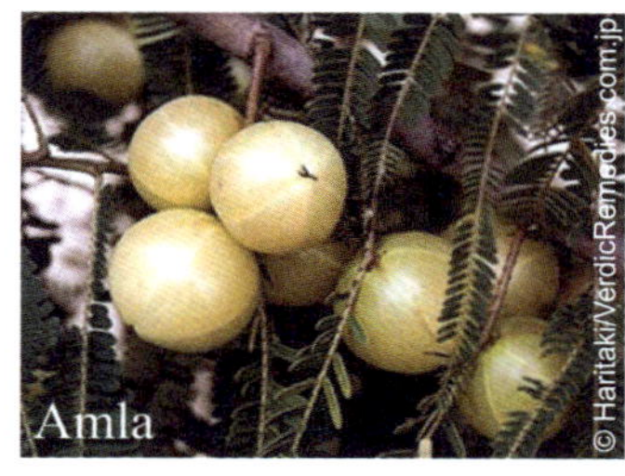

Genauso falsch ist es, dem Westen indische Bohnen, Linsen, Früchte (z. B. Amla), Kräuter, Gewürze und dergleichen schmackhaft zu machen, nur um nebst Wissen noch ein Exportgeschäft anzuhängen, mit dem Hinweis, diese Ingredienzien seien in medizinischen Büchern erwähnt. Über was hätten indische Autoren vor 500 Jahren auch schreiben sollen, wenn sie nicht wussten was in Europa oder Amerika wächst? Dabei sagen die klassischen Lehrbücher unmissverständlich „Esset und verwendet, was in eurer Heimat vorkommt."

Ich kann ein wunderbares Anti-Vata-Programm zusammenstellen ohne indische Ingredienzien, rein anhand dessen, was (kräuter)arzneilich und therapeutisch im Umfeld des Betroffenen vorkommt. Ein weiteres Problem ist der Umstand, dass in Indien chemische Düngemittel und Pestizide ohne Wissen um deren Gefahren verwendet werden. Zu einer Zeit als ich Ayurveda-Missionar war und einige Produkte nach Europa exportieren wollte, bekam ich immer wieder zu hören, dass das Finden chemischer Rückstände in hoher Konzentration in indischen Kräuterprodukten dazu führte, dass die EU daher besonders stark kontrolliere. Einem Artikel der Süddeutschen Zeitung zufolge, erlitten zwei junge Frauen in Stuttgart einen toxischen Schock, nach dem sie eine Woche lang "Triphala" eingenommen hatten, ein ayurvedisches Stärkungsmittel, das sie von ihrer Indienreise mit brachten. Sie mussten nach Ankunft sofort in ein Krankenhaus eingeliefert werden. Nach Analyse des Restbestandes gab das Krankenhaus bekannt, dass die Präparate ein regelrechtes Gift-Cocktail waren, mit Spuren von Arsen, Blei, Nitrit u. a. Rückständen in hoher Konzentration. Keinesfalls möchte ich indische Ayurveda-Präparate dadurch allgemein als Gefahr einstufen, es gibt schließlich auch gewissenhafte Hersteller, die nur organisch angebaute Pflanzen verwenden, aber man geht insgesamt mit der Problematik weniger sachkundig und vorsichtig um als im Westen. Dies gilt auch für Sri Lanka, das an Giftskandalen kaum noch zu überbieten ist. Als vor zwei Jahren mehrere Kinder eines Gebietes bei Kandy (Bergregion im Landesinneren) an Leukämie erkrankten und verstarben, kam jemand auf die Idee, den Reis genauer zu untersuchen, den sie alle verzehrten. Als man eine Probe nach Singapor einsandte (landeseigene Analysen wären vielleicht manipuliert worden) war die Überraschung groß: Die Funde an chemischen Substanzen, so das Labor, seien so gravierend, dass schon ein 3-5 maliger Verzehr krankmachend sei und sich die Pathogenese nicht erst über Monate erstrecke.

Eine sri lankanische Zeitung hatte den Skandal groß heraus gebracht, der wochenlang Gesprächsthema Nr. 1 war auf der Insel, so meine dortigen Freunde und Bekannte. Lebensmittelskandale gibt es auch in Europa (wider besseren Wissens), und ich möchte die Argarerzeugnisse Sri Lankas deswegen nicht als gefährlich einstufen. Fakt aber ist, dass in diesen Ländern relativ unaufgeklärt und sorglos mit chemischen Substanzen umgegangen wird, von denen viele in der EU aufgrund ihres nachgewiesenen Gesundheitsrisikos schon seit Jahrzehnten per Gesetz verboten sind. So zum Beispiel Naphtalin, Lindan, Formaldehyd, Chromdioxid, Zyklon-B und DDT, nur um einige zu nennen. Ich persönlich finde, dass sowohl der hohe Aufklärungsstand in Europa wie auch die gesetzlichen Auflagen und Kontrollen, und nicht zuletzt die hohen Qualitätsansprüche seitens der Verbraucher, dazu beitragen, dass Kräutern und Heilpflanzen aus dem heimischen Raum Vorrang zu geben ist.

Westliche Ärzte, die Ayurveda als rein klinisches Konzept anbieten, schwören auf Präparate wie Arishta, Chawan-Prash, Triphala und andere arzneiliche Produkte aus Indien und Sri Lanka, ohne die „richtiges" Ayurveda nicht praktizierbar sei. Ich sebst unterlag jahrelang diesem Irrtum und muss mich quasi mit an den Pranger stellen. Noch heute propagieren viele eine Panchakarma Reinigungskur, als sei es die „Endlösung" für all unsere Krankheiten – selbst da, wo eine Verschlackung oder Vergiftung gar nicht die Ursache sind. Ich kenne solche Kuren bestens und weiß von ihrer Wirkung, aber auch von ihren Gefahren. Wenn das Wohl der Menschen im Westen, insbesondere deren psychische Gesundheit, von exotischen Arzneien und öligen Anwendungen abhinge, können wir gleich bei der Schulmedizin bleiben. Ein ganzheitliches, vor allen Dingen ursachenbezogenes Therapiekonzept, muss immer universell, neutral, individuell sowie heimatbezogen durchführbar sein, frei jeglicher Dogmen und starren, konservativen Ansichten, was in Indien nicht der Fall ist. Nichts gegen orientalische oder buddhistische Weisheiten. Im Gegenteil. Aber man sollte diese nicht den gesundheitssuchenden Menschen im Westen aufdrängen. Die deutsche Wortverwandtschaft zwischen Heilung und heilig entstand nicht zufällig. Um gesund zu werden, auch mental, müssen wir erst ein heiles (heiliges) Ganzes werden und uns mit unserem höheren (oder göttlichen) Selbst verbinden. Hildegard von Bingen, Pfarrer Kneipp, Paracelsus, Hippokrates, Steiner und viele andere haben das richtig erkannt. Dies war und ist auch weiterhin die Absicht von Ayurveda, was von seinen Verfechtern jedoch nicht immer berücksichtigt wird.

Einige Ayurveda-Therapeuten gehen davon aus, man müsse nur die Bioenergien Vata, Pitta, Kapha reduzieren, schon sei der Patient gesund. Sie übersehen dabei, dass eine bioenergetische Verschiebung selbst ja nur Symptomatik ist (!), ausgelöst von verschiedenen Faktoren, Ursachen und Schlüsselerlebnissen im Leben des Patienten, die es gilt zu finden. Dieses „Vata-Pitta-Kapha-Ayurveda“ kam nicht aus Indien zu uns, sondern aus Amerika. Genau genommen von der Maharishi-Bewegung, die schon zuvor den Westen mit transzendentaler Meditation in ihren Bann zog. Eine ganztägige Einweihung hierin kostet den Adepten bis zu 400,– Euro. Weiterer Kommentar erübrigt sich.

Noch ein Wort zum derzeitigen Zustand von Ayurveda in Indien und Sri Lanka, deren Vertreter mich oft fassungslos machen. Bis auf wenige Ausnahmen geht es primär darum, sich an den gesundheitlichen Problemen anderer zu bereichern, eine Einstellung, die nichts mit wahrem Ayurveda gemein hat. In den von mir besuchten etwas größeren Krankenhäusern kommen zwar einige traditionelle Diagnosemethoden zur Anwendung, doch eine Ursachenforschung fehlt meist, soweit ich das im Gespräch mit Ärzten und Patienten ersehen konnte.

Was die vielen Kurzentren für Ausländer betrifft, so ist eine individuelle Vorgehensweise von vornherein schwierig gestaltet, legen doch die Reiseagenturen im Vorfeld fest, welche Anwendungen auf dem Programm der Gesundheitstouristen stehen. Als ich einem bekannten sri lankischen Arzt in seiner Praxis assistierte, stellte ich fest, dass man mit einheimischen Patienten genauso verfährt. Es geht um den Verkauf von Arzneien und Anwendungen. Pathogenese und Ursachenbehebung bleiben auf der Strecke. Nichtdestotrotz gab es unter den Touristen auch Heilerfolge, doch betrafen diese in erster Linie rein organische Ursachen, beziehungsweise körperliche Beschwerden, wie sie durch Schlacken und Vergiftungen ausgelöst wurden. Hier bin ich nach wie vor ein begeisterter Vertreter dieser Medizinlehre. Die Verfahren zur Ausleitung akkumulierter Bio-Energien, falls diese der Grund für die Erkrankung sind, sind grandios und auf der ganzen Welt einmalig.

Das krasse Gegenteil bei psychosomatischen Erkrankungen: Ich erlebte, dass so mancher weibliche Kurgast vor dem Rückflug nach Deutschland in Tränen ausbrach. Mit Grauen dachten sie an den bevorstehenden Stress, die Alltagssorgen, die unglückliche Familiensituation oder was auch immer. In Sri Lanka fanden Sie keine Hilfestellung, außer dem Lächeln des Chefarztes und seinem Wunsche, man möge doch recht bald wieder kommen.

Psychologisches Fachwissen würde den einheimischen Ärzten nicht viel helfen, da sie in einem völlig andersartigen Umfeld aufwachsen als der Westen. Während bei ihnen die Familienbande weitgehend in Ordnung sind und Stress oder ADS nahezu unbekannt, kann unsereins ein Lied davon singen. Sie sehen nichts von den harten beruflichen oder schulischen Anforderungen oder dem Druck in der Gesellschaft. Fehlt ein tiefgreifendes Gespräch sowie eine "Anleitung" für die Zukunft damit das Problem nicht wieder kehrt, ist selbst die teuerste Kur für den Sand. Wortwörtlich.

Am Rande bemerkt:

Der im heutigen Nepal geborene Buddha wies seine Mönche an, die Lehre von den 5 Elementen zu verbreiten, damit das Wissen therapeutisch genutzt werden könne. Die Quintessenz der Elemente bildete Äther (Vata), was ca. 100 Jahre danach von den Arabern, später von den Griechen, übernommen wurde. Interessant ist die Wortverwandtschaft zwischen Theravada (Buddhismus) u. Therapie.

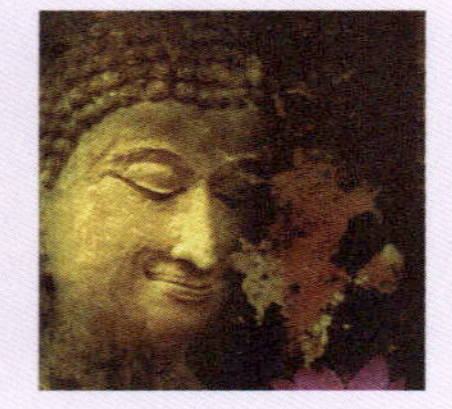

28 Zusammenfassung

Vor vielen Jahren schulte ich Ärzte in Wochenend-Kursen in Theorie und Praxis des Ayurveda in Karlsruhe, von denen viele ihre Frauen mitbrachten die, bis auf seltene Ausnahmen, absolut keine medizinische Ausbildung hatten. Den Theorieteil verstanden die ungleichen Paare gleich schnell. Sie verstanden die Denk- und Vorgehensweise und waren sich auch über die Effektivität bei den Behandlungen einig. Als es jedoch zum Abschlusstest kam, bei dem nebst Abfragen der Theorie auch untereinander diagnostiziert werden musste, bestanden knapp die Hälfte der Ärzte, aber erstaunlicherweise alle ihre Frauen, was nicht selten großes Gelächter auslöste, manchmal sogar Schadenfreude, denn die Hausfrauen und Mütter trugen stolz ihre Urkunden nach Hause, während ihre Männer die Welt nicht mehr verstanden. In dem Augenblick nämlich, wo es um tatsächliche Diagnose und Beratung ging, setzte alles aus, was sie im Kurs gelernt und verstanden hatten. Ihr schulmedizinisches Denken übernahm die Führung, was bei ihren Frauen nicht der Fall war.

Ein Mensch, der sechs Jahre Medizin studiert hat, ist nach wenigen Jahren Berufsalltag für den Rest seines Lebens von dem geformt und genormt, was man ihm beigebracht hat. Nur wenigen gelingt der Sprung in eine andere Denkweise. Besonders schwer fällt es dem Typ Mensch, der auf rationales Denken beharrt und nur dem traut, was er mit seinen Augen sieht. Apropos, Schwerkraft sieht man auch nicht, und doch hält sie uns im Sessel. Erst wenn Mediziner an die Grenzen ihrer eigenen Wissenschaft stoßen, sind sie geneigt, alternative Wege zu beschreiten, die sie dann besonders überzeugt vertreten, da sie beide Seiten der Medizin kennen gelernt haben. Ungeachtet dessen ist die Schulmedizin zur Versorgung der breiten Massen unverzichtbar.

Da das Vata-Prinzip nicht der europäisch-westlichen Denkweise entspricht (bis auf die großen Gelehrten der griechischen Antike), erachte ich an dieser Stelle eine kurze Zusammenfassung als notwendig um Missverständnisse egal welcher Art gänzlich auszuschließen. Selbst hochintelligente und akademisch orientierte Seminarteilnehmer kommen phasenweise ins Wanken, da sie sich ihrer rationalen Logik beraubt fühlen. Es kommen Fragen auf wie: Ist Vata nun eine Energetik, ein Phänomen, eine Krankheit, der Verursacher dessen, eine Dynamik, ein Symptom? Und dergleichen mehr.

Vata ist eine allzeit präsente Wirkkraft, ähnlich dem Blut in unseren Venen und Kapillaren das unter ständigem Druck steht, selbst im Schlaf, und nicht erst zu fließen beginnt wenn wir es brauchen. Je nach Aktivität oder emotionaler Erfahrung ändert sich der Blutdruck, was bei extremem Anstieg Unwohlsein oder Krankheit auslösen kann, von Migräne bis epileptischen Anfällen oder gar Herzinfarkt. Es wäre aber unrichtig, der Hypertonie die Schuld für all das zu geben. Ihr Verursacher muss eliminiert werden. Das kann eine falsche Ernährung sein (z.B. Übersäuerung), mangelnde Bewegung oder Stress, der mittlerweile für alles herhalten muss. Doch auch Stress ist nicht der eigentliche Auslöser, sondern das, was ihn verursacht. Ärger mit dem Ex-Partner, dem Vorgesetzten, starke Unzufriedenheit, eventuell Wut von einem unverarbeiteten Erlebnis, und so weiter.

In der Schulmedizin spricht man von Ätiologie als Auslöser. Anhand dem Beispiel eines grippalen Infektes wäre der Virus der Verursacher, während der Zustand vor der Ansteckung als kausale Pathogenese, und der weitere Krankheitsverlauf als formale Pathogenese definiert wird. Nichts könnte ferner der wahren Ursache sein. Es gibt Menschen, die sind ständig erkältet oder leiden permanent unter chronischer Blasenentzündung. War nun das Virus schuld oder das Versagen des Immunsystems? Und dann natürlich die Frage, welche Umstände die Immunität schwächten. Immer dann, wenn wir nicht in unserer Mitte sind, gereizt, gestresst, erschöpft, genervt sind (Vata aus dem Lot), ziehen wir uns Erkrankungen zu, weil unsere Abwehr nicht funktioniert. Gestörtes Vata ist die Einladekarte für hundert andere Erkrankungen.

Vata kann als separate Kraft hinter einer Krankheit interpretiert werden, ist selbst jedoch keine. Erhöhtes Vata löst eine lange Liste von gesundheitlichen Störungen aus, insbesonders solche psychosomatischer Natur, ist aber nicht deren Ursache. Das, was Vata provoziert, beziehungsweise ins Ungleichgewicht stürzt, ist der eigentliche Verursacher. Dominantes Vata katalysiert dann als nächsten Schritt die vielen Krankheiten.

Jemand der unter chronischer Hypertonie leidet ist ein Risiko-Patient. Jederzeit könnten die Konsequenzen fatal sein. So ist das mit Vata. Was ein permanent starker Anstieg dieser Bewegungsdynamik für Folgen hat, steht in verschiedenen Werken fernöstlicher Gesundheitslehren, wurde jedoch bislang nicht im Zusammenhang mit psychosomatischen Störungen der Moderne betrachtet, besonders mit jenen die verstärkt in Industrieländern vorkommen. Jeder traditionelle Arzt in China, Thailand, Tibet oder im Griechenland der Antike würde bei der Feststellung von erhöhtem Vata (bzw. Wind / Äther) sofort Gegenmaßnahmen einleiten, damit dieser Zustand keine Krankheit auslöst. Der hohe Blutdruck des Patienten interessiert sie erst gar nicht, ist er doch auch nur Symptom einer tieferliegenden Ursache, und würde sich durch das Ausgleichen der Wirkkräfte, von denen Vata der Katalysator ist, von selbst normalisieren. Hier widerspräche auch ein Ayurveda-Arzt nicht.

Ich gehe aber noch einen Schritt weiter und sage: Ein gestörtes Vata zu regulieren ist nur die halbe Therapie, denn Vata erhöht sich ja nicht von selbst. Die erhöhenden Faktoren müssen gefunden und eliminiert werden, und zwar so, dass es nicht mehr zu einer Kräfteverschiebung im Patienten kommt. Der trägt idealerweise selbst etwas dazu bei, wozu aber viele bereit sind. Der medizinkritische, aufgeschlossene Patiententyp, der möglichst unabhängig von Arzt und Arznei die Dinge selbst in die Hand nehmen will, ist der ideale Kandidat hierfür. Andere muss man erst motivieren, doch Einsicht und Bereitschaft sind öfter vorhanden als man annehmen mag.

Zurück zum Vata. Dessen drastischer Anstieg zeigt dem Behandler oder Berater nicht nur diese oder jene Störung oder Symptomatik, sondern darüber hinaus, dass irgendwo im Leben des Patienten ein Störfaktor sein muss. Vata ist der beste Indikator für einen bis dahin unentdeckten Krankheits- oder Unzufriedenheitsverursacher. Es gibt weltweit keine Methode, weder bei Diagnose noch bei Therapie oder Pathogenese, die ganzheitlicher ist. Es erfordert nur etwas detektivisches Hinterfragen und Kombinieren, um die Lebensumstände mitsamt Biografie bei der Anamnese zu durchleuchten.

Die klinische Psychologie gibt sich mit der Kohärenz zufrieden, also dem Verstehen logischer Zusammenhänge sowie der Nachvollziehbarkeit von Gedankengängen von Patienten. Der ganzheitliche Berater geht hierüber hinaus und filtert aus dem Gesagten und dem Verhalten seines Patienten Vata im psychischen und seelischen Bereich heraus und entlarvt schrittweise Beginn, Art und Umstand der auslösenden Faktoren. Der bio-psychosoziale Ansatz mag der gleiche sein, doch die Zielsetzung ist eine andere. Das Leben des Patienten wird solange anhand seiner Vata-Störung „gescannt“ bis der Verursacher gefunden wird, denn Hauptverursacher und Einsetzen der Vata-Verschiebung sind chronologisch gleich!

Doch bleiben wir bescheiden. Selbst da wo der eigentliche Vata-Auslöser im Leben des Patienten nicht gleich gefunden wird, was bei diffizilen Fällen mehrere Gespräche in Anspruch nimmt, ist allein das Reduzieren von Vata ein gigantischer Vorteil, der weit über den schulmedizinischen Therapieansatz hinausgeht.
Da typische Vata-Krankheiten, besonders solche psychosomatischer Natur, in den westlichen Industrieländern dramatisch gestiegen sind und unmissverständlich in Relation zum Vata-Einfluss der Umwelt stehen, kann der Begriff „Vata-Syndrom" durchaus über seine psychischen, psychologischen und morbiden Aspekte hinaus auf soziale Umstände übertragen werden. Unter diesem psychosozialen Aspekt kann durchaus gesagt werden, dass das Vata-Syndrom bereits zum Krankmacher Nr. 1 im Westen mutierte. Ein Blick auf die Statistiken der Krankenkassen und Ärztekammern genügt, um diese Feststellung zu belegen.
Um noch mal auf den Vergleich mit der Hypertonie zu kommen, die oft an der Pathogenese von Migräne beteiligt ist. Es bringt nicht viel, den Betroffenen ständig irgendwelche Therapien oder Mittel gegen Migräne zu verordnen solange der Blutdruck auf 190 ist. Das weiß fast jeder Allgemeinarzt. Genauso unklug aber ist es, chronisches, psychisches oder seelisches Leid zu eliminieren zu versuchen, solange Vata weiter erhöht ist und provoziert wird.

Es ist wenig erfolgversprechend einem bettnässenden Kind eine Therapie zu verabreichen, solange sein Vata aus dem Lot ist (rein organische/biologische Ursachen ausgeschlossen), denn Vata bildet hier die Dynamik hinter der Harninkontinenz. Man könnte auch sagen, Vata ist der Katalysator des Problems. Zwar ist damit immer noch nicht der Auslöser gefunden, (evtl. Albträume, Ängste o. dgl.) aber das Reduzieren von Vata allein bringt den Stein der Gesundheit ins Rollen; mehr als jeder andere Ansatz. Also warme, medizinische Bäder am Abend, das Einölen der Füße und Ohren, warme Unterwäsche im Bett (Kältereiz verstärkt Vata) sowie eine Anti-Vata-Diät. Und natürlich ist spätes Fernsehen tabu. Diese Komponenten allein eliminieren das Problem nach nur wenigen Tagen um bis zu 70%. Jeder Arzt oder Heilpraktiker der erfolgreich anhand Vata diagnostiziert und berät wird diese hohe Genesungsrate bestätigen.

Vollständige Heilung gelingt erst, wenn alle Auslösefaktoren beseitigt sind. Doch viele sind mit diesem Resultat mehr als zufrieden, bedenkt man, dass alles ohne Therapie oder Medikamente erfolgte und zu Hause durchgeführt werden konnte. Gleiches gilt für ADS, Schlafstörungen und dergleichen.

Es fällt mir in diesem Zusammenhang ein, dass einige ältere Menschen meines ehemaligen Centers im Schwarzwald nach nur wenigen kurmäßigen Anwendungen feststellten, dass ihre Inkontinenz nachließ. Sie wollten wissen, ob dies mit den Ölmassagen zusammenhinge. Als cleverer Geschäftsmann hätte ich nur "ja" zu sagen brauchen, und sie wären treue Stammkunden geworden. Ich erklärte Ihnen, dass die Ernährungsumstellung wesentlich dazu beigetragen habe, und dass sie diese umbedingt beibehalten sollen. Dann empfahl ich noch das allabendliche Einreiben der Blasenregion sowie der Füße mit warmem Mandelöl, und schon hatten sie eine Methode für zur Hause in der Hand, frei und unabhängig von mir. Geheilte Patienten empfehlen uns an zehn andere weiter, sodass man als Berater oder Therapeut unter dem Strich mehr (und ehrlicher) verdient als Kollegen, die absichtlich Patienten an sich binden. Manche Ärztekammern und Heilpraktikerverbände bieten sogar Kurse an zum Thema Patientenbindung. Was würde Hippokrates wohl hierzu sagen?

Wie gesagt, während nach Absetzen der Medikation die Symptome oft erneut einsetzen, kommen die Beschwerden bei reduziertem Vata nicht zurück. Es wäre ein Paradoxon, wenn ein Mensch mit ausgeglichenem Vata unter Schlafstörungen litt. Da müsste schon ein LKW in sein Haus krachen, oder sein Bettnachbar anfangen zu schnarchen und dergleichen.
Wenn sich Vata so zäh in verschiedenen Symptomen manifestiert hat, dass es kaum noch zu kontrollieren ist (und eine autonome Führung übernimmt), kann man von Vata-Syndrom sprechen. Vata entwickelt sich bei Nicht-Behandlung zum gefährlichen, unkontrollierbaren Katalysator einer langen Liste von Symptomen und Krankheiten, die ohne Vata-Anstieg erst gar nicht entstanden wären. Da Vata jedoch an all diese gekoppelt ist, lassen sich die mannigfachen Erscheinungen insgesamt durch Vata-Regulierung beheben. Vata erlaubt somit einen direkten Zugriff auf die Heilung chronischer wie psychosomatischer Krankheiten, und das mit relativ einfachen Mitteln und Maßnahmen. Neben meiner Wenigkeit können das viele andere bestätigen.

Dass Vata direkt mit unserem Gehör verbunden ist, ist nicht nur Fluch (Tinnitus usw.) sondern auch Segen. Über das Gehör nämlich lässt sich Vata umgekehrterweise regulieren, zum Beispiel durch entspannende Musik, Meeresrauschen, Klangschalen-Therapie oder dergleichen und besonders natürlich durch liebe, warmherzige Worte, worauf Vatas besonders positiv reagieren. Betont langsames, sanftes Kneten und Einreiben der Ohren mit warmem Olivenöl reduziert Vata übrigens rasch und effektiv.

Derartige Einsichten und Erkenntnisse kommen automatisch, sobald man beginnt sein geistiges Auge für das Vata-Syndrom und seine Auswirkungen zu entwickeln. Oft fallen dem Berater Gegenmaßnahmen ein, die sich aus der Analyse des Falls ergeben. Über diesen Vorteil bei der Suche nach Krankheitsursachen und Therapieansätzen hinaus besitzt Vata Zugang zum seelischen Bereich sowie zu unserem Urmuster. Immer dann, wenn wir von unserer Natur, von unserer Bestimmung abweichen im Leben, verschiebt sich Vata, was ein geschultes Auge erkennt. Diese Form der Problem- und Lebensanalyse ist weltweit einzigartig, kann jedoch hier nur angedeutet werden. Erst die praktische Anwendung zeigt dem Anwender die schier unglaublichen Vorzüge dieser Methode.

Am Rande bemerkt:

Bei tagtäglichem Einfluss von Elektrosmog, Handy-Manie, Arbeiten am Computer, noch dazu unter künstlichen Lichtverhältnissen, sprich Energiesparlampen, die ihrerseits Vata-provozierende Wellen aussenden, ist es, zusätzlich zum endlosen Stress, eine Frage der Zeit, bis das Fass überläuft, sowohl gesundheitlich wie auch gesellschaftlich.

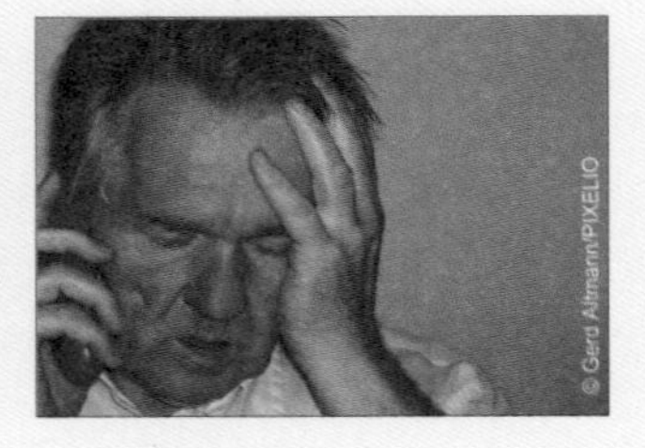

29 Depressionen

Lassen Sie uns einmal prüfen, ob sich das Phänomen des Vata-Syndroms auch auf andere Erscheinungen unserer morbiden Gesellschaft übertragen lässt. Denn nur in der praktischen Anwendung hat die Theorie Gültigkeit und Chance auf Verbreitung.

Die Depression ist die häufigste psychische Erkrankung. Laut Schätzung des Bundesgesundheitsministeriums sind vier Millionen Deutsche davon betroffen. Bis zum 65. Lebensjahr haben 10 Millionen wenigstens eine Depression erlitten, wobei Frauen doppelt so häufig hieran diagnostiziert werden als Männer. (Anm.: Dies kann daran liegen, dass Männer weniger zum Arzt gehen, bzw. nach Hilfe suchen.) Prof. Dr. Wolf-Dieter Gerber von der Uni Kiel sagt kurz: „Depressionen beeinträchtigen nicht nur die Lebensqualität, sondern können das Leben zur Qual machen. Niedergeschlagen, müde, lust- und antriebslos erlebt der Mensch einen Zustand körperlicher und seelischer Starre. Eine innere Leere raubt die letzte Kraft, jeden Antrieb. Sozialer Rückzug, Selbstzweifel und Vereinsamung sind die dramatischen Folgen, die zu einer Depressionsspirale führen."

Diese „innere Leere" reflektiert ein fortgeschrittenes Stadium des Vata-Syndroms im absolut feinstofflichen Bereich. Die griechischen Gelehrten der Antike führten dies auf Äther zurück, das den psychischen und seelischen Bereich reguliert. Viele Ayurveda-Ärzte machen den Fehler und vermuten dahinter eine gestörte Kapha-Energie, die Stillstand, Trägheit und Lethargie auslöst, was bei Depressionen aber oft nur eine sekundäre Erscheinung ist, während die „seelische Starre" primär durch massiv gestörtes Vata im seelischen Bereich ausgelöst wird; allein schon deshalb, weil nur Element Äther Zugang zum superfeinstofflichen, beziehungsweise seelischen Bereich hat und dort für Störungen sorgt.

Daneben gibt es Fälle, wo Vata mit extremer Antriebslosigkeit reagiert, so wie, wenn auch weit hergeholt, die Begegnung mit einer Giftschlange im Dschungel uns starr vor Angst machen kann statt ein Weglaufen zu bewirken. Vata geht in eine Starre über, was reine Schutzmaßnahme ist. Auch hier findet sich die Ursache durch Zurückverfolgen des Vata-Schocks im seelischen Bereich.

Ein weiterer Ausdruck unserer fortschrittlichen geistreichen Evolution ist die **manisch depressive Erkrankung**, die als Psychose eingestuft wird. Sie wird auch bipolare affektive Störung genannt und zeigt sich unter anderem durch episodische, willentlich nicht kontrollierbare und extreme Auslenkungen des Antriebes, der Aktivität und besonders der Stimmung, die weit außerhalb der Norm liegt, beziehungsweise zwischen Depression (extrem gedrückte Stimmung) und **Manie** (euphorisch; gesteigerter Antrieb) wechselt. Alle Leser, die den theoretischen Teil aufmerksam gelesen haben, erkennen schon an dieser Kurzbeschreibung eine eindeutige Beschreibung des Vata-Syndroms.

Laut Experten handelt es sich um eine ernsthafte Erkrankung des Gehirns, die unter anderem wegen erhöhter Suizidgefahr und der sozialen Folgen gefährlich werden kann. Inklusive der leichteren Fälle betrifft es ca. 4% der Bevölkerung in den Industrienationen. In Deutschland sind ca. 2 Millionen Menschen mindestens ein Mal im Leben davon betroffen. Tendenz: weiter steigend. In den skandinavischen Ländern ist der Prozentsatz wesentlich höher (so auch die Suizidzahl). Die Menschen dort erklären sich das durch den Mangel an UV- bzw. Sonnenlicht. Doch das ist nur die halbe Wahrheit. Die wenigen Sonnentage im Jahre führen indirekt ja auch zu extremer Kälte und Trockenheit sowie Mangel an Wärme, alles Vata-Faktoren! Allein das Erkennen dieser Zusammenhänge könnte millionen Menschen helfen.

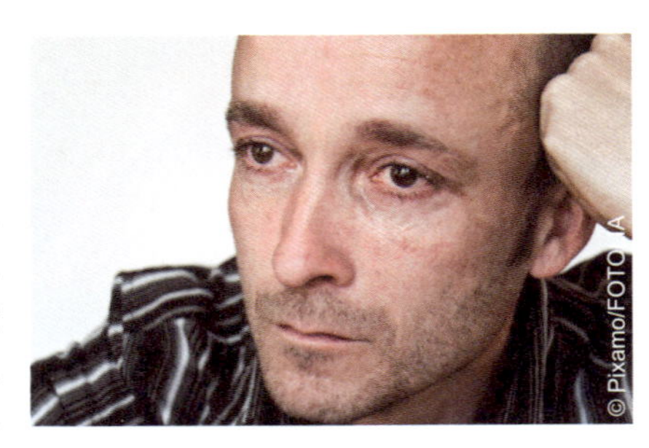

Tarifa in Spanien (südlichster Zipfel Europas, vor Gibraltar) ist nicht nur bekannt für seine ganzjährigen, heftigen Winde, sondern auch für die ungewöhnlich hohe Zahl von Selbstmorden. Zufall? Wer jetzt noch glaubt, dass Vata nichts anderes ist der (Para)Symphatikus der Schulmedizin, dem kann nicht geholfen werden.

In Österreich gibt es einen Ort namens Großarl, wo jährlich mehr Menschen durch Suizid sterben als im ganzen Land zusammen. Unter anderem nahm sich der Bürgermeister kürzlich das Leben. Der Ort ist in einem engen Tal, eingekeilt zwischen Bergen, dunkel und kalt, selbst im Sommer. Auch ein Zufall? Es wird Zeit, dass sich der Westen über den Einfluss von Vata auf die Psyche bewusst wird.
Einer meiner härtesten Fälle war Frau G. (Mitte 40) aus Linz, Österreich. Schon beim ersten Anblick spürte ich einen seelischen Schmerz, der wie ein Schleier über ihr hing. Sie und ihr Mann verloren im Jahr zuvor den einzigen Sohn durch einen Motorradunfall und kamen über den Schmerz nicht hinweg. Sie versuchte wiederholt Selbstmord und hatte seit einem Jahr weder gelacht noch am sozialen Geschehen teil genommen. Ihr Mann machte sich große Sorgen,

da sie unter anderem weiter suizid gefährdet war. Nun kann man zwar nicht alle seelischen Leiden mit einer Ernährungsumstellung oder Anti-Vata-Therapien abstellen; Fakt aber ist, dass ohne Vata-Regulierung keine langfristige Heilung möglich ist. Verluste gehören zweifelsohne in den Vata-Bereich (plötzlicher, extremer Einschnitt, verlorener Halt, akute Nervenbelastung, Verlust einer Herzbindung u. dgl.).
In diesem Fall musste ich zweigleisig fahren; seelisch und psychisch. Der seelische Teil bestand im aufmerksamen Zuhören sowie meiner mitfühlenden Anteilnahme. Des weiteren spendete ich Trost so gut es ging. Die für mich größte Herausforderung bestand darin, ihre extreme Vata-Verschiebung in den Griff zu bekommen, und zwar so behutsam, liebevoll und menschlich wie nur möglich. Eine Serie von sanften Ganzkörper-Massagen mit warmem Öl schien hierfür ideal. Wir machten sechs Anwendungen aus. Als sie zum letzten Termin nicht erschien, machte ich mir ernsthaft Sorgen. „Sie wird doch wohl nicht ..." schoss es mir durch den Kopf. Noch bevor ich zum Hörer greifen konnte, rief mich der Hotelier ihrer Unterkunft an und sagte, die beiden seien freudestrahlend ins Auto gestiegen und Richtung Heimat gefahren. Die Frau habe gescherzt, und ihr Gatte richte mir seinen Dank aus, das Honorar läge im Umschlag an der Rezeption. Mir fiel ein Stein vom Herzen. Ich ging bestenfalls von einer Linderung aus und hätte nie mit einem solchen Ergebnis gerechnet.

Zurück zur Schulmedizin. Im folgenden medizinisch-wissenschaftlichen Text über Depressionen, den ich im Internet entdeckte (Wikipedia), habe ich alle Wörter kursiv gesetzt, die auf Vata hinweisen:

„Die Symptome entsprechen einer Störung des Hirnstoff*wechsels*, die sich *psychisch* manifestiert. Eine vollständige Heilung ist nach derzeitigem Stand der Wissenschaft (Anm.: wie bei vielen anderen Krankheiten im psychiatrischen Bereich) nicht möglich. Die *bipolare Störung* wird oft mit *Kreativität* in Verbindung gebracht, da zu den betroffenen Personen etliche erfolgreiche *Künstler* zählen. Befallene Patienten nennen unter anderem *finanziellen Ruin**, *Bedenkenlosigkeit bei Trennungen sowie Wahn* (bei Manien) als typisches begleitendes Resultat. Bei Kindern und Jugendlichen ist die Abgrenzung zum *Aufmerksamkeitsdefizit* und *Hyperaktivitätssyndrom* (ADHS/ADS) notwendig, da die Symptomatik ähnelt." (* Geld = Materie, Reichtum, Stabilität u. dgl. – also Kapha)

Als Kriterien werden unter anderem genannt:

1. *Übertriebenes* Selbstbewusstsein oder *Größenwahn*
2. Verringertes Schlafbedürfnis, z.B. 3 Std. reichen aus (extrem)
3. *Sehr gesprächig*, bzw. *Rededrang*
4. *Ideenflucht* oder *Gedankenrasen*
5. *Zerstreutheit, Unfähigkeit zur Aufmerksamkeit*
6. Zunahme zielgerichteter Aktivitäten (entweder sozial, arbeitsmäßig, sexuell) oder *psychomotorische Unruhe*
7. Exzessive Beschäftigung mit angenehmen Tätigkeiten, die meist negativ enden *(Kaufrausch, sexuelle Taktlosigkeit, törichte Investitionen u. dgl.)*

Bei der depressiven Stimmung sind es:

1. Man fühlt sich traurig oder *leer*
2. Es kommt keine Freude auf – *Interesselosigkeit*
3. *Starker Gewichtsverlust* oder *ständig wechselnde* Ab- /Zunahme des Appetits
4. *Schlaflosigkeit* oder vermehrtes Schlafbedürfnis (zwei Extreme)
5. Verlangsamung oder *psychomotorische Unruhe*
6. *Energieverlust* und starke Erschöpfung
7. *Verminderte Denk- und Konzentrationsfähigkeit*
8. *Todesgedanken, Todesfurcht oder konkrete Suizidplanung**

„Im Durchschnitt nehmen sich 15 – 30% das Leben (!), was bis zu 23 mal höher ist als der Bevölkerungsdurchschnitt, laut einer Studie in Schottland. Und all das *ohne erkennbare äußere Einflüsse.* Ähnliche Symptome können auch Folgeerscheinung von *Trauer, Drogen-, Alkoholabhängigkeit* sein, doch dann spricht man nicht von bipolarer affektiver Störung. Derartiger Konsum, auch der von Koffein, verstärkt allerdings die manisch-depressive Erscheinung, deren genaue Ursache nicht geklärt ist. Man spricht von multifunktionalen Auslösern und gegebenenfalls auch von vererbter Veranlagung, doch eine erfolgreiche Therapie kann nicht gewährleistet werden." So die medizinische Fachwelt laut Wikipedia.

(* Anmerkung: Totale Vata-Ohnmacht. Die Elemente wollen zum Äther zurück.)

Eine abrupte Veränderung ist immer Vata-Aspekt. Da diese im geistig-seelischen Bereich stattfindet und mehrere Extreme zusammen kommen, haben wir es hier mit einer klassischen Vata-Störung zu tun, wie sie deutlicher nicht sein könnte.

Die Hilfestellung muss ebenso auf einer „höheren", beziehungsweise seelischen Ebene angeboten werden. Parallel dazu natürlich das komplette Anti-Vata-Programm. Die Tatsache, dass Patienten mit leichteren/anfänglichen bipolaren Störungen absolut positiv auf eine Vata-Kur ansprachen, spricht für diesen Therapieansatz. Gerne bin ich bereit, mich mit entsprechenden Experten zusammen zu setzen, um ein radikal neues Therapieprogramm auszuarbeiten.

Bei Depressionen ist Vata im geistig-seelischen Bereich empfindlich gestört. Patienten sind oft apathisch, geistesabwesend oder entrückt; ein Schutzmechanismus, der von Vata aus geht. Ob ein Anti-Vata-Programm allein die Depression gänzlich heilt, kann nicht einfach beantwortet werden, in jedem Falle aber sollte sie als Begleit-Therapie eingesetzt werden, und zwar individuell dem Zustand des Betroffenen angepasst.

Oft fallen die Betroffenen in ein dunkles, seelisches Tief, welches, auf astronomische Maßstäbe übertragen, einem schwarzen Loch ähnelt, eine Stelle im Weltall (Vata), aus dem es kein Entrinnen gibt, wenn man ihm zu nahe kommt. Man kann jedoch in etwa die Position des schwarzen Lochs ermitteln, wenn man den Zeitpunkt weiß, wann ein Planet in seine Nähe kam. So auch gibt der Beginn einer Depression Aufschluss über den eigentlichen Auslöser.
Laut meinen Beobachtungen ging vielen Fällen der Verlust eines geliebten Menschen voraus, sodass man leichtfertig sagten könnte, Gram mache depressiv. Doch was genau läuft auf seelischer Ebene ab? Könnte es sein, dass die Seele des Verstorbenen Kontakt aufnimmt zur Seele des noch Lebenden? Könnte es sein, dass es nicht Gram ist, sondern seelische Sehnsucht zum anderen zu finden – auf der anderen Seite – und dass das dies die Lebensenergie des Betroffenen raubt? Nicht selten erlebte ich Orte, die sofort depressiv oder traurig stimmten wenn man sich dort aufhält. Es seien Orte, so sagte man, an denen jemand unglücklich oder plötzlich starb, des Sterbens noch gar nicht bereit.

Ich möchte keinesfalls alle Ursachen von Depressionen in den metaphysischen Bereich verlegen, doch in diesen käme ein normaler Psychologe erst gar nicht hinein; zumindest nicht ohne Zusatzausbildung. Das Hinzuziehen einer Person die Zugang, oder zumindest einen Blick für die “andere Seite” hat, ist in jedem Fall anzuraten. Ich erfuhr von zwei Fällen, wo das direkte Wenden an die Seele (nicht die des Depressiven) mit der Bitte Abstand zu nehmen und zum Licht aufzusteigen, sofort Abhilfe schaffte. Die Seele des Kranken kehrte vollständig in dessen Körper zurück. Die Depression hörte auf. Hier muss ich der christlichen Tradition ein Kompliment machen, wo Gebete für die Seele von Verstorbenen heute noch in Kirchen zeremoniell durchgeführt werden. Solches ist übrigens in nahezu allen Kulturen der Erde zu finden.

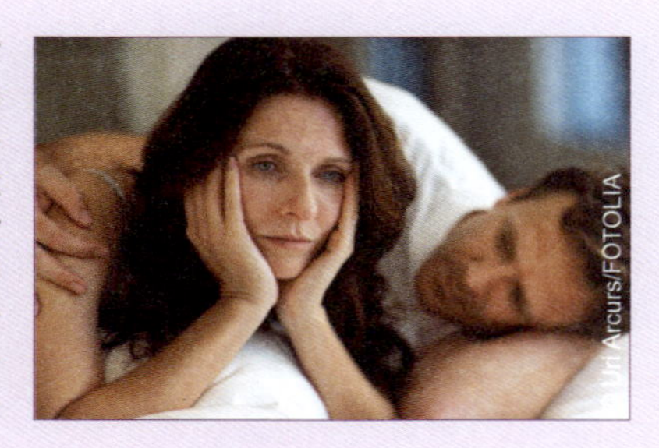

Bei starken Depressionen befindet sich der Betroffene in einem Bereich, der jenseits von normaler Psyche, Denken und Verstand liegt. Auch der Partner kommt meist nicht in diesen Bereich. Heilung kann nur über den Zugang zum geistig-seelischen Bereich stattfinden, wo alles seinen Ursprung hat; den Verlust eines Seelenpartners, ein schockierendes, grausames Erlebnis o. dgl.

30 Tinnitus & Co.

Wer schon mal an Tinnitus erkrankte, oder besser gesagt gelitten hat, der kann ein Lied davon singen. Der Ton kann so hoch oder laut oder beides sein, dass es einen in den Wahnsinn treibt. Hat man es auch nachts, ist die Schlafqualität stark beeinträchtigt. Doch was hat das mit Vata zu tun? Ich zitiere hier eine Internet-Seite von Wikipedia. In Klammern kursiv mein Kommentar.

"Tinnitus aurium (lat.: klingelndes Ohr) bezeichnet ein Symptom, bei dem Geräusche wahrgenommen werden, obwohl dafür keine äußere Quelle existiert (*typisch Vata*). Häufig wird der Fehler begangen, den Tinnitus als eigene Krankheit zu betrachten, da er oft nur ein Symptom einer anderen Krankheit/Störung ist. Tinnitus kann mit folgenden psychischen Begleiterscheinungen einhergehen: Schlafstörungen, Angstzustände, Depressionen (absolute Vata-Symptomatik) sowie Arbeitsunfähigkeit. Der oft diskutierte Suizid (!) infolge von Tinnitus ist umstritten ... es gibt Patienten, die berichteten, dass sie aufgrund der enormen Stressbelastung des Tinnitus an Selbstmordversuche dachten. Zu den Therapievorschlägen gehören (*die abenteuerlichsten Durchführungen wie*) akustische Stimulation, verhaltenstherapeutische Maßnahmen, magnetische und elektrische Gehirnstimulation (!) ... für die aber meist kein Wirkungsnachweis vorläge. Der Nutzen von Antidepressiva konnte allenfalls bei Patienten gezeigt werden, die an Tinnitus UND Depressionen litten. (*Was bedeutet, dass Tinnitus eine Begleiterscheinung von Depressionen sein kann, oder durch diese ausgelöst wird, womit wir wieder bei Vata sind.*)

Etwa 10 - 20% der Bevölkerung sind dauerhaft von Tinnitus betroffen. Knapp 40% stellten zumindest einmal im Leben ein derartiges Ohrgeräusch fest. Etwa ein Drittel aller älteren Menschen gibt an, hiervon betroffen zu sein. Der Beginn liegt meist zwischen dem 40. und 50. Lebenjahr (*Vata-Zeit*). Die Zahl der Erkrankten ist in den westlichen Industrieländern stark gestiegen. Als mögliche Ursachen werden unter anderem angegeben: Entzündung im Ohr, Mittelohrerkrankung, bakterielle Infekte, Endolymphschwankungen, Autoimmunschwäche, toxische Substanzen usw. sowie Schalltrauma und Hörsturz." Der Wikipedia-Artikel fachlich und kompetent verfasst, geht weiter mit einer Anekdote:
"Einen komponierten Tinnitus gibt es im Streichquartett Nr. 1 e-Moll „Aus meinem Leben“ von Smetana. Kurz vor Ende des letzten Satzes bricht die bis dahin beschwingte Musik plötzlich ab, und über einem bedrohlich klingenden

tiefen Tremolo von 2. Violine, Viola und Violincello spielt die 1. Violine ein langgezogenes viergestrichenes E, das durch seine extrem hohe Lage im Gegensatz zu den übrigen Instrumenten wie ein störender Pfeifton wirkt. Dieses E gibt den Tinnitus wieder, der den Komponisten quälte.
Diese eher traurige Episode setzt dem Vata-Syndrom beweismäßig noch eins oben drauf: Zunächst, weil Musik dem Vata-Bereich zugeordnet wird (Schallwellen, künstlerische Komponente, Geistiges), dann weil Smetana ein weltberühmter Komponist war („Die Moldau“ u. a.), also einen kreativen Geist besaß. Zweifelsohne wurde ihm schon eine ge-„hörige“ Portion Vata in die Wiege gelegt. Diese Zusammenhänge sind kein Zufall. Zur Erinnerung: Ludwig van Beethoven litt auf der Höhe seiner Karriere an einem unaufhaltsamen Hörverlust. Seine herzbrechende, gestörte Vaterbeziehung, unter der er seit Kindheit litt, trug nicht gerade zur Vata-Regulierung im seelischen Bereich bei.
Des weiteren berichtet Wikipedia, dass das Naturprodukt Gingko (von Apothekern bei Tinnitus empfohlen) keine wissenschaftlich verlässliche Wirkung zeigte, weil Placebos **genau die gleichen Resultate** erzielten (!) Doch wie kann bei dermaßen vielen Probanten eine „Heil“-Wirkung entstehen – nur durch Placebos ausgelöst? Einfach: Im Bereich Glaube und Imagination sind Vatas unschlagbar. Und da der Glaube dem Geist Flügel verleiht (und damit Berge versetzt), sind wir wieder bei den Vatas, beziehungsweise den Tinnitus-Patienten angelangt.
Im Prinzip deutet der ganze Artikel wie auch die Krankheit selbst darauf hin, dass nur eine Harmonisierung von Vata Abhilfe schaffen kann. Recherchiert man weiter, findet man in diversen Foren Kommentare von Betroffenen, die ihren Tinnitus mit Meditation oder autogenem Training einigermaßen in den Griff bekamen. Hierin liegt ein weiterer Beweis dafür, dass erhöhtes Vata nicht nur Tinnitus auslösen kann, sondern durch Anti-Vata-Methoden wieder geheilt, oder zumindest erfolgreich gelindert werden kann.

Eine Frau meldete sich bei mir, die eine Woche lang arbeitsunfähig war wegen akut starker Ohrenschmerzen und Nervenschmerzen bis zum Kieferbereich, dazu eine Geräuschhyperempfindlichkeit. Als wir den Fall analysierten, ergab sich folgendes: Zwei Wochen zuvor herrschte extremer Stress, Umschulungen bei der Arbeit, Auto in der Werkstatt, Schulprobleme mit dem ältesten Sohn, dazu zwei Geburtstagsfeiern die sie organisieren musste und so weiter, und zu allem Überfluss war es in der Sporthalle in der sie als Fitnesstrainerin arbeitet plötzlich kalt und windig, weil jemand vergaß die Fenster zu schließen. Sie sehen, dass man Krankheiten nicht plötzlich bekommt. Die Vata-Einflüsse summieren sich solange, bis es irgendwann „klick“ macht.

Als ich der Frau das alles erklärte, wurde sie hellhörig und wollte wissen, ob sich „Wind-Krankheiten“ denn auch körperlich manifestieren, ihr Sohn habe seit einigen Wochen jeden Morgen so starke Blähungen, dass sich seine Klassenlehrerin schon Sorgen machte und nachfragte, was der arme Junge denn morgens zu Essen bekomme. Doch die Ursache kann unmöglich im Frühstück liegen, meinte die Mutter. Es war Schulstress und Angst vor Klassenarbeiten, wie ich herausfand. Außerdem wurde ihr Sohn zu jener Zeit von anderen Mitschülern gemobbt. Da reicht schon ein Teller Cornflakes (sonst nur gering vata-erhöhend), um im Verdauungstrakt einen Taifun auszulösen, nebst mentaler Vata-Störung. Es sind stets mehrere Auslösefaktoren, die unglücklich zusammenfallen. Die Mutter kurierte ihre Ohrenprobleme übrigens durch eine Woche strikte Ruhe sowie warme Kräutersäckchen am Ohr wieder aus.
Daneben gibt es noch den Tinnitus, der durch ein Schalltrauma, ein ohrenbetäubendes Geräusch nahe dem Ohr und dergleichen ausgelöst wird und daher nicht rein nervliche oder stressbedingte Ursachen hat. Doch vergessen wir nicht, dass alles Extreme ebenfalls Vata erhöht, hier sogar auf massive, schockartige Weise und daher zu einem Krankheitsbild führt, welches sich von der oben aufgeführten Symptomatik nicht unterscheidet. Die Therapie würde somit von den oben genannten Ansätzen nicht differenzieren.
Apropos, das Einmassieren von drei bis vier Tropfen Zimtöl im Innenohr mit Hilfe des kleinen Fingers hat sich als lindernd erwiesen. Falls Sie an solches nicht gelangen, hilft ersatzweise Olivenöl, wenn auch etwas weniger effektiv. Zur Verstärkung der Wirkung können die Ohren mit einer enthäuteten Knoblauchzehe verschlossen werden, die aber groß genug sein muss, damit sie nicht hineinrutscht. Und natürlich das volle Anti-Vata-Programm inklusive Ernährungsumstellung.
Zur wissenschaftlich-technischen Lösung folgende Neuheit:
Seit kurzer Zeit gibt es elektronische Geräuschmacher, Geräte, die an beiden Ohren befestigt werden und ein leises, angenehmes Rauschen verursachen. Die Betroffenen sind begeistert von den Resultaten, die sich je nach chronischem Verlauf des Tinnitus schon nach wenigen Wochen zeigen. Es ist der erste medizinische Durchbruch überhaupt seit es die Diagnose "Tinnitus" gibt. Was hat das mit Vata zu tun? Alles!

Da Vata lokal im Gehörbereich gestört ist, kann es auch lokal reduziert werden. Sanftes, wohliges, warmes, entspannendes Rauschen im mittleren und unteren Frequenzbereich direkt am Ohr, das eventuell Meeresrauschen simuliert oder an das angenehme Rauschen im Mutterleib erinnert, ist hier die mit Abstand effektivste Anti-Vata-Therapie überhaupt. Hätte sich die Wissenschaft eher mit Vata auseinandergesetzt, hätte tausenden längst geholfen werden können.

Die Geräuschmacher haben natürlich auch eine Kehrseite. Die Betroffenen mögen von Tinnitus befreit sein, aber solange Vata "im roten Bereich" bleibt, wird es anderenorts Schaden anrichten. Die Umstellung der Ernährung oder die Anpassung der Lebensweise hätte paralles zur lokalen Symptombekämpfung stattfinden sollen, statt sich auf ein einziges technisches Gerät zu verlassen. Was dem Westen immer noch fehlt, ist ganzheitliches Denken.
Ausgelöst durch ein schrilles Geräusch im obersten Frequenzbereich, welches nahe meinem rechten Ohr einwirkte, erlitt ich selbst vor einigen Jahren Tinnitus. Auf die Stunde genau verschlimmerte sich der Pfeifton tagtäglich ab zirka 16 Uhr, also pünktlich zur Vata-Zeit. Zufall? Gemäß bioenergetischer Vata-Uhr hätte ein weiterer Schub nachts um 4 Uhr eintreten müssen, was mir dank Tiefschlafphase aber nicht auffiel, beziehungsweise erspart blieb. Eine diesbezügliche Studie unter Tinnituspatienten würde sicherlich interessante Erkenntnisse ans Licht bringen.

Kurz notiert:

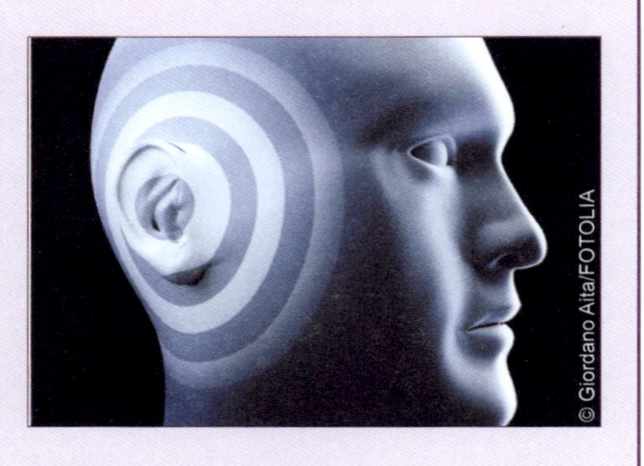
© Giordano Aita/FOTOLIA

In einer medizinischen Fachzeitschrift las ich vor wenigen Wochen, dass deutschen Wissenschaftlern jüngst eine revolutionäre Entdeckung gelang. Man wusste bislang nicht, warum das menschliche Ohr blitzschnell Geräusche registriert, egal wie leise, laut, hoch oder tief diese sind. Im Bruchteil einer Millisekunde reagiert unser Gehirn auf den akustischen Empfang und verarbeitet diesen ebenso schnell. Würde die Schallmembran erst beim Auftreffen akustischer Wellen in Schwingung versetzt werden, wäre der Transport um ein vielfaches langsamer.

Des Rätsels Lösung: Die Schallmembran im Innenohr ist von mikroskopisch kleinen Härchen übersät, die in permanenter Schwingung stehen, auch dann, wenn gerade nichts zu hören ist. Dies erklärte, warum das Ohr so empfindlich und rasch reagiert. Was jedoch die Flimmerhärchen in permanenter Schwingung hält, konnte nicht geklärt werden. Nach orientalischer Medizinlehre ist das eindeutig Vata. Nicht umsonst sind primär die Vata-Geschädigten von Gehörproblemen betroffen (Tinnitus, Hörsturz, ungleicher Druck, sofortiges Wachwerden beim kleinsten Geräusch, Mittelohrentzündungen, Hypersensibilität bei bestimmten Frequenzen usw.).

31 Hormone & Co.

Seit der Entdeckung von Hormonen, werden diese Botenstoffe (mitsamt anderen bio-chemischen Prozessen) mit Vorliebe für sämtliche Abläufe in Psyche und Soma verantwortlich gemacht, besonders wenn diese zu Störungen führen, die augenscheinlich keine andere Erklärung zulassen. Glückshormonen wie Endorphin und Melatonin haben wir es zu verdanken, wenn wir uns freuen dürfen; Wachstumshormone machen aus Zwergen Riesen, und ohne Sexualhormone hätten wir keine Nachkommen, wobei das Gefühl der Liebe mittlerweile auch schon auf Hormone geschoben wird.

Wenn Frauen unter PMS oder Klimakteriumsbeschwerden leiden, sind Hormone wie Östrogen und Progesteron daran Schuld. Und ohne Serotonin würde der Tag zur Nacht werden. Das betreffende Leiden wird dann aufgrund von Zuviel (Hyper) oder Zuwenig (Hypo) an Botenstoffen erklärt, so auch die Hyperthyreose und Hypothyreose, welche unter der gestressten Bevölkerung zur Volkskrankheit mutieren. Tendenz: steigend – trotz wissenschaftlicher Fortschritte.

Warum aber ein und dasselbe Hormon in manchen vermehrt ausgeschüttet wird, in anderen weniger oder gar nicht, hinterfragt niemand. Es ist so, als würde Ihr Badezimmer unter Wasser stehen, weil jemand den Wasserhahn voll aufgedreht hat (und zu schließen vergaß) – doch die Schuld dem Wasser gegeben wird. Wer oder was aber dreht den Hormon-Hahn auf? Alle Impulse, die eine Bewegung und Veränderung auslösen, unterstehen Vata. Ich habe noch keine Frau mit Schilddrüsenfunktionsstörung erlebt, die keine Vata-Störung hatte; weder im In- noch im Ausland.

Wikipedia Zitat: „Die Krankheitserscheinungen einer Hyperthyreose sind unter anderem beschleunigter Herzschlag, Gewichtsverlust, Nervosität, Zittern ...“ (*Vata lässt grüßen.*) Als Ursache wird unter anderem Morbus Basedow genannt, eine Schilddrüsenautonomie (*wohl eher eine Vata-Autonomie*) sowie eine erhöhte Zufuhr von Schilddrüsenhormonen in Form von Medikamenten oder gar Jod.” Weiter: „In der Schilddrüse bewirkt das in der Hypophyse gebildete Hormon Thyreotropin eine gesteigerte Produktion der Schilddrüsenhormone Thyroxin und Trijodthyronin (zu dessen Aufbau Jod benötigt wird) und übt zusätzlich einen Wachstumsreiz auf das Schilddrüsengewebe aus.“
Was aber die Hypophyse dazu veranlasst, vermehrt Hormone zu bilden und

auszuschütten, ist unklar. Man räumt ein, dass diese Erscheinung eventuell die Folge einer Immunstörung ist, aber im Prinzip seien die Hormone „schuld“. Basta.

Man frage sich, warum dann nicht alle Vata-Gestörten unter Hyper- oder Hypothyreose leiden. Nun, die Anfälligkeit dafür ist in jedem Fall gegeben. Kontinuierlich verstärktes Vata sucht sich Schwachstellen in der Körper-Geist-Einheit; so wie das überschwemmte Badezimmer. Es wird nur da Schaden anrichten, wo eine bauliche Schwachstelle ist. Eine offene Fuge zwischen den Kacheln, haarfeine Risse im Boden, Schimmelbildung an der Tapete und dergleichen. Ein heftiger Regen wird nur da im Haus durchtropfen, wo das Dach undicht ist. Genauso ist das mit chronisch provoziertem Vata. Es manifestiert sich dort, wo eine momentane Schwachstelle ist (psychisch wie physisch); im Darm, im Urogenitalsystem, im Gehör, im gestressten Alltagsleben und dergleichen. Deshalb ist es für ganzheitlich arbeitende Therapeuten und Berater wichtig, die Vata-Zonen im Körper zu kennen, da hier Vata bevorzugt Störungen verursacht. In 70% aller Fälle sind die Vata-Zonen gleichzeitig die Schwachstellen der Betroffenen.
Ich stellte fest, dass viele Frauen mit Schilddrüsenerkrankungen gleichzeitig ein Problem mit ihrer verbalen Ausdrucksfähigkeit hatten. Unverarbeitetes wie Unausgesprochenes steckte ihnen wie ein Kloß im Hals, und das, obwohl die meisten von ihnen nicht gerade schüchtern oder ängstlich erschienen. Da die Schilddrüse nahe den Stimmbändern liegt (Sprechen fällt in den Vata-Bereich), lässt sich mit relativ geringem Forschungsaufwand sicher eine Parallele finden zwischen diesem psychologischen Vata-Schwachpunkt und einer Schilddrüsenerkrankung. Bei einer Überfunktion entdeckte ich zudem angestautes Pitta (Feuer) im emotionalen Bereich. Allerdings konnte mein Wissen nur eine Linderung bewirken, keine vollständige Heilung.
Ein weiteres heikles Thema, von dem die Hälfte der Menschheit betroffen ist, sind die Wechseljahre, auch Klimakterium genannt. Während die Frauen in Asien und Afrika laut Meinungsaustausch mit Experten weit weniger damit geplagt sind und höchstens mal von schlechter Laune oder unregelmäßiger Menstruation berichten, kann man im Westen von einem wahren Leiden sprechen, auch wenn es nicht als Krankheit angesehen wird. Zu den häufigsten Beschwerden zählen: Hitzewallungen, Schweißausbrüche, Libidomangel, Austrocknen der Scheidenhaut (dadurch Schmerzen beim Verkehr), Schwindel, extreme Reizbarkeit, Aggressionen, Schlafstörungen, Depressionen, Gedächtnisverlust, Harninkontinenz, Blasen- und Scheidenentzündungen, entweder

Durchfall oder Verstopfung (ganz typisch für Vata), Schmerzen, verlängerte Menstruation und dergleichen mehr, wobei nahezu alle Erscheinungen auf erhöhtes Vata hindeuten, sowohl nervlich als auch regionsbezogen (unterer Körperbereich). Ich denke mal, dass auch der letzte Skeptiker keiner weiteren Indizien bedarf für die Existenz des Vata-Syndroms.

Folgender Beitrag fiel mir auf, der dem Leser noch einmal den Zusammenhang zwischen Alter und Vata-Zunahme deutlich macht. Scheinbar bin ich nicht der Einzige, dem „hormonelle Schuldzuweisung" suspekt vorkommt. Die besonders auffallenden Hinweise auf Vata setzte ich kursiv. Kommentare in Klammern.

Gebrauch und Abhängigkeit von Psychopharmaka bei älteren Frauen
Maya Krock; Beitrag auf dem 7. Kongress Armut und Gesundheit am 30. November und 1. Dezember 2001

„... besonders Frauen sind betroffen. So werden schon natürliche physische Veränderungen, die das Älterwerden begleiten, als defizitär empfunden. Die Medizin spricht vom „Hormonmangel", wo kein Mangel ist, sondern eine altersentsprechende körperliche *Veränderung* vor sich geht. So erklärte „Altersdefizite" und die Konfrontation mit Altersdiskriminierung führen gerade im Übergang zum Älterwerden vermehrt dazu, dass Frauen sich in ärztliche Praxen begeben, um weiter zu funktionieren wie bisher. Ihre Symptome, wie z.B. *Unruhe, Ängste, Stimmungsschwankungen und Niedergeschlagenheit* sind häufig durchaus angemessene Reaktionen auf ihre Situation. Die ärztliche Definition als Störung, Krankheit und Mangel und die folgende Medikamentierung legen den Grundstein für die weitere kontinuierliche Karriere der älteren Frauen als Patientinnen. Dabei nehmen sog. psychotrope Medikamente einen wichtigen Platz ein. Von der Bundesärztekammer wurde 1998 festgestellt, dass auf ältere Patienten und Patientinnen unverhältnismäßig viele Psychopharmaka-Verschreibungen (!) entfallen: „Über 65jährige machen etwa ein Sechstel der Bevölkerung aus, sie erhalten aber fast die Hälfte aller Schlaf- und Beruhigungsmittel." Dabei sind Frauen mindestens doppelt so häufig betroffen ... Im Folgenden gehe ich auf drei Gruppen von Psychopharmaka ein: 1. Schlaf- und Beruhigungsmittel auf der Basis von Benzodiazepinen. Die Übergänge zwischen den Mitteln gegen *Schlafstörungen* und den Tages-Tranquilizern sind fließend. 2. Neuroleptika 3. Antidepressiva.
Am häufigsten nehmen ältere Frauen benzodiazepinhaltige Schlaf- und Beruhigungsmittel ein. Deren Abhängigkeitspotential ist schon nach relativ kurzer

Zeit (zwei bis vier Wochen) und oft auch bei gleichbleibend niedriger Dosierung gegeben. Das heißt, dass beim Absetzen die ursprünglichen Symptome wie Angst, Unruhe und Schlaflosigkeit verstärkt wiederkehren (der sogenannte rebound effect) und als Fortbestehen der Beschwerden interpretiert werden. Dies führt zu dem dringlichen Wunsch, die entlastenden Medikamente weiter zu nehmen – und oft eben auch zu weiteren Verordnungen. An sich sind Benzodiazepine, die (muskel)entkrampfend, entspannend und angstlösend wirken, im Vergleich zu anderen Psychopharmaka relativ unschädlich und nebenwirkungsarm. Problematisch wird es, wenn sie zu häufig und über längere Zeit verschrieben werden: Wie in den vergangenen Jahren festgestellt, gingen viele der Verordnungen von Schlaf- und Beruhigungsmitteln (überwiegend: achtzig Prozent) vom Benzodiazepin-Typ in Langzeitverordnungen für mehrere Quartale über. Dabei gingen die meisten dieser Langzeitverordnungen an ältere Menschen (über 55 Jahre). Abgesehen davon verweise ich noch auf die Dunkelziffer der Frauen, die ohne weitere Besuche bei Ärzt/innen „ihr“ Schlafmittel und „ihren“ Tranquilizer von den Apotheken auf der Grundlage der vorherigen Verschreibungen erhalten - eventuell für die weiteren Jahre! (Die erfassten Daten allein zeigen, dass im Schnitt insgesamt ca. ein Fünftel der älteren Patient/innen ab sechzig Jahren mit den Mitteln vom Benzodiazepin-Typ behandelt wurden.)
Die Konsequenzen des Dauerkonsums sind für Menschen in höherem Lebensalter besonders fatal, da die Inhaltsstoffe viel langsamer abgebaut und ausgeschieden werden als in jüngeren Jahren. Die Wirkungen halten länger an und auch die Wechselwirkungen mit anderen Medikamenten. Das führt zu sogenannten Hang- Over-Effekten und zu ständig steigenden Wirkstoffkonzentrationen. Gegen deren Folgen werden dann wieder Medikamente verordnet – z.B. zur Ankurbelung des Kreislaufs! Grundsätzlich sind schon die Anfangsdosierungen zu hoch, da im Alter Einflussfaktoren wie z.B. eingeschränkte Nierenfunktion, Labilität im Flüssigkeits- und Elektrolythaushalt, vermindertes Durstempfinden, schlechter Ernährungssta- tus, geringe Muskelmasse und niedriges Körpergewicht zu berücksichtigen sind. Für Patient/innen über 45 Jahre wäre als Richtschnur die halbe Dosierung anzu- nehmen, für über Sechzigjährige ein Drittel oder ein Viertel. Sehr häufig sind Unfälle mit Knochenbrüchen (*Kapha als Struktur geht verloren*) als Folge von Medikamentenkonsum. Da die beschriebene Wirkstoffkumulation z.B. zu Benommen- heit und Schwindel führt, ist Benzodiazepin-Einnahme ursächlich dafür, dass die Lebensqualität älterer Menschen erhebliche Einbußen erfährt. Denn nach Stürzen ist Heilung und vor allem auch Rehabilitation oft nicht gewährleistet. Häu-

fig führen Stürze unmittelbar oder mittelbar zu vorzeitigem Tod. Auch ohne diese äußerlich dramatischen – und allzu „normalen“ – Konsequenzen ist das Leben durch die entstandene Abhängigkeit und der daraus resultierenden (Dauer-) Wirkungen entscheidend beeinträchtigt. Die Mittel führen zu Abstumpfung, Konzentrationsstörungen, Verwirrung, auch zu depressiv gereizten Verstimmungszuständen, zu (weiterem) sozialen Rückzug usw. Die Symptomatik kann bis hin zur Schein-Demenz verschärft sein. Die physische, geistige und seelische Beweglichkeit und Lebendigkeit geht verloren, der Allgemeinzustand verschlechtert sich, statt – wie von den Mitteln erhofft – einen Aufschwung zu nehmen.”

© www.GesundheitBerlin.de

Liebe Leser, wir sind nicht bloß ein Teil der Natur, sondern wir entstammen ihr. Durch unsere bequeme, hochtechnisierte Lebensweise sind wir uns deren Phänomene zwar nicht mehr bewusst, doch das ändert nichts an der Tatsache selbst. Bioenergetik und Rhythmus existieren in jeder Zelle und sind seit Urzeiten vorprogrammiert. Die Anwendung des Wissens hierüber bei körperlichen, insbesonders aber bei psychosomatischen Beschwerden, ist eine enorme diagnostische und therapeutische Hilfe, da zudem die Region und Zeit der Störung Aufschluss bzw. Rückschluss geben über den Grad und die Art der bio-energetischen Störung. Berichtet zum Beispiel der Patient/Klient, gegen 4 Uhr nachts wach zu werden, wissen wir sofort um seine Vata-Störung. Pitta hat eine andere Uhrzeit (um Mitternacht und Mittags um 12, wenn die Sonne am höchsten steht).
Hat man erst mal nach dieser Methode gearbeitet, sind die Erkenntnisse und Resultate so verblüffend, dass man sich fragt, warum man nicht schon eher hierauf gestoßen ist. Was die Hormone anbelangt, gehören diese *Boten*stoffe, wie der Name schon sagt, eindeutig zum *Kurier*dienst von Vata. Wer sich einen hocherotischen Film anschaut, muss sich nicht wundern, wenn die Ausschüttung von Sexualhormonen auf Hochtouren läuft. Wir dürfen dann aber nicht den Hormonen die Schuld geben, falls deren zwangsläufige Überproduktion uns die Konzentration bei der Arbeit raubt. Der Manifestation des Materiellen (Kapha) geht stets die Kraft und Aktivität des Geistes (Vata) voraus.
Junge Menschen sind oft überfordert wenn es darum geht, den Anforderungen der Gesellschaft zu genügen. Der innere Konflikt erhöht Vata zusätzlich, was dann die Hormonproduktion beeinflusst. Schuld sind jedoch nicht die Hormone selbst, sondern provoziertes Vata.

32 Von Angst und Ängsten

Im Nachfolgenden analysiere ich ein Phänomen, das überwiegend in westlichen Industrienationen zur Volkskrankheit zu mutieren scheint und stelle dabei gleichzeitig die Theorie über das Vata-Syndrom auf den Prüfstand. Apropos, übertriebene Sorgen und Ängste (auf Englisch *anxiety)* waren in Taiwan bis vor 10 Jahren nahezu unbekannt.Mittlerweile machen sie 35% aller psychischen Erkrankungen aus, wie ich einem Zeitungsbericht entnahm, was, so der Bericht, nicht nur auf eine angespannte Wirtschaftslage zurück zu führen sei, sondern ebenso auf eine starke Verwestlichung und einen modernen Lebensstil.
Laut der Weltgesundheitsorganisation WHO litten 1996 etwa 8,5% der Patienten in deutschen Allgemeinarztpraxen an einer generalisierten Angststörung und 2,5% an Panikstörungen. Das wären zusammengefasst bis 2013 mindestens 16%, da die Tendenz stark steigend ist. Fast 20% der Patienten, die sich in den USA in ein allgemeinmedizinisches Krankenhaus begaben, litten an einer Angsterkrankung. 41% davon blieben unbehandelt. So die Studie. Man bedenke, dass die Fälle derer, die sich nicht in ärztliche Behandlung begaben, von der Statistik nicht erfasst werden, sodass die Dunkelziffer wesentlich höher liegt. „Eine generalisierte Angststörung liegt vor, wenn eine diffuse Angst mit Anspannung, Besorgnis und Befürchtung über alltägliche Ereignisse und Probleme hinaus mindestens **6 Monate** anhält, begleitet von weiteren psychischen und körperlichen Symptomen." (Ärzteteam bei Wikipedia).

Im Klartext: Die Betroffenen müssen ein halbes Jahr lang leiden, bevor die Schulmedizin ihnen „generalisierte Angststörung" diagnostiziert und sie in Folge dessen behandelt. Diese offizielle Definition, an die sich Ärzte und Psychologen zu halten haben (da sonst weder eine Vergütung über die Krankenkassen erfolgt, noch der Patient krankgeschrieben wird) ist ein Armutszeugnis für den „Fortschritt" in puncto psychische Gesundheit.
Weiter: „Als allgemeine Angstsymptome werden aufgeführt: Herzklopfen, Pulsbeschleunigung, Schwindel, Schweißausbrüche, Zittern, Beben, Mundtrockenheit, Hitzewallungen, Sprachschwierigkeiten, Atembeschwerden, Beklemmungsgefühl ... Bewusstseinsstörungen, das Gefühl verrückt zu werden ... und dass man nicht mehr die Kontrolle über die eigenen Gedanken hat. Jeder 4. Angstpatient klagt über chronische Schmerzen.„ (*Anm.: Kein Lehrbuch über Vata könnte eine massive Vata-Erhöhung im psychischen Bereich besser beschreiben. Die Parallelen sind geradezu faszinierend.*) Weiter: „Zu den Symptomen

der Angst, die häufig als solche nicht erkannt werden, kommen noch Depressionen hinzu. Man fühlt sich schlecht, weil anfangs kein Arzt helfen kann und kein körperliches Symptom gefunden wird (Blut, Nerven usw.). Man bildet sich schwere Erkrankungen ein und leidet noch mehr an Depressionen."

Es wird berichtet, dass sowohl eine Schilddrüsenüber- wie -unterfunktion zu Angst und Panikattacken führen kann. (Mehr darüber im nächsten Kapitel.) Ich frage mich, warum die medizinische Fachwelt so wenig dagegen unternimmt, wenn die Erkenntnisse so weit reichen.

In meinen zahlreichen Beratungsgesprächen hatte ich bislang nur sechs „Angst-Patienten", sodass ich mir keine fundierte, fachliche Meinung zur schulmedizinisch diagnostizierten Angst bilden kann. Doch alle Fälle hatten eines gemeinsam: chronisch erhöhtes Vata. Durch weitere Beobachtungen stellte ich fest, dass es Angstzustände ohne gleichzeitige Vata-Störung nicht gibt und niemals geben kann. Es ist so, als wollten wir Tee ohne Wasser kochen. Zwei dynamische Richtungen gibt es dabei: Drastisch verstärktes Vata (egal wodurch ausgelöst) erhöht unweigerlich die Tendenz zu Ängsten. Umgekehrterweise bringt chronische wie akute Angst Vata aus dem Gleichgewicht und schiebt es nach oben. Beide provozieren sich somit in einer Wechselbeziehung.

Zum besseren, bildhaften Vorstellen des Gesagten: Menschen, die an einer massiven Klaustrophobie leiden (Platzangst) können im Extremfall Schweißausbrüche, Herzrasen, Atemnot, Mundtrockenheit, Zähneklappern oder Gliederzittern bekommen, bis hin zu Urin-Inkontinenz, was exakt der Symptomatik von Vata entspräche! Werden sofort Anti-Vata-Maßnahmen ergriffen (Hand auflegen, beruhigen, trösten, Wärme spenden, Tee verabreichen u. dgl.) lassen erfahrungsgemäß die phobischen Symptome schrittweise nach. Logisch, denn derartiges reduziert Vata.
Da Vata um ein vielfaches leichter zu reduzieren ist als die Angst selbst, ist dieser Weg schneller, effektiver und therapeutisch einfacher, wobei parallel der Auslöser gefunden werden muss. Noch mal: Vata ist direkt an die Angst gebunden. Angst kann aber ohne intensive Ursachenforschung nicht so einfach eliminiert werden – Vata schon.

Ich stellte fest, dass Menschen, die unter chronischen Angstzuständen oder häufigen Panikattacken leiden, einer vata-erhöhenden Lebensweise nachgehen oder unbewusst ihr Vata auf andere Weise provozieren. Hier kann man noch so viele Sitzungen abhalten, die sich auf das eventuelle Objekt, beziehungsweise den Angst-Auslöser konzentrieren; wenn Vata insgesamt im „roten Bereich“ bleibt, ist jeder Therapieansatz nur von kurzem Erfolg, da ein erhöhter Vata-Zustand die Angst immer wieder von neuem entfacht. Egal wie die Angsttherapie aussehen mag, Vata muss reduziert werden.

Der andere Fall, eine primäre Vata-Akkumulation, (im rein psychischen Bereich) und eine daraus entstehende sekundäre Angstsymptomatk, habe ich ebenfalls beobachtet. Es liegt auf der Hand, da die gegenteilige Kraft Kapha verdrängt wurde, was der Angst sämtliche Türen öffnet. Man stelle sich eine dünngliedrige alte Frau vor, die permanent unter schlechtem Schlaf leidet (massiver Vata-Zustand). Jede Form von Angst hat hier ein leichtes Spiel. Ein geringes Erschrecken genügt, und sie erleidet einen Herzinfarkt. Angst und Vata schaukeln sich gegenseitig hoch und bieten sich gegenseitig einen Nährboden.
Statt Ängste isoliert zu behandeln, insbesonders wenn sie ohne erkennbare Ursache sind, ist die sofortige konsequente Vata-Reduzierung nicht nur effektiver, sondern auch nachhaltiger. Eine Harmonisierung der bioenergetischen Kräfte im psychischen Bereich, wie es durch eine Therapie oder nach einer Kur geschieht, lässt den Betroffenen in den meisten Fällen hinter die Maske der Angst blicken, da die Angst keine Angst mehr haben muss vor der Angst. Diese Erkenntnis allein würde Therapeuten und Psychologen neue, alternative Wege ebnen.
Die Methodik an sich ist nicht neu und wird unter anderem in der Ayurveda-Medizin erfolgreich angewendet, wo der Bereich Psychologie seit hunderten von Jahren einen festen Platz hat. Das Problem mit Ayurveda-Ärzten ist nur, dass sie auf traditionelle indische Anwendungen und Medikamente bestehen, ohne Wenn und Aber. Und das, obwohl ihnen westliche Therapieansätze nahezu unbekannt sind. Ob das Verbissenheit, Ignoranz oder Patriotismus ist, überlasse ich anderen. Jedenfalls hilft es den Menschen im Westen nicht. Sie brauchen Lösungsansätze, die frei sind von typisch indischen oder exotischen Traditionen. Und während sich der Westen in den letzten Jahrzehnten in einer bislang nie dagewesenen Weise alternativen Heilverfahren gegenüber geöffnet hat, beharren die Ärzte in Indien auf uralten Ansichten und verschließen sich neuem Erfahrungs- und Gedankengut. Warum sollte ein Österreicher oder Deutscher, der unter Angst leidet, ein hierfür bestimmtes Medikament aus Indien beziehen, nur weil dieses in deren Texten als heilsam gepriesen wird, während Baldrian oder Melisse eine gleiche oder gar bessere Wirkung erzielen? (Bachblüten und homöopathische Mittel wirken hier ebenfalls.)

Warum sollte ein Europäer generell bei Vata-Störungen (mit oder ohne Angst) eine teure Kur in Indien machen, wenn die dortigen Ärzte sich nicht einmal mit dem psychosozialen, kulturellen und familiären Umfeld im Westen auskennen? Denn nur eine fundierte Kenntnis über unsere Mentalität und die Anforderungen im täglichen Leben garantiert eine erfolgreiche Ursachenbehebung bei psychosomatischen Störungen, was bei rein körperlichen Beschwerden anders sein mag.

Zurück zu den Phobien. Nebst berechtigter Sorgen, den Arbeitsplatz oder die Gesundheit zu verlieren und dergleichen, gibt es tiefliegende Ängste, die durch ein Ereignis ausgelöst wurden. Diese schlummern solange im Unterbewussten, bis sie verarbeitet werden. Oft führt ein sogenanntes Schlüsselerlebnis in der Vergangenheit zu übersteigerter Angst, was wiederum einen Vata-Anstieg auslöste. Beispielsweise wenn jemand einen Flugzeugabsturz mit ansehen musste und seither unter einer Aviophobie (Flugangst) leidet. Der Betroffene muss nicht selbst in einen Flieger steigen um in Panik auszubrechen. Bei Spielfilmen, in denen Flugreisen vorkommen, oder bei der Nachricht, dass ein Freund per Flugzeug in den Urlaub fährt oder dergleichen, wird das Bild des Schreckens lebendig. Dieses permanente Erinnern kann, je nach psychischer Stabilität, beziehungsweise Labilität des Betroffenen, zu einem Anstieg allgemeiner Angst führen, da Vata und Angst sich gegenseitig hochschaukeln. Die Angst beschränkt sich dann nicht mehr auf das Fliegen allein, sondern auf andere Situationen im Alltag ebenso. Kommen dann weitere vata-erhöhende Faktoren hinzu (Arbeitsverlust, Finanzkrise, ernsthafte Erkrankung u.a.), ist der Weg zum chronischen Angstzustand nicht mehr weit, und der würde dann, nach sechs Monaten, endlich auch vom Schulmediziner diagnostiziert und bestätigt werden, wobei die Aussicht auf Heilung natürlich schrumpft und mit viel mehr Aufwand verbunden ist. Wird in solchen Fällen weder der Angstauslöser noch das Schlüsselerlebnis gefunden noch Vata insgesamt ausgeglichen, greift die Angst auf alles mögliche über. Sie gerät außer Kontrolle und übernimmt eine autonome Führung, die sich kaum noch bremsen lässt. Dies lässt sich nur dadurch erklären, dass Vata direkt an die Angst gekoppelt ist, wobei Vata dem grenzenlos expandierenden Element Äther entstammt. In der Tat, Angst kann sich ins Unermessliche steigern, was dann zur Angst vor der Angst führt, ein Syndrom, das unter Psychiatern bekannt ist.

Es ist relativ leicht, an Ängsten zu arbeiten deren Ursache oder Objekt offensichtlich sind. Wurde eine Frau jahrelang von ihrem Mann malträtiert, kann sich

Angst vor einer neuen Beziehung bilden oder eine gestörte Sexualität kann sich entwickeln. Wer in einer Prüfung zwei mal durchfiel kann panische Angst vor der dritten bekommen. Die Ursache liegt quasi auf der Hand. Weitaus schwieriger zu therapieren sind chronische Angstzustände, bei denen weder äußeres Objekt noch ursprünglicher Auslöser klar erkennbar sind, doch scheint mir gerade diese Form fallmäßig immer stärker zuzunehmen, gerade im Westen. Diese schleichende Angst kann lähmen und das normale soziale Verhalten stark beeinflussen. Da die Betroffenen die Angst lieber verdrängen, steigert sie sich unentwegt. Man möchte diese Blockade nicht zugeben, anderen wie sich selbst gegenüber. Doch gerade das steigert die Angst. Es scheint, als würde das Bewusstsein mit dem Unterbewusstsein Versteck spielen. Ein Teufelskreislauf.

Da es hier nicht auf schematische, klinisch korrekte Diagnostik allein ankommt, sondern auf Lebenserfahrung sowie menschliche Anteilnahme, wäre die Zusammenarbeit zwischen Psychologen und Lebensberatern oder Seelsorgern eine Überlegung wert. Kompetenzgerangel und akademisches Überlegenheitsgefühl grenzen die Hilfe ein, die die Betroffenen dringend nötig haben. Doch das sei ein anderes Problem. Die Betroffenen, deren innere Unruhe sich weiter zuspitzt, spüren: Etwas stimmt nicht. Irgendwas ist nicht in Ordnung in meinem Leben.
Einige die ich kennenlernte schrien innerlich förmlich nach Hilfe. Es schien, als stünden sie kurz vor einem Zusammenbruch und keiner könne sie retten. Gerade hier kam mir die Kenntnis vom Vata-Syndrom sehr entgegen, und zwar habe ich folgendes festgestellt:
Jede Störung hat irgendwo, irgendwann ihren Anfang. So ist das auch mit Vata und allen Begleiterscheinungen, inklusive Angst. Eine Vata-Störung kann aber auch durch eine signifikante Verschiebung von unserem Ur-Plan seinen Lauf nehmen, also wenn wir uns von unserem Ziel, unserer seelischen DNA entfernen, wenn die Diskrepanz zu unserem wahren Selbst, zu unserem inneren Kind, zu groß wird. Das Gefühl im falschen Boot zu sitzen raubt Lebensfreude und Energie und führt letztendlich zu Erkrankungen. Je höher der naturgegebene Vata-Anteil im Betroffenen, desto größer das psychisch-seelische Leid.

Gerade Vatas tragen oft eine innere Welt in sich, geprägt von Idealismus oder von einer Zukunftsvision, die sie und andere zu Glück verheißen soll, was sie mangels Tatkraft (Pitta) und mangels Durchhaltevermögen (Kapha) jedoch selten umgesetzt bekommen und zu Träumern werden lässt. Hinzu kommen die Diskrepanzen zur äußeren Welt, beziehungsweise die Normgesellschaft, die dem Ausleben der inneren Welt Schranken setzt. Im asiatischen Raum (abgesehen von Japan) ist dieser innere Konflikt seltener, weil die Gesellschaft der individuellen Entwicklung des Einzelnen mehr Spielraum gibt. Auch ist der Leistungsdruck und die Erwartungshaltung seitens der Normgesellschaft geringer.

Im Westen spüren junge, sensible Menschen, dass Schule und Gesellschaft sie in eine Richtung treiben wollen, die so gar nicht ihrer Innenwelt entspricht und abseits ihres Seelenplanes liegt. Angetrieben von äußeren Standards oder gesellschaftlichen Vorgaben werden zum Teil Berufe ausgeübt, die nichts mehr mit Berufung zu tun haben. Wen wundert es dass schon Kinder Angst bekommen vor dem Erwachsen werden. Der junge Mensch muss sich fügen und anpassen, selbst wenn das gegen seine innere Auffassung, Lebenseinstellung und rebellische Natur ist, sonst tut es sich schwer in der Gesellschaft. Er muss sich abstraktes, akademisches und kompliziertes Bücherwissen aneignen, von dem er intuitiv weiß, dass er vieles nie brauchen wird, aber sonst bekommt er keine guten Noten, keinen guten Abschluss. Der junge Mensch wird von außen geformt und genormt; gegen seinen Willen und konträr zu seiner inneren Welt.

Dieses Programm rollt im Kopf ab, nicht im Herzen, nicht im Gefühl oder vom Bauch heraus, und schon gar nicht in der Seele. Dieses erbarmungslose Standardisieren und Normen ist im deutschsprachigen Raum um ein vielfaches stärker vorzufinden als sonst auf der Welt, da diese Länder durch industriellen Fortschritt, Perfektion und Präzision reich geworden sind. Folglich, oder besser gesagt zwangsweise, wird diese DIN-Norm auf die Menschen und ihren Wert in der Gesellschaft übertragen.

Das Leben in einer Industrienation fordert seinen Tribut. Der Preis, den die Menschen für ihre (scheinbare) Sicherheit zahlen, ist unter anderem der Verlust ihrer mentalen Gesundheit. Zudem hat die kopflastige, surreale Welt kaum noch etwas mit der inneren Natur zu tun. Feinfühlige und weitsichtige Vatas leiden besonders hierunter. Doch das Karussell des Lebens dreht sich weiter und nimmt keine Rücksicht auf unsere etwaige, leise Hilferufe. Weitere Entfremdungen finden statt. Die Medien zeigen uns täglich wie wir anscheinend doch zum Glück finden: Urlaubsreisen, Glück durch käufliche Liebe, Schönheit mittels Produkten aus der Werbung, sexuelle Erfüllung durch den perfekten Partner, Freiheit ohne Verantwortung, Gesundheit dank Pharmaindustrie und dergleichen. Wer abgesichert ist kann sein Pseudo-Glück mitsamt Recht darauf anwaltlich verteidigen. Geld bietet Sicherheit und Macht.

In dieser Scheinwelt kann man schnell den Zugang zum inneren Kind verlieren. Vata gerät aus dem Lot, man macht Fehler, wählt den falschen Job, hofft auf Rettung durch eine glückverheißende Beziehung und steht mehrmals im Leben vor einem Scherbenhaufen, was zu einer weiteren Verschiebung unserer bioenergetischen Kräfte führt. Was nun einsetzt, ist etwas ganz natürliches: Wir verlieren die Orientierung. Die Diskrepanz ist oft so extrem, dass wir sie lieber wegschieben, aus Angst vor der damit verbundenen Aufarbeitung, die unmöglich und schmerzhaft erscheint. Wie sollen wir da noch funktionieren in unserer Gesellschaft? Also setzt ein Verdrängungsmechanismus ein. Man lenkt sich ab, nimmt gar nicht mehr oder aber verstärkt am gesellschaftlichen Treiben teil, fügt sich künstlich gute Laune zu und demonstriert nach außen eine völlig heile Welt, die jedoch innerlich immer weiter bröckelt. Der Konflikt zwischen der inneren und äußeren Welt führt zu weiterer innerer Unruhe, zu Unzufriedenheit, zu emotionaler Unausgeglichenheit. Mental, zum Teil auch körperlich, baut sich über die Jahre ein Muster auf, das mit unserem Ur-Muster nichts mehr zu tun hat. Manche werden dick und übergewichtig, obwohl sie doch immer schlank waren, andere verlieren Haare, und wieder andere entwickeln eine Aggression und Wut, die sie selbst überrascht; wo sie doch früher Engel waren.

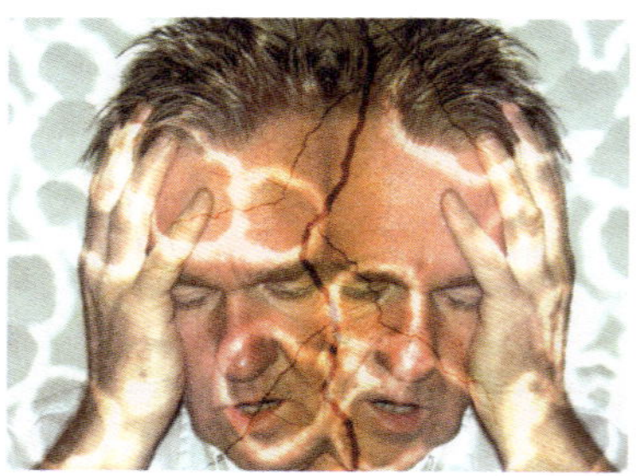

Das Norm(al)spielen und die noch so perfekte Maskerade funktionieren irgendwann nicht mehr. Eine völlig chaotische, irrationale Vata-Verschiebung übernimmt jetzt die Führung. Hilflosigkeit macht sich breit, Ängste setzen ein, Stress nimmt zu, wir quälen uns im Schlaf, weil doch gerade dann, in unseren Träumen, das Unterbewusstsein zu uns spricht, was wiederum nicht wahrgenommen wird, leider. Wir werden unserer Kraft, unserer Lebensfreude beraubt, was sowohl unser Immunsystem lähmt als auch Vata weiter nach oben schraubt. Chronische Angstzustände arten jetzt in Panikattacken aus. Und keiner weiß warum.

Wenn wir weder geerdet sind, noch mit unserem „höheren Selbst" in Verbindung stehen, begehen wir weitere Fehler, gesellen uns zu den falschen Partnern, schlafen auf Wasseradern, verlieren Geld durch dumme Investitionen und nähern uns immer weiter negativen, destruktiven Einflüssen, die wie ein Magnet auf uns wirken, weil die Intuition versagt, weil der Schutzmechanismus außer Kraft gesetzt wurde, und weil das selbstzerstörende Vata-Chaos längst die Führung übernommen hat. Alles unbewusst natürlich. Doch nicht für die Seele, die das bewusst steuert, mit einem einzigen Ziel: Auf unseren ursprünglichen Plan aufmerksam zu machen. Auf Irrwegen, notfalls durch Krankheit, zu unserem inneren Kind, unserem Ur-Muster zurückzufinden. Gerade jetzt wäre Hilfe von Außen notwendig, die Gesamtanalyse durch einen Berater oder Coach.
Wen wundert es, wenn Romane wie „Die Prophezeiungen von Celestine" zu Mega-Bestsellern werden, da sie den Lesern eine Welt wundersamer Fügungen zeigt, eine perfekte Harmonie zwischen innerer und äußerer Welt. Doch keiner zeigt, wie das im realen Leben zu erreichen ist, da wir uns zu sehr von gesellschaftlichen Normen und Erwartungen (fehl) leiten lassen.

Nun habe ich erlebt, dass eine breitgefächerte, konsequente Vata-Harmonisierung tatsächlich einen Weg zu unserem Ur-Muster, unserem inneren Kind ebnen kann. Ist diese Bewegungsenergetik mitsamt anderer Energien im Lot, befinden sich Körper, Geist und Seele im Einklang. Den Betroffenen wird schlagartig klar, was sie falsch gemacht haben im Leben, wie sie sich von anderen haben beeinflussen lassen, wie das Leben sie zu etwas formte, was sie doch nicht sind. Alle Ängste sind wie weggeblasen, der Lebensmut steigt wieder, man ist bereit zu radikalen Änderungen, und viele schwören sich von da an, sich nie wieder von der Gesellschaft oder von der Familie manipulieren zu lassen, auch wenn dahinter eine gute Absicht stecken mag, sondern zeitlebens einzig ihrer inneren Stimme zu folgen. Das Vata-Chaos hat auf Umwegen sein Ziel erreicht.

Die Natur reguliert sich selbst, aus Chaos wird Ordnung. Doch dieser leidverbundene Weg über psychische Störungen und andere Krankheiten bis zu Organschäden muss nicht sein. Helfen Sie sich und anderen, zum Ausgangsmuster, zum inneren Kind, zur wahren Bestimmung, zum wahren Selbst zurückzufinden. Das wäre nicht nur psychologische Präventivmedizin, sondern ganzheitliche Therapie par excellence.

33 Vata und ADS/ADHS

ADS steht für Aufmerksamkeits-Defizit-Syndrom, beziehungsweise Aufmerksamkeitsdefizitstörung. Kinder mit ADHS sind zusätzlich hyperaktiv. Manche Betroffene sind stark beeinträchtigt, leiden erheblich und benötigen Hilfen, sodass man hier von Krankheit spricht. Meist tritt ADS in Verbindung mit Hyperaktivität auf. Die Verhaltensweisen sind ebenso Anzeichen für Hyperaktivität und eine gesteigerte Impulsivität. Laut einem Fachbeitrag in Wikipedia ist die Erscheinung beim Kind folgendermaßen:

- ist ständig in Bewegung und wirkt dabei „wie getrieben“
- kann sich nur mit Mühe auf einem Stuhl halten, rutscht darauf herum oder fällt damit um
- zappelt häufig mit Händen und Füßen
- läuft und klettert in unpassenden Situationen herum
- kann sich selten ruhig mit einer Sache beschäftigen
- redet häufig wie aufgezogen
- unterbricht andere oft beim Sprechen und/oder stört auf andere Weise
- ist auffallend ungeduldig
- handelt häufig ohne nachzudenken

Kinder mit ADS sind auffallend unkonzentriert. Typische Verhaltensweisen für Unaufmerksamkeit sind:

- achtet nicht auf Einzelheiten oder macht viele Flüchtigkeitsfehler
- schafft es oft nicht, bei Aufgaben und Spielen bei der Sache zu bleiben
- scheint häufig nicht zuzuhören, wenn andere mit ihm sprechen
- hat Schwierigkeiten, Aufträge zu Ende zu bringen
- hat Probleme beim Organisieren von Aufgaben
- beschäftigt sich ungern mit Dingen, bei denen längere geistige Anstrengung erforderlich ist
- verliert und vergisst oft Dinge
- kann schlecht Ordnung halten
- lässt sich leicht ablenken

Da Vata für Bewegung zuständig ist, erspare ich mir hier eine Analyse der Relationsmerkmale, die dem aufmerksamen Leser längst aufgefallen sind. Die Problematik ist dermaßen akut und massiv, dass es in jedem Bundesland gleich mehrere Selbsthilfegruppen und Anlaufstellen gibt, nebst überregional aktiven Vereinen und dergleichen mehr. Die Hinweise auf erhöhtes Vata sind geradezu erschlagend. Zu allem Übel treten bei vielen Patienten auch noch Epilepsien auf. Ich zitiere Frau Sabine Nicolei von der ADHS Deutschland e.V.: „Epilepsie* gehört zwar nicht zu den assoziierten Störungen einer ADHS, aber es gibt Untersuchungen, die eine überzufällige Häufung vermuten lassen."

* Epilepsie ist hier zu verstehen als Sammelbegriff für verschiedene Anfallsformen geistiger Abwesenheit, was meines Erachtens ein neurologischer Selbstschutzmechanismus ist. Denn bei extrem erhöhtem Vata im mentalen Bereich, schaltet sich „das System" von selbst ab um keinen Schaden zu nehmen, quasi ein Überlastungsschutz. Das Paradoxe ist, dass bei Auftreten von Epilepsien primär Antiepileptika verschrieben werden, von denen die Nebenwirkungen laut Beipackzettel wie folgt aussehen: Ungewöhnliches Verhalten, Wut, Aggressivität, emotionale Instabilität, Halluzinationen, Feindseligkeit, Schlaflosigkeit, Reizbarkeit, Nervosität sowie, in besonderem Maße, Verwirrtheit, Depressionen, gefühlsmäßige Labilität, Konzentrationsschwäche u.dgl. Mit anderen Worten, um epileptische Anfälle zu verhindern oder zu lindern, werden genau die Symptome verstärkt, die es doch eigentlich zu reduzieren gilt. Ein medizinisches Armutszeugnis, das für sich selbst spricht.

Bei ADS- und ADHS-Fällen wird oft auch eine chronische Rhinitis diagnostiziert (Entzündung der Nasenschleimhaut), was normalerweise durch Infekte, allergische oder pseudoallergische Mechanismen ausgelöst wird, also ein klarer Hinweis auf eine vorhandene Überreizung der Sinne und Nerven bei vorliegender Toxifikation, beziehungsweise Hypersensibilität gegen allergene Stoffe, was automatisch eintritt wenn Vata chronisch erhöht ist. Es ist ja nicht so, dass die betroffenen Kinder und Jugendlichen urplötzlich ADS bekommen, nur weil sich mal eine Scheibe Wurst mit Konservierungsstoffen auf ihrem Schulbrot befand. Die Belastung vollzieht sich und summiert sich meist über viele Monate, bis der körpereigene Schutzmechanismus damit nicht mehr fertig wird und kollabiert. Das Immunsystem wird außer Gefecht gesetzt, man ist plötzlich gegen dies und jenes allergisch.
Mittlerweile räumen auch Fachärzte ein, dass künstliche Stoffe in Nahrungsmitteln eine verstärkende Wirkung auf ADS/ADHS haben, doch man weiß nicht welche. Hier hat sich die sogenannte oligo-antigene Diät herauskristallisiert, nach Egger. Die sieht folgendermaßen aus:
Drei bis vier Wochen lang gibt man dem Patienten nur Grundnahrungsmittel, die keine Allergien auslösen, namentlich Reis, Kartoffeln, Gemüse und Obst

(Anm.: keine Rede von kbA-Qualität). Falls in diesem Zeitraum eine deutliche Verhaltensverbesserung auftritt, werden schrittweise andere Nahrungsmittel verwendet, bis die Verhaltensauffälligkeit wieder zunimmt, Dadurch sollen Nahrungsmittel gefunden werden, die die Verhaltensauffälligkeit verursachen. Gemäß dieser „ADS-Diät", die übrigens auf vielen Selbsthilfeforen erwähnt wird, werden somit tausende von Kindern zu Versuchskaninchen gemacht. Unfassbar aber wahr. Eine Grundschullehrerin im Schwarzwald und Ex-Schülerin von mir legte den Eltern einiger ADS-Kinder eine vata-reduzierende Diät nahe und stellte nach nur wenigen Wochen eine deutliche Besserung fest. Zusammen mit anderen Gegenmaßnahmen hätte eine vollständige Heilung erreicht werden können, doch leider waren die Eltern nicht bereit, ihr gegenüber alle Probleme offen zu legen, sodass eine Ursachenforschung nicht stattfand. Ernährungswissenschaftler werden keine Antwort finden, da im Westen nun mal Nähr- und Brennwerte ausschlaggebend sind, während im Osten die energetische Wirkung der Speisen auf Körper und Psyche längst bekannt ist. In Sri Lanka weiß fast jede Hausfrau von der kühlenden oder erhitzenden Wirkung von Speisen. So würde sie einer wütenden oder cholerischen Person weder Ananas noch Erdnüsse noch Muskatnuss noch Honig oder Chilis ins Essen geben aufgrund deren hitze-katalysierenden Effekte. Hat ihr Kind eine Erkältung, wird es bis zur Ausheilung weder Bananen noch Milch, noch Zucker noch bestimmte Linsensorten bekommen, aufgrund deren kühlender Wirkung – während bei uns die Kalorien gezählt werden. Das Wissen um die Energetik von Speisen besitzen auch indische, chinesische und zum Teil thailändische Köche.

Ein berühmter Lehrsatz von Hippokrates wird heute noch oft zitiert, nämlich

„Lasset eure Nahrungsmittel eure Heilmittel sein."

Doch irgendetwas muss bei der Integration dieser großen griechischen Meister in die Schulmedizin verloren gegangen sein, denn von der praktischen Umsetzung dieses Lehrsatzes fehlt jede Spur. SELBSTVERSTÄNDLICH brauchen ADS/ADHS-Betroffene eine Anti-Vata-Diät, die unter keinen Umständen rohe Äpfel, Kohlsorten und Bohnen enthalten darf! Koffein sowie kalte und kohlensäurehaltige Getränke sind absolut tabu. Aufgrund der Individualität und Besonderheit der einzelnen Fälle ist eine pauschale Diätempfehlung nicht ratsam, doch ein ganzheitlich geschulter Berater ist hierzu in der Lage. Dessen Erfolg zeigt sich jedoch erst im Zusammenspiel mit anderen Gegenmaßnahmen, die Mütter größtenteils selbst an ihren Kindern durchführen können und die weder aufwendig noch kostspielig sind.

34 Wer hilft? Beruf oder Berufung?

In einer psychologischen Fachzeitschrift entdeckte ich folgenden Beitrag: **„Bindung und somatoforme Störungen: Geringe Kohärenz und unverarbeitete Bindungsrepräsentationen bei chronischem Schmerz".**

Das Autorenteam kam nach einer Studie an 30 Testpersonen zu dem Ergebnis, dass Menschen, die gravierende Bezugsstörungen zu ihren Eltern oder sonst ein negatives, unverarbeitetes Trennungserlebnis hatten, eine eindeutig schlechtere psychische Gesundheit besitzen und auch sonst anfälliger sind für psychosomatische Störungen sowie körperliche Schmerzen. Ferner seien ihre Bindungen problembehafteter als die der Vergleichsgruppe. Der ganze Artikel erstreckte sich in zungenbrecherischem Latein auf zwei Seiten und schloss mit dem Fazit, man wisse nicht wie den Betroffenen zu helfen sei und bräuchte weitere Studien und Probanden. Ich schüttelte den Kopf und wollte nicht wissen, was derartige Studien den Steuerzahler kosten. Muss man denn unbedingt „wissenschaftliche Beweise" für etwas erbringen, was doch eigentlich klar auf der Hand liegt? Auch ohne Psychologie-Kenntnisse weiß der Durchschnittsbürger, dass Traumata sowie Unverarbeitetes unsere Beziehungen, Bindungen und Entscheidungen im Leben beeinflussen. Der Volksmund spricht vom „gebrannten Kind". Selbstverständlich erhöhen Trennungen sowie (seelische) schmerzhafte Erfahrungen Vata und verstärken dadurch Ängste und Schmerzempfinden. Muss man dafür mehrere Jahre klinische Psychologie studieren?

Die Volnerabilität, beziehungsweise Anfälligkeit/Verwundbarkeit gegenüber psychischen Störungen, liegt bei erhöhtem Vata quasi auf der Hand. Jemand der stark erkältet ist kann sich bei einer Wanderung in feucht-eisiger Kälte den Tod holen, während selbige Strapaze einem Kerngesunden weniger schadet. Muss man hierfür Vergleichsgruppen bei Schnee und Kälte in den Wald schicken? Selbige Fachzeitschrift benutzt wiederholt die Terminologie „broken heart" als gäbe es kein deutsches Äquivalent. Doch alles Gefühlsmäßige, seelischer Gram, Herzensangelegenheiten sowie Thema Liebe gehören nicht in die intellektuelle Welt eines approbierten Akademikers. Absurd genug, dass alles *Geschlechtliche* als Kern „schlecht" enthält. Das ist unter allen Sprachen der Welt einzigartig.
Vor lauter Kopflastigkeit und krampfhafter Logik denken so manche ihr Leben an der Natur vorbei. Und so wundert es nicht, dass akademisch orientierte Berufsgruppen oft mangels Lebenserfahrung und Mitgefühl fleißig Rezepte ausstellen für Psychopharmaka. Ich kann Betroffenen keinen Vorwurf machen,

wenn sie sich lieber Rat holen bei weniger Studierten, dafür aber lebenserfahreneren psychologischen Coaches oder bei esoterischen Lebensberatern. Ich traf Menschen, denen von dieser Gruppe tatsächlich geholfen wurde. Wären Seelsorger nicht betont kirchlich oder christlich missionierend, könnte man viele auf deren Dienste verweisen, da diese berufene Gruppe über Lebenserfahrung und Einsicht verfügt und, wie ich erfuhr, geduldig zuhören kann.

Zwar sind sich erfahrene Tiefenpsychologen bewusst, dass man je nach Fall am Auslöser, beziehungsweise Schlüsselerlebnis arbeiten muss, doch die personenzentrierte ganzheitliche Analyse wird nur vereinzelt angewandt, das sie sehr zeitintensiv ist. Eine Änderung der täglichen Routine inklusive Ernährungsumstellung kommt ebenfalls nicht in Betracht, weil der Zusammenhang einer gestörten Bioenergie als solche nicht erkannt wird. Dabei geht es bei Vata lediglich um elementare Physik, bei dessen Anwendung das gestörte psychische und seelische Gleichgewicht in seinen Urzustand zurückversetzt wird.

Schon unsere Großeltern wussten: In einem gesunden Körper wohnt ein gesunder Geist – wobei sich die Gleichung umkehren lässt: ein kranker Geist führt zu einem kranken Körper. Wenn die medizinische Fachwelt nicht des Umdenkens bereit ist, muss für den Bedarf an ganzheitlichen Beratungen, der zur Zeit immens groß ist, eben eine neue Berufsgruppe ins Leben gerufen werden.

Ein psychologischer Berater oder Heilpraktiker für psychologische Therapie muss laut Gesetz in der Lage sein, schwere psychische Störungen als solche zu erkennen, um diese gegebenenfalls an einen Psychiater zu verweisen, was staatlich überwacht wird. Genauso aber sollte ein ärztlicher Psychologe in der Lage sein, Fälle von Orientierungsverlust, innerer Zerrissenheit oder Selbstsuche an eine Berufs-, besser gesagt: berufenere Gruppe abzugeben, die ihm zwar nicht akademisch, dafür aber in puncto Lebenserfahrung, Mitgefühl wie Herzensöffnung überlegen ist und einen Blick für die seelischen Nöte der Gesellschaft hat. Begrüßenswert wäre, wenn beide Vertreter sich über ihren Patienten austauschten und gegebenenfalls parallel therapierten, was keinesfalls utopisch wäre.
Viele Menschen lassen sich bei körperlichen Erkrankungen schulmedizinisch versorgen, gehen aber gleichzeitig alternative, ganzheitliche Wege, die mehr die Ursache angehen. Beide Ansätze müssen darum ja nicht im Konflikt zueinander stehen. Statt Kompetenz- und Konkurrenzgerangel sollte eine ehrliche Basis gefunden werden, die dem Hilfesuchenden zugute kommt. Ob nun ein Suizidaler, der unter starken Depressionen leidet, bei einem Psychiater besser

aufgehoben ist als bei einem Lebensberater oder Seelsorger, und nur aufgrund ärztlicher Ratschläge und Anti-Depressiva definitiv keinen Selbstmordversuch mehr unternimmt, bleibt offen. Ignorant wäre es, Psychopharmaka generell zu verdammen. Manche Fälle müssen medikamentös behandelt werden, weil der akute Zustand sonst eine Gefahr für sie selbst und die Gesellschaft darstellt.

Der „Nachteil" einer personenzentrierten, beratungsintensiven Vorgehensweise, die sowohl Auslöser als auch Vata-Syndrom ins Auge fasst, liegt darin, dass der anschließende Umsetzungsplan ohne Einsicht und Mitwirken der Betroffenen selten funktioniert. Doch hier stieß ich öfter als erwartet auf offene Ohren, egal ob ich die Methodik in Japan, Kanada oder Deutschland anwandte. Meist sind es intelligente und weltoffene Menschen, die aktiv etwas für ihre seelische und psychische Gesundheit tun und gerne in ein Beratungsgespräch investieren wollen. Der Ruf nach Sinn- und Selbstfindung beginnt schon bei Jugendlichen. Unzähligen Fällen könnte durch eine ganzheitliche Beratung anhand einer Vata-Analyse geholfen werden. Doch zuerst muss die medizinische Fachwelt Offenheit zeigen.

Ein Wort an angehende Berater

Ich habe Ärzte kennen gelernt, die seit ihrer Kindheit anderen helfen wollten und nur deshalb Medizin studierten. Doch schon nach dem dritten Semester kamen ihnen Zweifel, weil das vermittelte Fachwissen abstrakt und menschenfremd erschien. Nach ihrer ersten Klage seitens eines Patienten, und spätestens nachdem Sie vom täglichen mehrstündigen computerisierten Abrechnen mit Krankenkassen graue Haare bekamen, fragen sich viele, warum sie diesen Beruf überhaupt noch ausüben. Ihr anfänglicher Idealismus wandelte in Resignation und Frustration um.

Es gibt Ärzte, die hängen ihren zermürbenden, stressigen Klinikalltag an den Nagel, reisen nach Indien und helfen dort ehrenamtlich bedürftigen Menschen, denen es an medizinischer Versorgung fehlt. Die vor Dankbarkeit und Freude strahlenden Gesichter der Menschen gäbe ihnen mehr als das gut bezahlte jedoch hektische Arbeiten unter Druck in einer aus Kostengründen personell unterbesetzten Klinik, sagten sie.
Auch Nicht-Medizinern bin ich begegnet , die Wochen und Monate in einem Waisenhaus in Sri Lanka verbrachten, weil ihnen die glücklichen Augen der

Kinder mehr Kraft aber auch Lebenssinn gäben als Kindergärtnerin oder Erzieherin in Deutschland zu sein. Auch ausgewanderte Lehrer sind mir begegnet, denen die Undankbarkeit und Respektlosigkeit an einem staatlichen Gymnasium auf die Galle schlug.
Man kann es diesen Menschen nicht übel nehmen, wenn man sich ihre harten, langwierigen, starren Ausbildungswege anschaut, gefolgt von einer erdrückenden Bürokratie und Gesetzesgebung. Die zunehmende Vorliebe für gerichtliche Auseinandersetzungen nach amerikanischem Vorbild sowie Stress mit Patienten oder anderen Dienstnutzern, denen man doch eigentlich nur helfen wollte, setzt so manchem in Westen arg zu.

Die Medien sind nicht ganz unschuldig an dieser Entwicklung. Zeitschriften und Fernsehberichte sind voll mit Themen wie man zu seinem Recht kommt, wie man den Fehler des anderen ausnutzt oder daraus Profit schlägt. Das Gefühl der Dankbarkeit im Gesundheits- oder Dienstleistungsbereich gibt es schon lange nicht mehr. Statt dessen knallharte Forderungen und Erwartungen.
Schauen wir uns Barack Obama an, wie er zu Beginn seiner Amtszeit vor Idealismus förmlich glühte. Dieser charismatische Mensch versetzte mit seinen Vorstellungen und Plänen die ganze Welt in Verzückung, die ihm bedingungslos zu Füßen lag. Seine Mission kam so richtig von Herzen. Doch der brutale politische Alltag im Weißen Haus, die vielen Ärgernisse mit Gegenspielern und Neidern, das ewige Debattieren mit Kongressabgeordneten, mit Republikanern die ihn blockierten wo es nur ging, zehrte sehr an seiner Energie. Seine Ausstrahlung und sein Elan litten hierunter, und man kann es ihm nicht einmal übel nehmen wenn Motivation und Idealismus darunter einbüßten. Die Räder eines ausgenutzten Rechtssystems zermahlen Staatsmänner, Ärzte, Krankenschwestern und Lehrer gleichermaßen. Das ist schade, denn viele ergriffen ihren Beruf aus Idealismus und um anderen zu helfen.
Diese Urmotivation darf nicht zunichte gemacht werden. Ich spreche hier nicht von einem Helfersyndrom im negativen Sinne sondern von der Fähigkeit und Bereitschaft, notleidenen Mitmenschen zu helfen, und sich an deren Besserung zu erfreuen. Ist es nicht das, was viele ursprünglich veranlasste, Arzt, Therapeut oder Berater zu werden?
Wenn das Arbeitsumfeld, die Gesetzeslage oder irgendein System diese tugendhafte Einstellung verhindert oder stark einschränkt, dann stimmt etwas nicht im Äußeren. Ich kann da nur sagen: Verlassen Sie das System und gehen Sie andere, eigene Wege. Arbeit und Nachfrage nach guten Beratern gibt es reichlich in unserer morbiden Gesellschaft.

Abgesehen vom Finanzdruck im Gesundheitswesen und von ewig unzufriedenen Mitmenschen gibt es auch Fälle, wo Patienten jahrelang von der Schulmedizin enttäuscht und vertröstet wurden. Die wollen mal mit der Faust auf den Tisch hauen. Wer kann es ihnen verübeln? Wer von Facharzt zu Fachartz geschickt wird, von Pontius bis Pilatus laufen muss, nur um eine halbwegs korrekte Diagnose erstellt zu bekommen (die Unklarheit der Ursache außer Acht gelassen), von Tabletten abhängig gemacht wird und am Ende chronisch krank und freudlos sein Leben ablebt, dem geht Hoffnung wie Sinn nach Dankbarkeit verloren. Nicht die Patienten allein, das ganze System ist morbide.

Selten habe ich soviel Herzlichkeit erfahren wie von Menschen, denen endlich mal jemand richtig zuhörte. Es schien, als sei es genau das, wonach sie sich jahrelang sehnten. Durch das "Scannen" nach Vata und seinen Auslösern kam ich ohne große Anstrengung an die Wurzel des Übels. Das Gefühl meines Gegenübers verstanden und ernst genommen zu werden, löste beidseits eine weitere Öffnung aus. Wenn Sie Hilfe zur Selbsthilfe anbieten, Lösungen und Therapien vorschlagen, die sich nach den Interessen, Möglichkeiten und finanziellen Mitteln der Betroffenen orientieren statt ihm das Geld aus der Tasche zu ziehen; Wenn es Ihr aufrichtiger Wunsch ist, Ratsuchenden zu helfen, dann wird dieses Vorhaben auch gelingen. Dann werden Sie nicht nur Dankbarkeit ernten, sondern dahin finden wo Sie ursprünglich hin wollten: zu sich selbst. Zu Ihrer Berufung, anderen nachhaltig zu helfen, ohne sie dabei abhängig zu machen.
Ganzheitliches Befassen und Helfen öffnet die Herzen zwischen Ratsuchendem und Ratgeber und verbindet diese auf eine äußerst menschliche Weise. Das Erstaunlichste ist, dass die Betroffenen sogar bereit sind hierfür zu zahlen, finden sie eine derart fundierte, tiefgehende Beratung doch nirgendwo sonst. Man erntet also nebst Dankbarkeit auch noch Einnahmen. Den Weg nach Indien oder Sri Lanka können sich viele sparen, und damit auch vie Geld. Die Lösung liegt direkt vor ihrer Nase, hier im Westen. Was es fehlt sind ausgebildete, ganzheitliche Beraten. Wenn Sie hilfsbereit und ein guter Zuhörer sind, ist die wichtigste Vorraussetzung bereits gegeben.

Falls Ihnen das Geld für eine eigene Praxis fehlt, funktionieren Sie einen Bereich in Ihrer Wohnung in eine Beratungsecke um. Seien Sie anfangs bescheiden mit Honoraransprüchen und versuchen Sie nach bestem Wissen und Gewissen zu helfen. Ein zufriedener Klient dem nachhaltig gehofen wurde bringt Ihnen fünf andere ins Haus. Ihre Werbeausgaben werden minimal sein.

Machen Sie sich schlau, wer in Ihrer Nähe welche Therapien anbietet; egal ob Arzt, Heilpraktiker oder medizinischer Bademeister, und arbeiten Sie mit diesen zusammen. Empfehlen Sie diese oder bauen Sie eine Kooperation auf. Geben Sie ab an andere, gerade wenn gewisse Fälle Ihre Kompetenz oder Erfahrungen überschreiten. Je nach Qualifikation oder Berufsbezeichnung müssen Sie das sogar vom Gesetz her. Ehrlichkeit zahlt sich immer aus. In diesem Beruf darf es weder Neider noch Konkurrenten geben. Außerdem ist die derzeitige Nachfrage ist so groß, dass eine einzelne Berufsgruppe diese niemals auch nur annähernd bedienen könnte.

Die Menschen sind es leid, als anonymer Fall, als Krankheitsbild, bestensfalls, oder als Nummer einer Versicherungskarte angesehen zu werden, ohne Ursachenforschung, ohne Anteilnahme, ohne Blick in ihre innere Welt. Der Ruf nach einer ganzheitlichen Beratungen ist lauter denn je. Ob diese nun von einem Arzt, Heilpraktiker oder Psychologen angeboten wird oder "nur" von einem psychologischen Berater oder ganzheitlichen Gesundheitsberater, ist weder ausschlaggebend für den Erfolg noch Qualitätskriterium.

Der Zeitpunkt für die Entstehung einer neuen Berufsgruppe oder zumindest für eine Umorientierung ist günstiger denn je. Indem wir anderen zu vollkommener Gesundheit verhelfen tun wir das selbe mit uns: wir werden glücklicher und zufriedener und finden über andere den Weg zu uns selbst. Shalom!

Am Rande bemerkt:

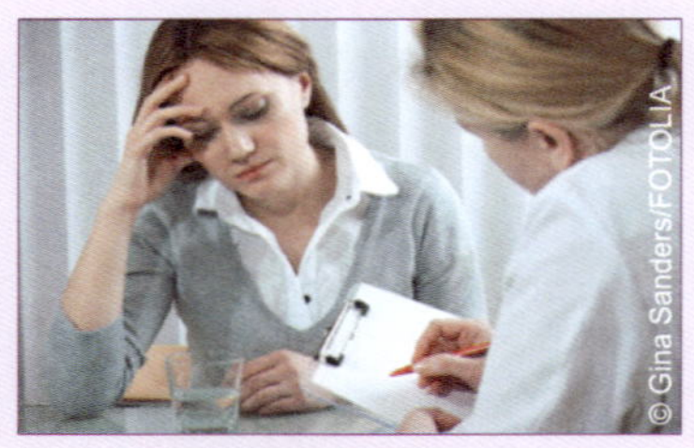
© Gina Sanders/FOTOLIA

Wo ein Wille, da ein Weg. Ein guter Therapeut motiviert und sucht zunächst, den Wunsch zur Änderung zu wecken bevor er zum Medizinschrank schreitet. In vielen Fällen ist der Leidensdruck und die seelische Not jedoch so groß, dass die Betroffenen einen unkonventionellen Lösungsweg gerne ausprobieren. Viele, die die Auslösemechanismen ihres Leides erkannten, schritten konsequent zur Selbsthilfe. Dies ist natürlich der Idealfall.

35 Eine Frage zu guter Letzt:

Wenn ein Phänomen wie das des Vata-Syndromes offensichtlich ist, wenn Ärzte in ganz Asien seit über 2500 Jahren anhand des Wissens hierüber erfolgreich therapieren, bedarf es dann noch eines wissenschaftlichen Nachweises? Existiert die Schwerkraft schon millionen von Jahren, oder erst seit es Formeln zur Gravitation gibt? Dreht sich unser Planet von Anfang an um die Sonne, oder erst seit Galileo Galilei dies herausfand? Können wir den Rat unserer Großeltern befolgen, man solle wegen Blähungsgefahr abends besser keine Rohkost essen, oder bedarf es erst aufwendiger Forschungen und medizinischer Fachausdrücke?
Ärzte und Berater, deren Therapieansatz sich auf das Harmonisieren feinstofflicher Wirkkräfte stützt, kommen tagtäglich zu den selben positiven Resultaten wie meine Wenigkeit. Soll man deren Erfahrungen als Blasphämie abtun, oder sollte man hier gelten lassen: “Wer heilt hat Recht”? Lassen Sie mich die Kommentatoren noch ein mal zu Worte kommen:

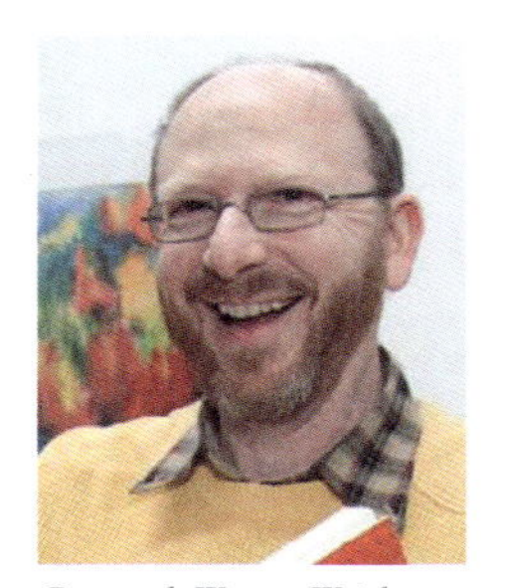

Dr. paed. Werner Weishaupt

In Vata wirken die Elemente „Luft“, und „Äther“ und sorgen in allen Prozessen für „frischen Wind“, für Beweglichkeit, Dynamik, Tempo und Veränderung. Die Bilder schrecklicher Tornados, die eine Spur der Verwüstung hinter sich lassen, zeigen uns aber auch, was ein entfesseltes Vata anrichten kann. Auch wenn der Begriff „Vata-Syndrom“ noch nicht geläufig ist, erlebe ich als Psychologischer Berater und Psychotherapeutischer Heilpraktiker dieses Phänomen tagtäglich, sind doch viele psychische und psychosomatische Störungen das Ergebnis einer übersteigerten Vata-Aktivität. Unter diesem Gesichtspunkt kann man tatsächlich so verschiedene Symptome wie Tinnitus und ADHS, Reizdarm und Herzrhythmusstörungen, Essentielle Hypertonie und Depressionen auf eine einzige Ursache zurückführen.

Dr. paed. Werner Weishaupt, Hannover
Präsident des VFP e.V. Verband Freier Psychotherapeuten,
Heilpraktiker für Psychotherapie und Psychologischer Berater

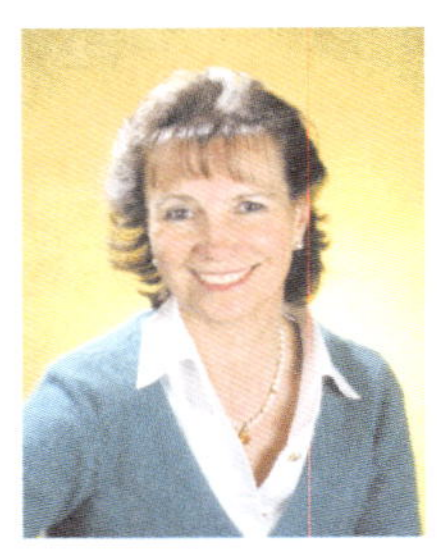
Dr. med. Karin Pirc

„Seit mehr als 25 Jahren hilft mir und meinen Patienten das tiefere Verständnis der steuernden Vata-Wirkkräfte, um Störungen dauerhaft auszugleichen. Ein Patient mit ausgeprägten Vata-Störungen klagt in der Regel über eine Vielzahl verschiedener Symptome: Schlafstörungen, schlechteres Gedächtnis, mangelnde Konzentration, Erschöpfung bis hin zur Depression, körperliche Unruhe, Herzjagen, Ängste und Panikattacken, ebenso wie ständige Gedankenflut, Grübeln und Sorgen, das Leben mit all seinen Anforderungen nur schwer bewältigen zu können. Die meisten denken dann, dass sie eine Vielzahl verschiedener Symptome haben, denen sie hilflos ausgeliefert sind, was sie verständlicherweise zusätzlich beängstigt. Erläutere ich ihnen, dass diese vielen Einzelstörungen nichts weiter als Ausprägungen einer gestörten Vata-Energetik sind, die an der Wurzel miteinander verbunden sind, und dass sie nicht im eigentlichen Sinne krank sind, sondern nur ihr Gleichgewicht nachhaltig verloren haben, gibt das zunächst einen tiefen Aha- Effekt.

Der nächste Schritt ist, gemeinsam herauszufinden, durch welche immer wiederholten Fehler in der Lebensführung des einzelnen Menschen das Vata entgleist ist und damit zu helfen, nachzuvollziehen, welches die eigentlichen Ursachen ihrer Krankheit sind. Im dritten Schritt gilt es, eine Strategie zu erarbeiten, wie dieser Zustand nachhaltig wieder ausgeglichen werden kann.

Immer wieder sehe ich, wie befreit ein Mensch ist, weil er diese Zusammenhänge unmittelbar nachvollziehen kann: Das Gefühl all seinen Störungen hilflos und passiv ausgeliefert zu sein, weicht einer großen Erleichterung, weil er jetzt selbst zu seiner Gesundung aktiv beitragen kann. Es gibt nichts Schöneres, als ihn dabei zu begleiten, aus dieser Misere herauszufinden, mit all den Maßnahmen, die diese bewährte Lehre dafür nutzt, ein Leben mehr in Übereinstimmung mit den Naturgesetzen zu führen, die uns alle seit Jahrmillionen im Gleichgewicht halten."

Dr. med. Karin Pirc
Ärztin & Diplom-Psychologin, Bad Ems

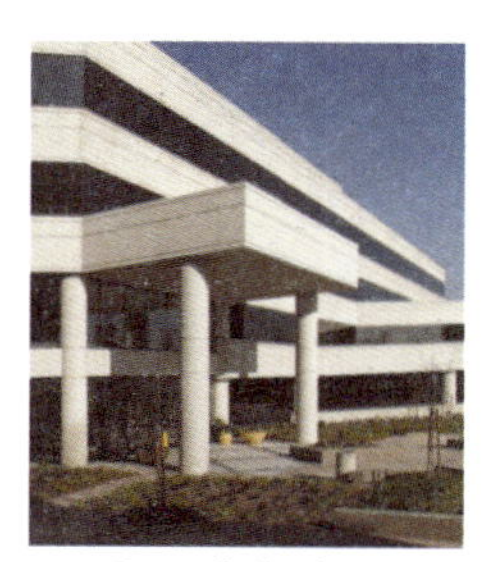
Dr. med. G. Alieva

„Ich habe das Buch „Vata-Syndrom" als praktische Ärztin mit größtem Interesse und Begeisterung gelesen. Das Buch ist keine Theorie, sondern Realität. So was brauchen wir unbedingt, weil unsere Gesellschaft Ursachenbehandlung verlangt. Es werden leider mehr und mehr betroffene Menschen mit seelischen Problemen zum Arzt kommen: mit Burnout-Syndrom, Psychosen jeder Art, depressiven Episoden und unklaren seelischen Leiden... Es besteht leider selten eine rasche professionelle Hilfemöglichkeit. Auf die wenigen guten Psychologen muss man fast 6 Monate warten, weil sie überlaufen sind! Die Vata-Reduzierung ist eine hilfreiche und einfache therapeutische Gegenmaßnahme und kann fallbezogen als selbständige Anwendung zu Hause durchgeführt werden, was Zeit und Geld erspart."

Dr. med. G. Alieva
Johannesbad-Klinik, Bad Füssing

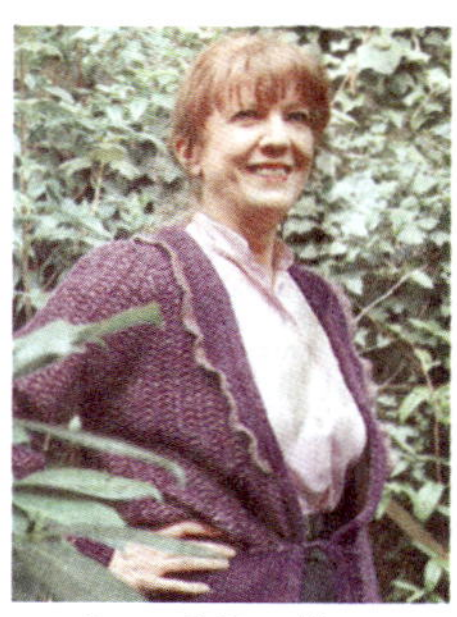
Dr. med. Rita Albiez,

„Ich habe in den letzten 20 Jahren an meinen eigenen Patienten erlebt, dass die Reduzierung von Vata tatsächlich viele Erkrankungen heilte. Das Akzeptieren dieser energetischen Prinzipien, als schulmedizinisch geprägte Ärztin aus der Schweiz, fiel mir anfangs nicht leicht, doch an unzähligen Erkrankten erkannte ich, dass es in der Tat provoziertes Vata war, das deren psychosomatische Störungen auslöste. Dank dieser Erkenntnisse und Erfahrungen konnte ich sogar Schwerkranken helfen, die von der Schulmedizin aufgegeben wurden. Ich würde mich freuen, wenn dieses uralte Wissen um Vata ernst genommen wird, damit Menschen auf der Welt ganzheitlich geholfen werden kann."

Dr. med. Rita Albiez
Basel (Schweiz) z. Zt.: Sri Budhasa Resort, Sri Lanka

Ein weiterer Arzt, der ebenfalls Vata-Störungen erkannte und erfolgreich behandelte, verweigerte jedoch seinen Erfahrungsbericht, weil die Ausführungen hier „nicht in das ayurvedische Weltbild passen..." zu dem er sich hingezogen fühlt. Kommentar hierzu erspare ich mir. Ideologien haben in einer Gesundheitslehre nichts zu suchen!

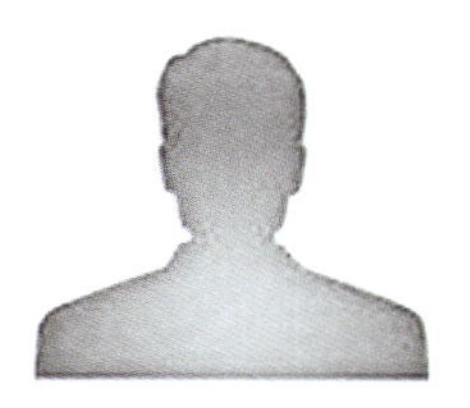

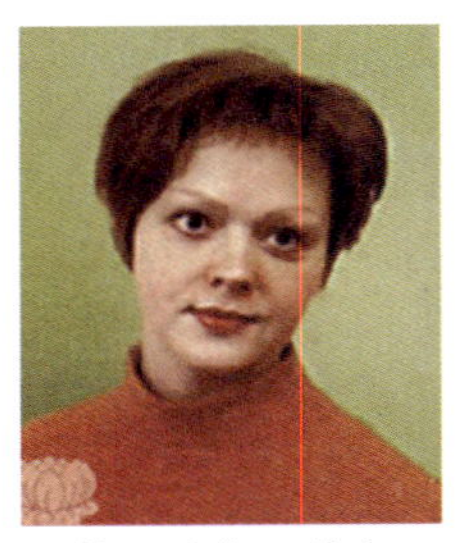

Dr. med. Ilona Abele

Und eine weitere erfolgreiche Ärztin meint: „Nachdem ich 10 Jahre lang hunderten von Patienten habe helfen können, die an Vata-Krankheiten litten, gebe ich hiermit zu Papier, dass das Vata-Syndrom ohne Zweifel Realität ist. Gemäß meiner Erfahrungen ist ein gestörtes Vata nahezu für sämtliche psychosomatischen und psychischen Leiden verantwortlich. Anders als die meisten Krankheitsauslöser lässt sich Vata (noch) nicht sichtbar machen, doch bestimmte Symptome weisen eindeutig auf erhöhtes Vata hin. Es ist ferner möglich, Vata durch Pulsfühlen und gezielte Befragungen am Patienten sowie durch Beobachtungen zu lokalisieren. Ich bin sicher, dass es vielen Therapeuten und Beratern gleichfalls gelingen wird, psychosomatische Störungen restlos zu kurieren, wenn sie das Vata-Syndrom in ihren Patienten erst einmal erkennen."

Dr. med. Ilona Abele
Praktizierende Ärztin und Beraterin des Gesundheitsministeriums, Lettland

Fazit

Die Realität des Vata-Syndroms kann jeder selbst erfahren, ähnlich wie die Blähungen nach einer Portion Bohnen. Ich wage zu behaupten, dass es schwieriger sein wird, seine Existenz zu widerlegen. Regulieren Sie diese Bewegungsenergetik in Menschen mit psychosomatischen Störungen, und ihr Zustand wird sich zusehend bessern. Schon Aristoteles verwies auf den Einfluss von Äther im feinstofflichen Bereich.
Selbstverständlich verschieben sich bei permanenten negativen Einwirkungen die inneren Kräfte und Säfte. Das hätte uns auch Hippokrates vor 2500 Jahren sagen können. Zweifelsohne manifestiert sich eine kranke Seele, eine angeschlagene Psyche auch körperlich und machen krank. Das behauptete schon mein Großvater, und der hatte weder Ahnung von Alternativmedizin noch von Ayurveda. Alle Vertreter der indischen, chinesichen, tibetischen und thailändischen Medizin beziehen noch heute die Lehre der fünf Elemente in ihre Diagnose ein. Die Kräfte, die sich aus Wind und Äther entwickeln, wirken tagtäglich, ja minütlich auf uns ein, und sind gleichzeitig Teil unserer Natur.

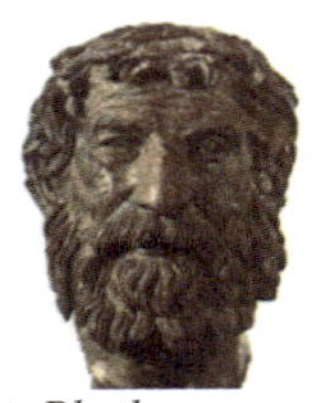

Phythagoras

Kurfristige, minimale Verschiebungen, beziehungsweise Bagatellfälle, lassen sich mit einigen Umstellungen, Tees und Öl-Massagen einigermaßen harmonisieren, so wie es die Ayurveda-Industrie suggeriert. Doch das ist nur die Spitze des Eisberges; der sichtbare Teil sozusagen. Wer aber chronisch Kranken und psychisch Angeschlagenen wirklich helfen will, braucht ein fundiertes Wissen über Vata-Zunahmen und ihre den Verursacher entlarvende Pathogenese, denn überhöhtes Vata ist selbst nur Symptom!

Einem Patienten mit Burn-Out eine teure Kur zu verkaufen, ist alles andere als ganzheitlich, denn der Arme muss anschließend in sein krankmachendes Umfeld zurück, egal wie entspannend die Massagen waren, egal wie gut das Essen ihm bekam – selbst wenn die Klinik ihm noch einige Yoga-Übungen und ein Päckchen Vata-Tee mit auf den Weg gibt. Was geht ihm an die Nerven, raubt den Schlaf? Was ist sein Muster, sein Thema, seine Situation? Ab wann begann er "Fehler" zu machen, was verursachte anfangs seine Vata-Provokation? Was genau zieht ihm den Boden unter den Füßen weg, entwurzelt ihn und minimiert seine Erdung, seine Kraft? Wodurch und ab wann vollzog sich die energetische Verschiebung im Leben, und was ging ihr voraus? Solange das Warum ungeklärt bleibt, ist eine Therapie niemals ganzheitlich.

Nichts gegen ayurvedische Produkte, die auch ich hin und wieder benutze. Aber wir können täglich den Mund mit Öl spülen, Zungenschaber benutzen, das beste Ghee beim Kochen verwenden, von morgens bis abends Vata-Tee trinken und Vata-Musik lauschen und dergleichen; es ist völlig unerheblich, ob wir das heiße Wasser vor, während oder nach der Mahlzeit trinken, oder ob wir die Fußmassage nun mit Sesam- oder Mandelöl ausführen. All das ist nur ein Tropfen auf den heißen Stein - die oberflächliche und kommerzielle Seite von Ayurveda, oder, um die Worte des berühmten Rishis zu zitieren: Hundefutter. Solange wir nicht zu unserem inneren Kind, zu unserer Bestimmung, zu unserem Urmuster finden, werden wir weder ganzheitliche Gesundheit, noch Zufriedenheit, noch Glückseligkeit finden.

Eine Vata-Verschiebung im psychischen Bereich will seinem Träger etwas mitteilen, will darauf hinweisen, dass etwas nicht stimmig ist im Umfeld oder im Leben. Wenn Sie das heraus finden, behutsam und schrittweise einen Spiegel vorhalten und Hilfe zur Selbsthilfe anbieten, dann sind Sie mehr als ein Therapeut oder ein psychologischer Berater. Dann sind Sie ein Engel. Die Betroffenen werden nie vergessen, dass Sie ihnen zu vollkommener Gesundheit und

innerem Gleichgewicht verholfen haben. Dieser Zurück-zum-Ursprung-Ansatz, diese seelische Rückkoppelung ist das, was Ayurveda so einzigartig macht.
Ich spreche nicht von natürlicher, altersbedingter Sehschwäche oder Arthrose oder genetisch bedingter Diabetis und dergleichen, deren Heilung durchaus anhand ayurvedischer Therapien oder Akupunktur erfolgen kann (auch ohne Wissen um Vata), sondern von dem siechenden psychisch-seelischen Leid in unserer Gesellschaft, das tagtäglich zunimmt, und das signalisiert, dass für den Wohlstand ein viel zu hoher Preis gezahlt wird – nämlich eine Entfremdung von uns selbst. Gerade hier liefert nicht nur Vata, sondern die Kenntnis vom Urmuster wertvolle Hinweise. Diese Form der Psycho-Seelen-Analyse ist weltweit einzigartig.

Der 1000 Meilen Weg fängt mit dem ersten Schritt an, sagt ein chinesiches Sprichwort. Bevor Sie sich an komplexe Härtefälle wagen, bietet schon das Erkennen von Vata allein einen unbeschreiblich großen Vorteil. Sie werden die mentale Gesundheit eines Menschen erheblich verbessern, indem Sie Vata-Anzeichen in ihm, und in zweiter Instanz in seinem Umfeld, erkennen. Das Bewusstwerden dieser Störfaktoren wird dem Betroffenen wertvolle Impulse setzen und die Augen öffnen. Nur wenige Umstellungen bezüglich Sport, Ernährung und Tagesroutine werden seine Lebensqualität signifikant erhöhen und, mit entsprechender Einsicht und Kooperation, sein Problem vielleicht sogar eliminieren. Von der Investition in ein Beratungsgespräch profitiert man sein Leben lang.

Ob "normale" Heilpraktiker und Ärzte dafür geeignet sind, ist eine andere Frage, denn diese Gruppe ist darauf ausgerichtet, Therapien anzubieten, in dessen Erlernen sie viel Zeit und Geld steckten, nebst Anschaffung medizinischer Geräte und dergleichen, deren Investition sich nur durch häufige Nutzung derselben amortisiert. Ungeachtet dessen, dass nicht jeder Arzt oder Heilpraktiker sein Angebot auf die erlernten Therapien fixiert und diese zu Geld machen will, fragt sich so mancher, ob er bei einem reinen Berater vielleicht nicht doch an der besseren Adresse ist, da hier die personenzentrierte Anamese, egal wie zeitintensiv, Ursachenforschung und individuelle Beratung im Vordergrund stehen.

In jedem Fall setzt die Beratung voraus, dass alles andere Denken dabei abgeschaltet wird, und der Betroffene zum uneingeschränkten, allumfassenden Aufmerksamkeitsobjekt wird. Im Beratungszimmer sollte daher eine entspannte

Atmosphäre herrschen. Ein Hauch von Gemütlichkeit und Wärme schadet nicht. Nun befindet sich der Patient oder Klient in einer vorzüglichen Lage, die er sonst selten vorfindet. Er erfährt etwas, was ihm sonst selten zuteil wird: Jemand hört ihm aufmerksam zu, sieht ihn als Mensch, nimmt mitfühlend Anteil an seiner Situation und zeigt Lösungsansätze auf, die nur für ihn gelten und ihn weitgehenst unabhängig von Anwendungen machen, auf die er aber optional zugreifen kann, zur Unterstützung und Beschleunigung des Genesungsprozesses; entweder zu Hause oder bei einem dafür geeigneten medizinisch-therapeutisch arbeitenden Partner, mit dem man durchaus Hand in Hand arbeiten kann.

Auch im engen Kreis der Familie oder Freunde hat es sich als nützlich erwiesen, Vata-Störungen wie Vata-Einflüsse zu erkennen und darauf hinzuweisen. Sind Kinder betroffen, muss man sich an die Eltern wenden.

Die Jugend von heute hat von der Vorgeneration gelernt und weckt Hoffnung. Selbstverwirklichung, freie Entfaltung der Persönlichkeit, Selbstachtung, Freundschaft und dergleichen Werte geraten vermehrt in den Vordergrund, gepaart mit gesundem Idealismus. Man lässt sich weniger von Religionen beeinflussen und sucht statt dessen eigene Wege. Dieser durchaus positiven Entwicklung steht der massive Vata-Anstieg im modernen Leben entgegen. Ein wirksamer Schutz, wie ihn früher eine intakte warmherzige Familie bot, oder frisch zubereitete Mahlzeiten, oder ein Leben in und mit der Natur, fehlen. In Treibhäusern gezüchtetes Gemüse landet vorgekocht in den Töpfen. Heimische Böden sind ausgelaugt. Wir essen tote Mittel statt Lebensmittel, was dem Vata-Anstieg ein weiteres Gegengewicht nimmt.

Hier muss die gesamte medizinische Berufswelt mitsamt Lehrern und Eltern anpacken und Aufklärungsarbeit leisten. Oft reichen wenige Hinweise, kleine Impulse, leicht umsetzbare Anregungen, um die Lebensqualität der Vata-Gestörten anzuheben. Es wird nicht immer gelingen, in unserer hektischen, schnelllebigen Zeit ausgeglichen zu leben, doch das Bewusstwerden von Vata und seiner Gefahren wird das schlimmste verhindern. Das garantiere ich Ihnen.

Nachwort

Eine traurige Entwicklung im gesellschaftlichen Miteinander ist der Umstand, dass immer weniger Menschen bereit sind, auf andere einzugehen. Vom Ego getrieben möchten viele ihre Vorgehens- oder Sichtweise auf ihr Gegenüber transferieren, unfähig den anderen erst mal kommen zu lassen – wobei letzteres, im übertragenen Sinne, wohl auch auf ihr Sexualleben zutrifft. Dabei ist der Bedarf nach aufmerksamem, mitfühlendem, wohlwollendem Zuhören unter den Menschen größer denn je. Ja viele sind laut eigener Umfragen bereit, dafür zu zahlen, sodass psychologische Berater oder Coaches sich durchaus dieser Thematik annehmen dürfen. Es werden individuelle Ratschläge erwartet, die auch umsetzbar sind, statt akademischer Schemata aus Lehrbüchern. Der Mensch ist nun mal kein Normenprodukt; seine komplexe Innenwelt noch viel weniger.
Das Dilemma einer mangelnden Betrachtungsweise aus Sicht des anderen ist nicht auf das Gesundheitswesen alleine beschränkt. Auch andere Dienstleistungsanbieter versetzen sich selten in die Lage ihrer Kundschaft. Oft sehe ich verärgerte Reisende vor den Fahrkartenautomaten am Bahnhof fluchen, weil der Vorgang zu kompliziert, zu zeitaufwendig ist. Betroffen sind keineswegs nur alte Menschen, sondern auch junge, denen die Tastatur und Eingabemöglichkeiten unlogisch erscheinen. Die Bahn versetzt sich sicher nicht in die Lage der Zugfahrer. Die Hotelinhaber oder Manager, die ich auf Missstände im Hotel aufmerksam machte, waren jedesmal erstaunt und taten so, als könne das gar nicht sein. Auf meine Frage, wie oft sie selber denn im Hotel übernachteten, reagierten sie noch verwirrter, weil das nie der Fall war. Woher sollen sie also die Wohnqualität kennen?
Ein großes Thermalbad in Baden-Baden hat ein Außenbecken mit starkem Strömungskanal. Jedesmal wenn man gegen die Wand gedrückt wird und nicht Acht gibt, reißt es einem sofort die Haut auf. Als einem anderen Badegast dasselbe passierte, meldeten wir das der Aufsicht. Die kam, fuhr mit der Hand über den Beckenrand und meinte, es sei alles in Ordnung. Ich hätte ihn am liebsten ins Wasser geschubst. Die Kacheln haben in der Tat scharfe Ränder, und wenn die Haut nach einer Stunde aufgeweicht ist, reißt sie auf – was man aber erst als Badegast merkt.
Jüngst fuhr ich mit dem Bus und erlebte, wie der Fahrer gegen den Geldautomaten schlug, bis der mein Wechselgeld ausspuckte. Ich fragte, warum man superteure Luxusbusse mit der neuesten Technik baue, aber der wichtige Automat für Rückgeld defekt sei. Er erklärte mir, dass „das blöde Ding“ norma-

lerweise funktioniere – nur nicht an Hanglagen, also bei schräger Straßenlage. Die Konstrukteure seien selber keine Busfahrer und vergaßen, dass es Steigungen gibt, an denen Leute einsteigen.
Vor acht Jahren wollte ich mir eine Ayurveda-Kur in Bad Homburg gönnen. Auf dem Programm stand eine Anwendung, bei der warmes Öl auf die Stirne gegossen wird. Ich wurde gebeten, mich auf die dafür vorgesehene Liege zu legen während die Therapeutin die Anwendung vorbereitete. Nach zwei Minuten setzte ich mich wieder auf. Ich konnte mich nicht entspannen. Ich forderte die Dame auf, sich selbst einmal hinzulegen, und siehe da, sie erkannte das Problem. Die Bank war zum Kopfende hin stark geneigt, damit das Öl ablaufen konnte. Dadurch fließt aber Blut in den Kopf, was sehr unangenehm ist. Eine Therapiebank muss immer eben sein, und man hätte das Problem technisch lösen können. Als ich sie fragte, wie oft sie diese Anwendung bekommen habe, sagte sie: Noch nie, die Klinikleitung sei geizig und wolle nicht, dass Therapeuten sich gegenseitig behandeln und Öl verschwenden. Als dann in der Kräutersauna kochend heißer Dampf gegen meinen Rücken strömte während der „Therapeut" außer Reichweite war, packte ich meine Koffer und fuhr ab.
Man sieht es auf allen Ebenen von Politik bis Gesundheit: Entscheidungsträger bestimmen etwas aufgrund akademischen Wissens, ohne eigene praktische Erfahrung und ohne Fähigkeit oder Bereitschaft, sich in die Lage anderer zu versetzen. Man kann Psychologie und Lebensberatung nicht aus Büchern lernen. Nach dem Studium ist der Kopf voll mit Fachwörtern und abstrakten Terminologien, und der Mensch in seiner Gesamtheit wurde zur Nebensache. Wer schizophren ist und mit dem Kopf gegen die Wand rennt bis es blutet, oder sich grundlos in aller Öffentlichkeit die Lunge ausschreit, der muss natürlich ärztlich-medikamentös behandelt werden oder in die Psychiatrie eingeliefert werden. Der Umstand, dass man hier nicht früher einlenkte, wo es noch leicht therapierbar war, ist ein weiteres Armutszeugnis für die mentale Gesundheit im Westen, doch das soll nicht unser Problem sein, denn solche Härtefälle machen einen geringen Prozentsatz aus. Das siechende Leid der Bevölkerung breitet sich aus in Form von Angst, emotionalem Chaos, Burn-Out und so weiter, begleitet von Stress, Energiemangel und Gram, mit und ohne Psychosen. Oft höre ich von Patienten, ihr Arzt habe sie wieder mal in weniger als fünf Minuten abgefertigt, den Blick stets auf seinen Bildschirm gerichtet. Wenn diese Berufsgruppe den „gigantischen Psycho-Markt" haben will, aus welchen Gründen auch immer, muss erst ein Umdenken sowie eine Umschulung stattfinden, die ein multidimensionales Erfassen der individuellen Gesamtsituation als Kern

hat. Die beachtlichen Erfolge aufgeschlossener Ärzte beweisen, dass die Anwendung des Wissens von Vata sich als unschätzbare Hilfe erweist. Kolleginnen und Kollegen, die sich mit psychischen, somatischen und chronischen Erkrankungen befassen, sollten das Wissen hierüber wenigstens teilweise in ihren Praxisalltag integrieren. Stundenlanges Befassen mit den Patienten wäre zu viel verlangt und wird von den meisten Kassen und Versicherungen ohnehin nicht voll vergütet. Kurze bewusste, gezielte Beobachtungen und ein paar Fragen in Richtung Vata-Syndrom lassen dieses nach etwas Übung schnell erkennen. Einige Empfehlungen in puncto Ernährung, Ausgleich und Tagesablauf nehmen vier bis fünf Minuten in Anspruch und würden Schlaf- wie Lebensqualität um ein vielfaches anheben. Dies ersetzt zwar keine gründliche, individuelle Beratung, doch das schlimmste würde zumindest verhindert, und Patienten sich nicht mehr als klinisches Krankheitsbild fühlen, sondern als das, was der Begriff Human-Medizin eigentlich vorgibt.
Der Mensch und auch das Menschliche müssen wieder im Vordergrund stehen, nicht nur medizinisch, sondern auch gesellschaftlich und familiär bei uns zu Hause. Ist es nicht das, wonach wir uns insgeheim alle sehnen? Oft brauchen Betroffene nur jemand, der ihnen einen Spiegel vorhält. Vielfach ist allein das Bewusstwerden eines Störfaktors schon dessen Aus. Die frustrierte und von der Schulmedizin enttäuschte Gesellschaft ist laut meinen Erfahrungen durchaus bereit, in ein „all-umfassendes" gründliches Beratungsgespräch zu investieren, selbst wenn dieses mehr als 80 Euro kostet. Bedenkt man, dass die individuelle Problemanalyse mitsamt Lösungspaket, Empfehlungen zur Ernährung, Freizeitgestaltung und Selbsttherapie zu Hause und so weiter eine Hilfe fürs ganze Leben bedeutet, handelt es um die günstigste Hilfe, die auf Erden möglich ist.

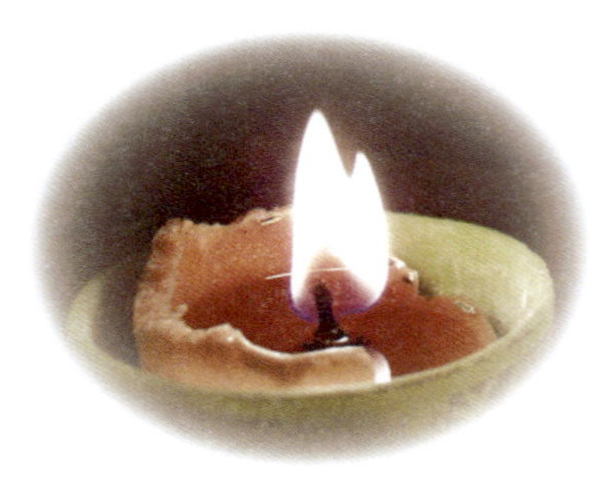

Über den Autor

Ecksteine aus der Biografie des Autors

- Zwei Jahre Studium buddhistischer und orientalischer Philosophie in Japan
- Ausbildung zum Shiatsu-Therapeut (TCM) an einer Tokioter Privatschule
- Beitritt zur Japan Research Society for Ayurveda, unter Prof. Dr. Ben Hatai
- Unterricht in Ayurveda von Dr. U. K. Krishna (Gujarat Ayurved University)
- Leiter einer Ayurveda-Klinik, später einer Kuranlage auf Sri Lanka
- Gründung einer Akademie für alternative Heilverfahren in Karlsruhe
- Lehrtätigkeit in Indien, Sri Lanka, Japan, Kanada und Europa bei Universitäten und privaten Institutionen
- Einladung des thailändischen Botschafters, Ayurveda zu verbreiten
- Auszeichnung als Professor h. c. durch die Open University of Colombo

Weitere Werke des Autors

- Harmonisch ausgeglichen durch Ayurveda, Urania Verlag, Stuttgart
- Die Wahrheit über Ayurveda, Kritik an Ayurveda, Eigenpublikation
- Das ist Ayurveda, Lehrbuch, Artha Verlag
- Foto Meditation (Bildband mit buddhistischen Weisheiten), Interspa Publications, Bangkok, mehrsprachige Ausgabe
- Ayurveda – path to eternal bliss, Gazelle Books, Great Britain
- Ayurveda Pocket Guide, Gazelle Books, GB

Sowie verschiedene Titel, die auf Thailändisch erschienen, darunter ein Buch über die Verwestlichung Asiens und die Zunahme allergischer, koronarer und psychosomatischer Krankheiten (26.000 mal verkauft).

Wer den Autor einladen möchte zu Vorträgen, Seminaren, Schulungen für beratende oder med. Berufsgruppen oder zu Forschungsprojekten u. dgl. wende sich bitte per e-Mail an

Frau Theresia Birk, Triererstr. 15, 54298 Welschbillig
Vata.Syndrom@gmail.com

Empfehlung von Produkten & Dienstleistungen

Persönliche Beratungen
mit Prof. h.c. Manfred Krames können vereinbart werden über seine Assistenz:

Büro Birk Tel.: 0176 – 99288 781 oder 0176 – 94 313138;
theresia.birk@online.de

Für Anregungen, Kritik, Erfahrungsberichte, aber auch bei Interesse an Schulungen, die vom Autor persönlich durchgeführt werden, folgende e-Mail-Adresse:

Vata.Syndrom@gmail.com

Mediale Beratung

Wer trotz Vata-Ausgleich nicht spürt, ob eine bestimmte Person/Situation zu ihm passt (privat wie geschäftlich), wann eine Kur/Investition/Veränderung u. dgl. optimal ist, sowie bei Beziehungskonflikten, wende sich an Frau Inge Bips (56). Sie ist hellsichtig veranlagt und hat schon vielen geholfen. Senden Sie Ihr Anliegen per Post oder e-Mail, wobei das Beifügen eines Fotos hilfreich ist.

Inge Bips, Kanalstr. 9, 74189 Weinsberg, inge.sonnenstrahl@gmx.de

Bei Vergiftungen

kann Herr Adolf Kettler hilfreich sein, der u. a. einen Entgiftungsapparat für Schuhe hat, in denen oft hohe Mengen chemischer Gifte gefunden werden, die man über die Füße aufnimmt. Herr Kettler macht auch Fern-Auswertungen per Post.

Tel.: 09082 – 2448 (Mo – Fr 9:00 – 12:00 Uhr)

Buchempfehlung

Bevor Sie eine Ayurveda-Kur buchen oder viel Geld für eine Ölmassage ausgeben, empfiehlt sich DAS IST AYURVEDA selbigen Autors, das besonders von Insidern gelobt wurde (ehem. Titel „Die Wahrheit über Ayurveda“). Es deckt die Schattenseiten von klassischem Ayurveda auf.

ISBN 978-3-89575-146-2 inkl. Lehrfilm (DVD) 24,80 EUR
Zu bestellen bei www.artha.de (Tel.: 08361 – 8031)

Ein Buch über das Erkennen und Lösen von Blockaden aus unserer Kindheit ist **HEILEN DURCH ERKENNTNIS**, von Andreas Winter ISBN 978-3-938396-68-3 sowie **DAS VERLASSENE KIND** von Dr. Daniel Dufour ISBN 978-3-86374-047-4 (Mankau Verlag) jeweils über AMAZON.

Ausschließlich für beratende sowie therapierende Berufsgruppen sind Lehrhefte zu folgenden Themen in Vorbereitung:

- Vata-Störungen richtig erkennen und eliminieren
- Diagnosehinweise bei ADS/ADHS, Nervosität, Schlaflosigkeit
- Gram, Kummer, seelische Not, Depression, gebrochenes Herz
- Was tun bei Verstopfung, Inkontinenz u. a. körperlichem Vata?
- Beratungshilfe bei chronischem und akutem Vata-Syndrom
- Erstellen eines Diät-Planes, med. Bäder u.a. Beratungshinweise
- Neurodermitis, Allergien, Konzentrationsmangel ganzheitlich therapieren

Werfen Sie einen Blick auf **www.Vata-Syndrom.de** oder fragen Sie nach bei Vata.Syndrom@gmail.com – Info-Blätter gehen als e-Mail-Anhang zu.

Produkte

Wer sich Fango-Anwendungen beim Physiotherapeuten nicht leisten kann, probiere es mit SIVASH Heilschlamm von Fa. Alnova (www.sivash.de). Diverse andere Anbieter von Fangopackungen haben ebenso sehr gute Produkte. Vorsicht mit Badezusätzen! Viele Produkte suggerieren natürliche Bestandteile, sind aber mit synthetischen und chemischen Stoffen beladen, sogar Tenside (üblich in Waschpulvern), künstliche Duft- und Farbstoffe u. dgl. sind üblich. Vorsicht auch vor kühlenden Zutaten wie Zitrone, Minze, Lavendel u.a. Vata braucht wärmende Sorten, die individuell von einem Berater empfohlen werden. Bei ganz normalem Toten-Meer-Salz (z.B. dm-Marke „Das gesunde Plus“) machen Sie keinen Fehler. Diese haben zudem eine entgiftende Wirkung. Empfehlenswert sind auch basische Badepulver, da die meisten Menschen übersäuert sind. Im alten Ägypten, antiken Griechenland sowie bei den Römern waren basische Bäder zur Gesunderhaltung beliebt. Auch in Japan, dem Land mit der höchsten Lebenserwartung, sind basische Badezusätze Tradition.

Empfehlungen für Nahrungsergänzungen und anderes:

Wie im Hauptteil eingehend erläutert, brauchen gerade Vatas Fleisch – mehr als die anderen Typen. Diese Meinung teilt auch Ayurveda, und es ist daher falsch wenn behauptet wird, die ayurvedische Kost sei vegetarisch. Zudem finden tierische Fette Verwendung in bestimmten Massageölen und Arzneien. Das Problem ist die Haltung, beziehungsweise Tierquälerei. Da Vatas – entweder von Natur aus oder durch Akkumulation dieser Energie – hoch sensitive Menschen sind, nehmen sie die feinstofflichen negativen Schwingungen der toten Tiere in sich auf, und zwar sowohl deren Leidensweg, als auch die Überdosen künstlicher Hormone im Fleisch. Wenn also Vata keine Bezugsmöglichkeit hat zu Fleisch, das von glücklichen Schweinen stammt, oder zu Wild, welches, um den Bestand zu reduzieren, im Alter qualfrei erlegt wird, oder wenn aus ethischen, religiösen Motiven auf Fleisch verzichtet wird, dann sollten Vatas dies unbedingt durch Ersatznahrung kompensieren, allein schon weil sonst Eiweiße und der gesamte Vitamin-B-Komplex fehlen. (Eier oder Fisch sind gute Quellen hierfür.)

Linsen, Bohnen und Erbsen

Besonders gehaltvoll sind rote Linsen, gefolgt von den gelben. Man findet sie in allen guten Supermärkten (REWE, EDEKA, Alnatura u.dgl.) in unterschiedlichen Größen und Formen. Man weiche sie vor dem Kochen über Nacht in reichlich Wasser ein. Bohnen wegen Blähungstendenz lange garen und nicht abends verzehren. Sojabohnen und deren Produkte haben viel Eiweiß, sind jedoch leicht Vata erhöhend. Bei starken Störungen daher mit Vorsicht genießen.

Nüsse

Nüsse sind Energiegeber, verbrauchen jedoch viel Verdauungsfeuer, wovon Vatas nicht viel haben. Auch haben Erd- und Haselnüsse eine erhitzende Wirkung. Mandeln sind ideal, am besten geschält und eingeweicht. Optimal sind pürierte Nüsse in Form von Muß oder Cremes. Nuss-Schoko-Aufstriche sind durchaus geeignet für Vatas. Optimal ist Mandelmuß, das es in jedem Reformhaus gibt. Chashew-Nüsse müssen geröstet sein, weil sie sonst schwer verdaulich sind und blähen.

Milchprodukte

sind eine individuelle Angelegenheit, da nicht jeder sie verträgt. Cremige, weiche Käsesorten sind den harten (Schnittkäse) vorzuziehen, leichte Sorten den hochfettigen.
Da man Obst und Milchprodukte aufgrund ihrer sehr unterschiedlichen Verdauungsprozesse separat verzehren sollte, muss von modernen Milchprodukten wie Buttermilch mit Kirsch oder Orange u. dgl. abgeraten werden. Auch Milch-Mixgetränke sind ungeeignet. Ausnahme: Milch mit reifen Bananen.
Um Milch verdaulich zu machen, sollte man sie mit Wasser mischen (1:1), 3 – 4 Min. aufkochen und etwas Safran, Zimt und eine minimale Prise Muskatnuss beigeben. Honig ist ein idealer Energiespender, darf jedoch nicht erhitzt werden, weil sich sonst Toxine bilden. Also erst beigeben, wenn die Milch oder der Tee nicht mehr ganz heiß sind.

Fette

Die erste Wahl gilt zweifelsohne dem Ghee (gespr. Gieh), die geklärte, gereinigte Butter, die sich sich ohne Kühlschrank 6 – 12 Monate hält. Ghee ist sehr bekömmlich, selbst für empfindliche Menschen und greift selbst in hohen Mengen weder die Leber noch die Galle an, beziehungsweise wird restlos verdaut, und hat zudem einen darmreinigenden Effekt. Man streiche sie aufs Brot, verwende sie beim Garen oder esse sie roh mit einer halben Tasse heißes Wasser hinterher, so wie es in Ayurveda-Centren früh morgens kurmäßig verabreicht wird.

Ebenfalls zu empfehlen sind wegen ihrer Heilkraft und hohem Mineralgehalt Schwarzkümmelöl (auch als Kapseln erhältlich), Kürbiskernöl, Walnussöl und Mandelöl – wobei letzteres auch äußerlich Anwendung findet.
Kokosöl (so auch Kokosprodukte) haben eine kühlende Wirkung und sind für Vatas, besonders in den kühlen Jahreszeiten, nicht geeignet.

Homöopathische Mittel

Solche, die von Natur aus viele Vata-Anteile besitzen, können hier von ihrer Feinfühligkeit und feinstofflichen Annahmebereitschaft optimalen Nutzen ziehen und sich ganz der heilenden Schwingung homöopathischer Heilmittel hingeben – professionelle Beratung vorausgesetzt. Da Vatas generell vergesslich und unorganisiert sind, brauchen sie allerdings jemand, der sie an die tägliche Einnahme erinnert, denn Regelmäßigkeit und Kontinuität sind das A und O bei Mutter Natur als Heiler.

Vitaminpräparate und andere

Da die Böden in Europa zum Teil ausgelaugt sind, ist der Nährwertgehalt von Gemüse weit unter dem, was (meist alte) Tabellen angeben. Bei Vitaminmangel sollte man daher hin und wieder auf entsprechende Präparate zurück greifen. Besonders Zink, Selen und Vitamin B sind bei Vatas Mangelware. Günstige Kombi-Produkte gibt es in Drogeriemärkten. Von hochdosierten Mitteln, bei denen zum Beispiel eine Kapsel dem Vitamin A Gehalt von 30 Möhren entspricht, halte ich nichts, da diese Konzentration unnatürlich ist. Bei Brausetabletten Acht geben, da diese oft künstliche Süß- und Farbstoffe enthalten.

Öle, äußerlich

Wer sich vor einem ausgiebigen Vollbad einölt, profitiert doppelt vom Anti-Vata-Effekt. Zu empfehlen sind Körperöle ohne Zusatzstoffe (die Sorte sollte individuell empfohlen werden) wie auch normales Sesamöl, Mandelöl und Ghee. Jeweils vor dem Auftragen erwärmen und leicht einmassieren, wobei die Streichbewegung nach Außen (vom Herzen weg) sein sollte. Das Einmassieren der Ohren und Füße hat sich als besonders vata-reduzierend gezeigt, was auch tagsüber oder bei Stress erfolgen kann. Schnell einziehende Öle der Marke Weleda zum Beispiel sind ideal.

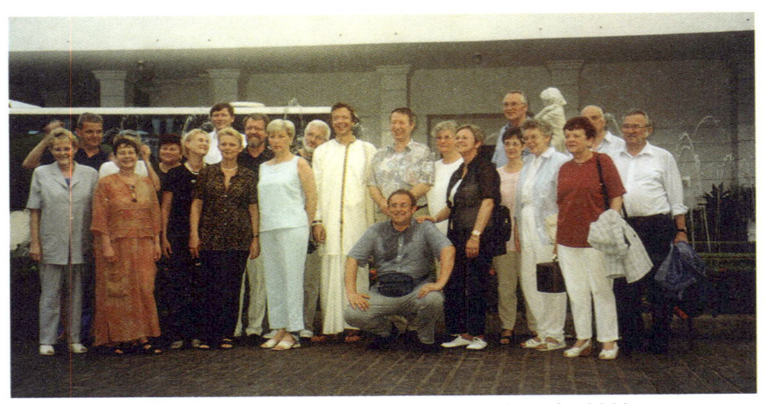

Autor mit seinen Kursteilnehmern, Sri Lanka 2003